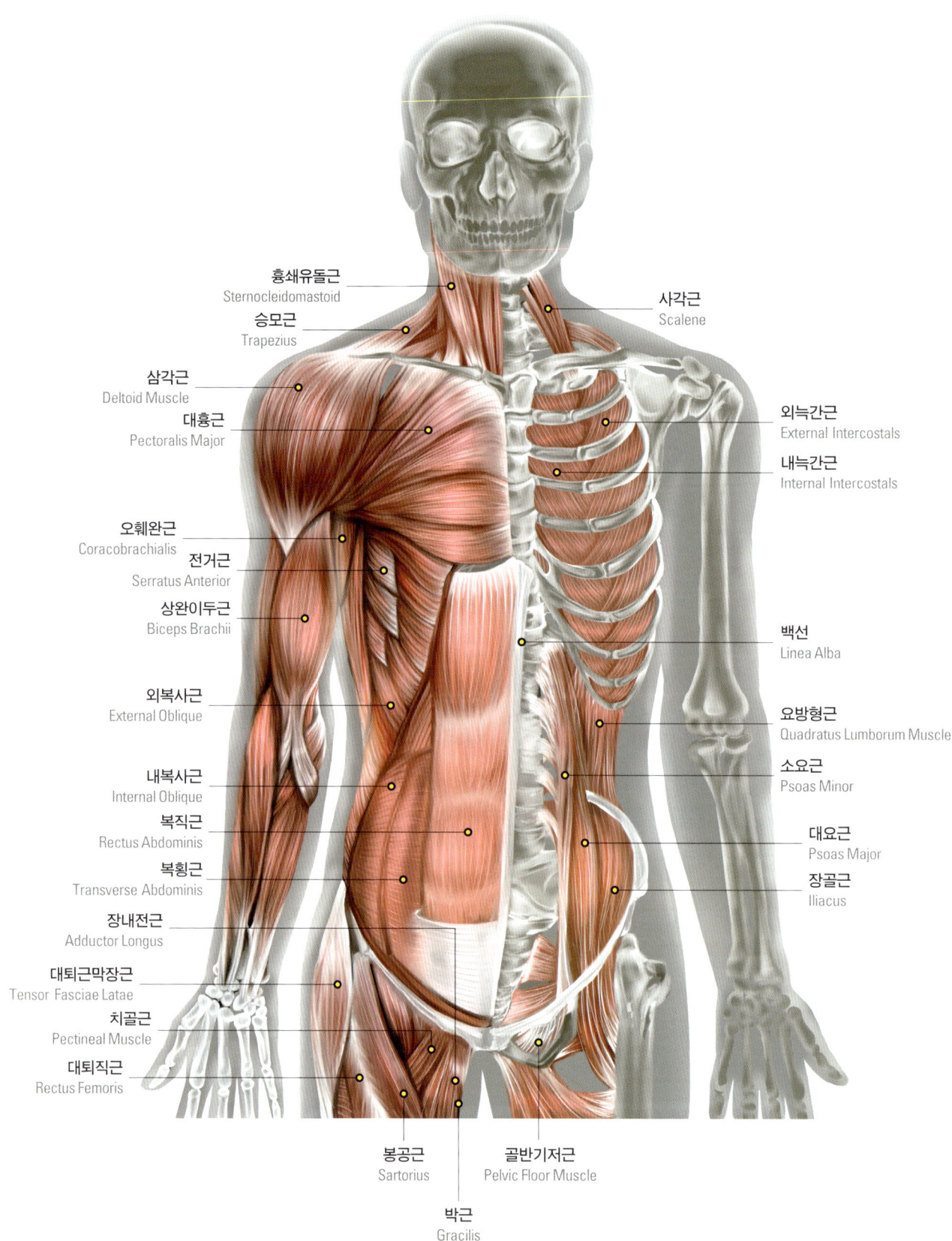

# CORE TRAINING GUIDE

내 몸을 지탱하는 핵심 근육 트레이닝

강창근 지음

## 트레이너 강
## 코어 운동 가이드

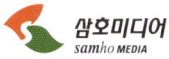
삼호미디어

# PROLOGUE

2015년은 내가 운동을 시작한 지 20년이 되는 해다. 나는 학창 시절, 역도를 배우면서 운동을 시작했다. 체력과 힘이 좋은 편이어서 중학생 때 이미 100kg 이상으로 벤치프레스를 했고, 데드리프트도 200kg에 가깝게 들었다. 일주일에 한 번씩 기록 측정을 하고 하루에 몇 톤씩 들고 내리기를 반복했다. 전국대회에서 금메달도 여러 개 땄다.

대부분의 운동선수들은 기록 향상을 위해 보통 사람들은 생각하지도 못할 정도로 강한 훈련을 받는다. 그러다 보니 부상을 당하는 일도 잦다. 나 역시 마찬가지였다.

어느 날, 훈련을 하다가 허리에 통증이 너무 심해 병원에 찾아갔다. 의사는 중학생이 허리 디스크에 걸린 건 처음 본다며 역도를 그만두라고 했다. 운동을 포기하기 싫었던 나는 계속해서 치료를 받으며 버텼지만 결국 고등학교 3학년 때 전국체전을 마지막으로 역도를 그만두었다.

그런데 운동을 그만두니 더 자주 허리가 아팠고 한번 미끄러져서 삐끗하면 일주일은 누워서 일어나지도 못했다. 운동량과 활동량이 줄어들면서 늘어난 체중과 근력의 감소 때문이었을 것이다. 그렇게 오랜 기간 요통에 시달리다가 20대 초반에 허리 수술까지 했다. 하지만 그 후에도 허리 통증은 지속되었다.

1년 정도 허리 치료를 받은 후 트레이너로 일하면서 생각보다 많은 사람들이 허리 통증으로 고생한다는 것을 알게 되었다. 전 세계 인구의 80% 정도가 한 번씩은 요통을 경험하는데, 그 원인은 허리 근육의 약화와 근육의 불균형, 주위관절의 약화 등 수많은 요인들이 있다.

트레이너로 활동하면서 나는 자연스럽게 허리 강화에 좋은 운동과 허리가 아픈 이유에 대해 공부하게 되었다. 현재는 대학원에서 근골격계 질환에 대한 공부를 하고 있다. 요통을 비롯한 근골격계 질환이 발생하는 대표적인 이유는 일상생활에서 잘못된 자세를 반복하면서 근육이 약화되거나 짧아지기 때문, 혹은 이완성 긴장 등으로 올바르게 움직이지 못하기 때문이다.

현재 나는 사무실이 밀집되어 있는 지역에서 6년간 헬스클럽을 운영하고 있다. 많은 회원이 근육의 불균형으로 자세가 무너져 있음에도 불구하고 무거운 중량으로 운동한다. 또한 눈에 보이는 큰 근육만 단련해 빠른 시일 내에 결과를 내려고 하지만 이는 몸 건강에 결코 좋은 일이 아니다.

운동에는 단계가 있다. 그 단계를 무시한 채 운동한다면 부상의 위험에 노출될 수밖에 없다. 신체의 운동과 움직임에 있어서 가장 필요한 근육은 코어이다. 코어가 바로잡혀야 올바른 움직임과 큰 힘을 사용할 수 있다.

지금 생각해보면 선수 시절에 조금 더 올바른 트레이닝 방법과 과학적 이론을 바탕으로 운동을 했다면 선수 생명을 더 길게 유지할 수 있었을 것 같다. 지금이라도 내가 깨달은 것들을 지도자들에게 전하고 싶다. 뿐만 아니라 나의 부모님을 비롯해 만성요통으로 고생하는 수많은 이들에게 코어의 중요성과 운동법을 전하고 싶었다. 이 책을 통해 독자들이 근골격계 질환을 예방하고 기본적인 움직임을 자연스럽게 수행하며 건강한 몸을 만들기를 희망한다.

2015년
**트레이너 강**

# CONTENTS

02   PROLOGUE

**12   INTRO   코어에 대해 알아보자**
　　　　　　　INTRODUCTION

**01   코어의 중요성**

| | | |
|---|---|---|
| 16 | 1 | 코어란 무엇인가? |
| 18 | 2 | 코어 근육 단련 시 얻을 수 있는 장점 |
| 20 | 3 | 일생 동안 사용되는 코어, 아기의 성장과 코어의 상관관계 |
| 22 | 4 | 힘의 시작, 엉덩이의 중요성 |

**02   내 몸을 살리는 핵심 코어 운동**

| | | |
|---|---|---|
| 25 | 1 | 운동 단계별 구성 |
| 27 | 2 | 운동 난이도 조절하는 법 |
| 33 | 3 | 운동 프로그램 |

**46   WARM UP ①   자가근막이완 운동**
　　　　　　　　　FOAM ROLLER EXERCISES

| | | |
|---|---|---|
| 52 | 1 | 하퇴부 후면 CALF MASSAGE |
| 56 | 2 | 대퇴부 후면 HAMSTRINGS MASSAGE |
| 57 | 3 | 둔부 GLUTEUS MASSAGE |
| 58 | 4 | 둔부 측면 SIDE GLUTEUS MASSAGE |
| 60 | 5 | 대퇴부 측면 SIDE THIGH MASSAGE |
| 61 | 6 | 하퇴부 측면 PERONEUS MASSAGE |
| 62 | 7 | 하퇴부 전면 TIBIALIS ANTERIOR MASSAGE |
| 63 | 8 | 대퇴부 전면 QUADRICEPS MASSAGE |
| 65 | 9 | 등 하부 LOW BACK MASSAGE |
| 66 | 10 | 등 상부 UPPER BACK MASSAGE |
| 67 | 11 | 목 후면 NECK MASSAGE |
| 68 | 12 | 흉부 측면 LATISSIMUS DORSI MASSAGE |
| 70 | 13 | 등 중앙 CENTERED BACK MASSAGE |

# 72 　WARM UP ② 　다이내믹 스트레칭
## DYNAMIC STRETCH

| 76 | 1 | 앉아 발목 돌리기 ANKLE CIRCLE |
| 78 | 2 | 엎드려 체중 기울이기 QUADRUPED WEIGHT SHIFT |
| 80 | 3 | 엎드려 손발 엇갈려 들기 DYNAMIC OPPOSITE ARM LEG LIFT |
| 81 | 4 | 엎드려 몸통 비틀기 THORACIC ROTATION |
| 82 | 5 | 엎드려 한발 펴고 몸 비틀기 QUADRUPED THORACIC SPINE ROTATION - 1 LEG ABDUCTION |
| 84 | 6 | 무릎 앉아 앞뒤 체중 기울이기 LOW LUNGE WEIGHT SHIFT |
| 86 | 7 | 앉아 양팔 S자 만들기 SEATED 'S' |
| 87 | 8 | 발등 잡고 무릎 펴기 KNEE EXTENSION |
| 88 | 9 | 무릎 잡고 몸 펴기 KNEE HUG |
| 90 | 10 | 손발 멀리 보내기 SET OFF AROUND WORLD |
| 92 | 11 | 발끝 팔꿈치 닿고 몸 비틀기 HIGH LUNGE - ELBOW TO TOE WITH ROTATING |
| 94 | 12 | 손으로 걷기 HAND WALKING |
| 97 | 13 | 상체 숙여 T자 만들기 INVERTED HAMSTRING |

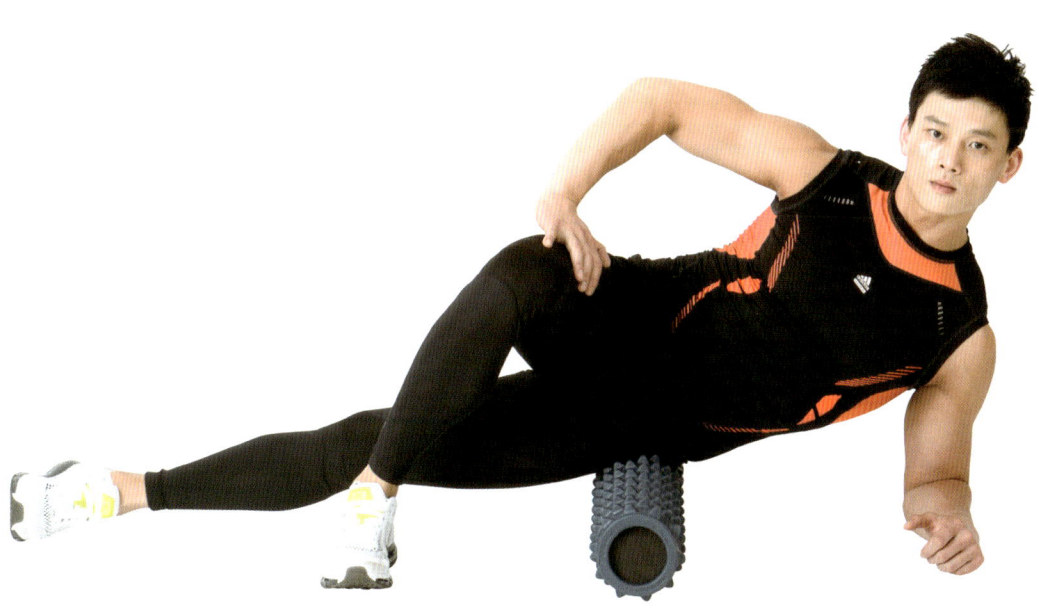

**98**    **STEP. 1**    안정성 코어 운동
                        STABILITY CORE EXERCISES

| | | |
|---|---|---|
| 102 | 1 | 애슬레틱 레디 포지션 위드 푸시 ATHLETIC READY POSITION WITH PUSH |
| 104 | 2 | 베이식 플랭크 BASIC PLANK |
| 105 | 3 | 네발 엎드려 버티기 QUADRUPED KNEE LIFT |
| 106 | 4 | 무릎 대고 엎드려 손발 엇갈려 들기 OPPOSITE ARM LEG LIFT |
| 107 | 5 | 사이드 플랭크 SIDE PLANK |
| 108 | 6 | 리버스 플랭크 REVERSE PLANK |
| 109 | 7 | 레그 업도미널 프레스 홀드 LEG ABDOMINAL PRESS HOLD |
| 110 | 8 | 힙 브릿지 HIP BRIDGE |
| 111 | 9 | 무릎 대고 상체 기울이기 THIGH ROCK-BACK |
| 112 | 10 | 머리로 서기 SUPPORTED HEADSTAND |
| 113 | 11 | 어깨로 서기 SHOULDER STAND |
| 114 | 12 | 두루미 자세 CRANE POSE |
| 115 | 13 | 물구나무서기 HANDSTAND |

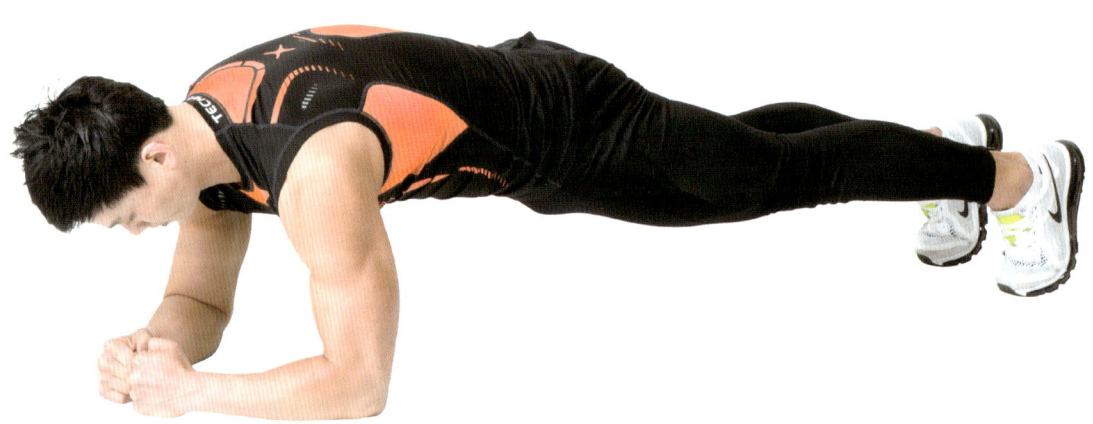

# 116  STEP. 2  움직임 코어 운동
## MOVEMENT CORE EXERCISES

### 01  베이식 플랭크 포지션 운동

| | | |
|---|---|---|
| 121 | 1 | 플랭크 위드 숄더 탭 PLANK WITH SHOULDER TAP |
| 123 | 2 | 플랭크 위드 원 암 레이즈 PLANK WITH ONE ARM RAISE |
| 124 | 3 | 플랭크 위드 레그 리프트 PLANK WITH LEG LIFT |
| 126 | 4 | 플랭크 위드 아웃워드 니 킥 PLANK WITH OUTWARD KNEE KICK |
| 128 | 5 | 플랭크 위드 힙 드롭 PLANK WITH HIP DROP |
| 130 | 6 | 플랭크 위드 힙 로테이션 PLANK WITH HIP ROTATION |
| 131 | 7 | 플랭크 투 푸시업 PLANK TO PUSH UP |

### 02  하이 플랭크 포지션 운동

| | | |
|---|---|---|
| 134 | 1 | 하이 플랭크 위드 니 투 엘보 HIGH PLANK WITH KNEE TO ELBOW |
| 136 | 2 | 하이 플랭크 위드 트위스트 니 투 엘보 HIGH PLANK WITH TWIST KNEE TO ELBOW |
| 138 | 3 | 하이 플랭크 위드 점핑 잭 HIGH PLANK WITH JUMPING JACKS |
| 139 | 4 | 하이 플랭크 위드 트렁크 로테이션 HIGH PLANK WITH TRUNK ROTATION |
| 140 | 5 | 하이 플랭크 위드 원암 레이즈 풋 터치 HIGH PLANK WITH ONE-ARM RAISE FOOT TOUCH |
| 141 | 6 | 하이 플랭크 니 서클 HIGH PLANK + KNEE CIRCLE |

### 03  사이드 플랭크 포지션 운동

| | | |
|---|---|---|
| 144 | 1 | 사이드 플랭크 힙 딥스 SIDE PLANK HIP DIPS |
| 145 | 2 | 사이드 플랭크 힙 어브덕션 SIDE PLANK HIP ABDUCTION |
| 147 | 3 | 사이드 플랭크 트렁크 로테이션 SIDE PLANK TRUNK ROTATION |

| 148 | 4 | 사이드 플랭크 위드 리치 언더 SIDE PLANK WITH REACH UNDER |
| --- | --- | --- |
| 149 | 5 | 사이드 플랭크 원 레그 힙 플렉션 SIDE PLANK ONE LEG HIP FLEXION |
| 150 | 6 | 사이드 플랭크 힙 딥 위드 킥 SIDE PLANK HIP DIP WITH KICK |

### 04 브릿지 포지션 운동

| 152 | 1 | 힙 브릿지 위드 원 레그 리프트 HIP BRIDGE WITH ONE LEG LIFT |
| --- | --- | --- |
| 153 | 2 | 레그 크로스 브릿지 LEG CROSS BRIDGE |
| 154 | 3 | 힙 브릿지 어브덕션 HIP BRIDGE ABDUCTION |
| 155 | 4 | 싱글 레그 힙 브릿지 SINGLE LEG HIP BRIDGE |

### 05 콰드루페드 포지션 운동

| 157 | 1 | 니 서클 KNEE CIRCLE |
| --- | --- | --- |
| 159 | 2 | 힙 익스텐션 HIP EXTENSION |
| 160 | 3 | 글루트 스위퍼 GLUTE SWEEPER |
| 161 | 4 | 버드 독 BIRD DOG |

## 162 STEP. 3 코어 스트렝스 운동
## CORE STRENGTH EXERCISES / GLOBAL CORE

### 01 복부

| 166 | 1-1 | 크런치 CRUNCH |
| --- | --- | --- |
| 167 | 1-2 | 사이드 크런치 SIDE CRUNCH |
| 168 | 1-3 | 오블리크 크런치 OBLIQUE CRUNCH |
| 169 | 1-4 | 크로스오버 크런치 CROSS OVER CRUNCH |
| 170 | 1-5 | 얼터네이트 힐 터치 ALTERNATE HEEL TOUCHERS |
| 171 | 1-6 | 싯업 위드 로테이션 SIT-UP WITH ROTATION |
| 172 | 1-7 | 리버스 크런치 REVERSE CRUNCH |
| 173 | 1-8 | 레그 레이즈 LEG RAISE |

| | | |
|---|---|---|
| 174 | 1-9 | 피규어 4 레그 레이즈 FIGURE 4 LEG RAISE |
| 175 | 1-10 | 시저 킥 SCISSOR KICK |
| 176 | 1-11 | 더 롤 THE ROLL |
| 178 | 1-12 | 더블 레그 서클 DOUBLE LEG CIRCLE |
| 180 | 1-13 | 시티드 니업 SEATED KNEE-UP |
| 181 | 1-14 | 시티드 사이드 니업 SEATED SIDE KNEE-UP |
| 182 | 2-1 | 시티드 니 하프 서클 SEATED KNEE HALF CIRCLE |
| 183 | 2-2 | 러시안 트위스트 RUSSIAN TWIST |
| 184 | 2-3 | 바이시클 크런치 BICYCLE CRUNCH |
| 185 | 2-4 | 더블 크런치 DOUBLE CRUNCH |
| 186 | 2-5 | 풀 바디 크런치 PULL BOBY CRUNCH |
| 187 | 2-6 | 사이드 라잉 더블 레그 레이즈 SIDE LYING DOUBLE LEG RAISE |
| 188 | 2-7 | 사이드 벤드 SIDE BEND |

## 02 허리 / 둔부

| | | |
|---|---|---|
| 189 | 1-1 | 슈퍼맨 SUPERMAN |
| 190 | 1-2 | 슈퍼맨 더블 탭 SUPERMAN DOUBLE TAPS |
| 192 | 1-3 | 스위밍 SWIMMING |
| 193 | 1-4 | 굿모닝 엑서사이즈 GOOD MORNING EXERCISE |
| 194 | 1-5 | 스탠딩 백 익스텐션 STANDING BACK EXTENSION |

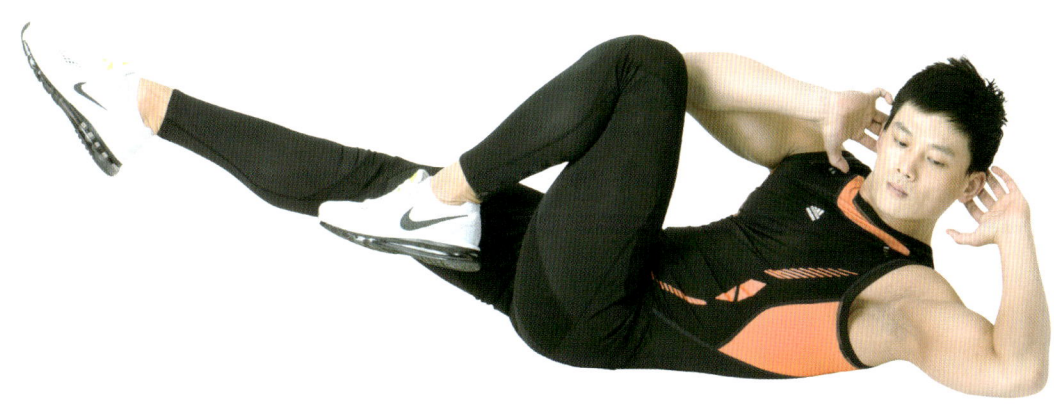

# 196 STEP. 4 코어 밸런스 운동
## CORE BALANCE EXERCISES

| | | | |
|---|---|---|---|
| 200 | 1 | 볼 하이 플랭크 | BALL HIGH PLANK |
| 201 | 2 | 볼 사이드 플랭크 | BALL SIDE PLANK |
| 202 | 3 | 볼 브릿지 | BALL BRIDGE |
| 203 | 4 | 볼 래터럴 롤 | BALL LATERAL ROLL |
| 204 | 5 | 볼 러시안 트위스트 | BALL RUSSIAN TWIST |
| 206 | 6 | 볼 롤아웃 | BALL ROLL-OUT |
| 208 | 7 | 볼 니 턱 | BALL KNEE TUCK |
| 210 | 8 | 볼 파이크 | BALL PIKE |
| 212 | 9 | 볼 패스 | BALL PASS |
| 214 | 10 | 볼 백 익스텐션 | BALL BACK EXTENSION |
| 216 | 11 | 볼 힙 익스텐션 | BALL HIP EXTENSION |
| 218 | 12 | 볼 레그 컬 | BALL LEG CURL |

# 220 STEP. 5 코어 파워 운동
## CORE POWER EXERCISES

| | | | |
|---|---|---|---|
| 224 | 1 | 버피 | BURPEE |
| 226 | 2 | 싯업 투 스탠드 위드 점프 | SIT-UP TO STAND WITH JUMP |
| 228 | 3 | 케틀벨 스윙 | KETTLEBELL SWING |
| 230 | 4 | 케틀벨 클린 | KETTLEBELL CLEAN |
| 232 | 5 | 케틀벨 스내치 | KETTLEBELL SNATCH |
| 234 | 6 | 덤벨 스내치 | DUMBBELL SNATCH |
| 236 | 7 | 덤벨 래터럴 바운드 투 래터럴 레이즈 | DUMBBELL LATERAL BOUND TO LATERAL RAISE |
| 238 | 8 | 밴드 싱글 암 로터리 체스트 프레스 | BAND SINGLE ARM ROTARY CHEST PRESS |
| 239 | 9 | 밴드 스탠딩 트렁크 로테이션 | BEND STANDING TRUNK ROTATION |

| | | |
|---|---|---|
| 240 | 10 | 밴드 플라이오메트릭 체스트 프레스 BAND PLYOMETRIC CHEST PRESS |
| 242 | 11 | 밴드 플라이오메트릭 로우 BAND PLYOMETRIC ROW |
| 244 | 12 | 메디신 볼 슬램 MEDICINE BALL SLAM |
| 246 | 13 | 메디신 볼 클린 MEDICINE BALL CLEAN |
| 248 | 14 | 메디신 볼 스러스터 MEDICINE BALL THRUSTER |

## 250　FINISH EX　회복 스트레칭
### RECOVERY STATIC STRETCH

| | | |
|---|---|---|
| 254 | 1 | 발목 굴곡근 / 신전근 ANKLE FLEXOR / EXTENSOR STRETCH |
| 256 | 2 | 고관절 굴곡근 HIP FLEXOR STRETCH |
| 258 | 3 | 고관절 신전근 HIP EXTENSOR STRETCH |
| 259 | 4 | 고관절 외회전근 HIP EXTERNAL ROTATOR |
| 260 | 5 | 고관절 내전근 HIP ADDUCTOR STRETCH |
| 261 | 6 | 어깨 굴곡근 SHOULDER FLEXOR STRETCH |
| 263 | 7 | 어깨 신전근 SHOULDER EXTENSOR STRETCH |
| 265 | 8 | 목 굴곡근 NECK FLEXOR STRETCH |
| 266 | 9 | 목 신전근 / 회전근 NECK EXTENSOR STRETCH |
| 267 | 10 | 손목 굴곡근 / 신전근 WRIST FLEXOR / EXTENSOR STRETCH |

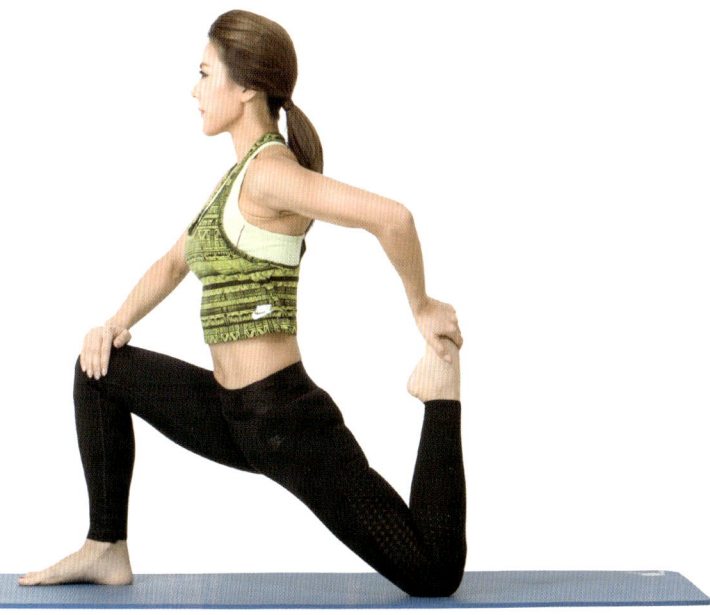

# INTRO

# 코어에 대해 알아보자

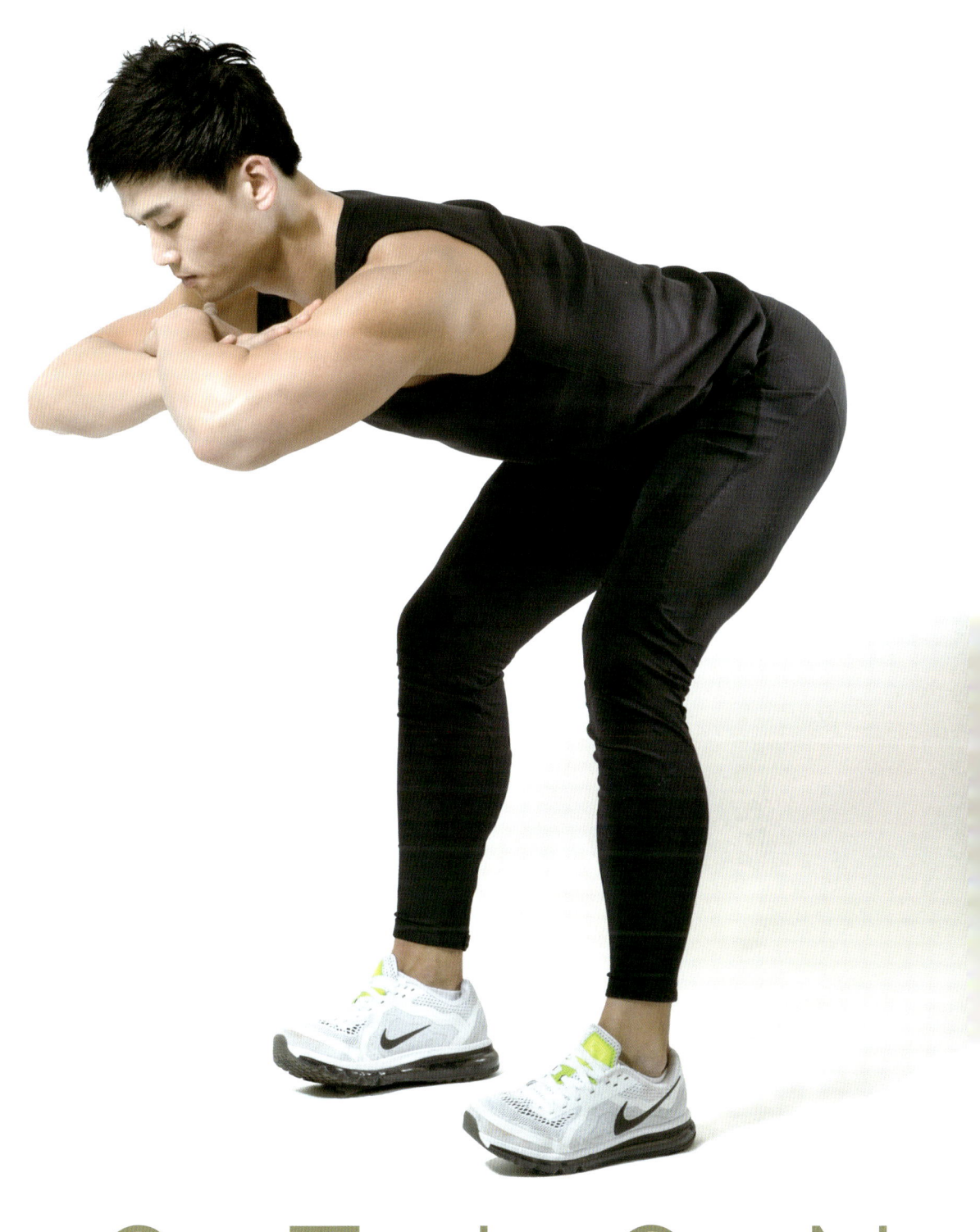

UCTION

# 01

# 코어의 중요성

신체에서 가장 핵심이 되는 부분은 바로 '코어'다. 코어란 무엇인지, 이 근육이 우리 인체에서
어떤 작용을 하는지, 그리고 왜 그렇게 중요한지 알아보자.

오늘 하루 동안 얼마나 걷고 움직였는가? 생각해보면 예상보다 활동량이 훨씬 적을 것이다. 현대인은 편리해진 생활 덕분에 과거에 비해 신체 움직임이 많이 줄었다. 대부분 의자에 앉아서 하루를 보내고 자동차나 전철을 타고 이동한다.

활동량이 줄어들면 그만큼 근육은 약화된다. 그리고 약화된 근육만큼 관절에 부담이 된다. 그 부위와 정도는 사람마다 차이가 있기 때문에 저마다 관절에 부담이 되지 않는 편안한 자세를 취하는데, 이런 자세들은 신체 불균형을 초래할 수밖에 없다.

일상 속에서 흔히 취하는 자세들(앉은 자세, 보행 자세, 달리는 자세 등)이 불균형해진 채로 반복되면 근골격계의 부담과 통증을 몸으로 느끼게 되고 이는 곧 근골격계 질환으로 발전한다.

많은 사람들이 근골격계 질환을 경험하는데, 대표적인 예가 바로 허리 통증이다. 웨이트 트레이닝을 오래 해온 사람이라면 허리 부상 한 번쯤은 경험해봤을 것이다. 눈으로 보이는 겉근육을 강화하려고 노력하는 것에 비해 정말 중요한 속근육 즉, 코어 근육에는 무심하기 때문이다. 허리 통증의 가장 큰 이유는 약화된 근육과 잘못된 자세로 인해 척추, 골반, 고관절에 붙어 있는 근육이 불균형해지기 때문이다. 혹은 잘못된 움직임이나 외부의 저항 등으로 통증이 생길 수 있다.

어느 정도 복근이 잡히고 군살이 없다고 해서 건강한 신체를 가진 것은 아니다. 신체의 균형을 잡고 실질적인 힘을 쓰는 코어 근육이 잘 단련되어야 건강한 신체라고 할 수 있다. 코어 근육이 잘 단련되면 허리 통증과 같은 근골격계 질환을 예방할 수 있고, 균형 잡힌 몸을 만들 수 있다. 또한 같은 운동을 해도 운동수행 능력이 향상되어 더 좋은 효과를 볼 수 있다.

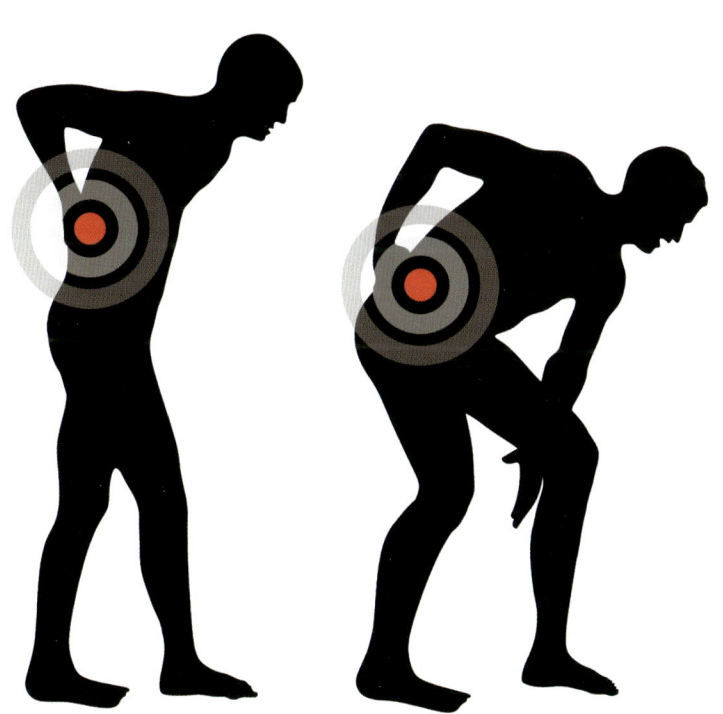

코어 근육을 잘 단련하면 허리 통증과 같은 근골격계 질환을 예방할 수 있다.

## 코어란 무엇인가?

코어란 사전적으로 '어떤 것의 중심부, 핵심'이라는 뜻이다. 인체에서 코어는 일반적으로 척추, 골반, 둔근의 복합체라고 할 수 있으며 척추, 골반, 둔근에 붙어 있는 29쌍의 근육을 말한다.(이 정의는 학자마다 조금씩 다르다.)

이 근육들은 크게 안정성 근육과 가동성 근육으로 나뉜다. 먼저 안정성 근육에는 횡격막, 복횡근, 다열근 그리고 골반기저근이 속하는데, '심부 안정근'이라고도 부른다. 안정성 근육은 움직일 때 척추를 안정적으로 잡아주어 자세를 바르게 하거나 외부의 저항에도 자세가 무너지지 않게 하는 역할을 한다. 예를 들어, 사람이 걸어갈 때는 코어가 먼저 활성화되어 척추를 안정시키고 바른 자세를 잡아준 뒤 팔과 다리를 움직인다. 안정성 코어 근육이 사용되지 않으면 신체의 안정성이 깨져서 중심이 무너지고 허리 통증이 생길 수 있다.

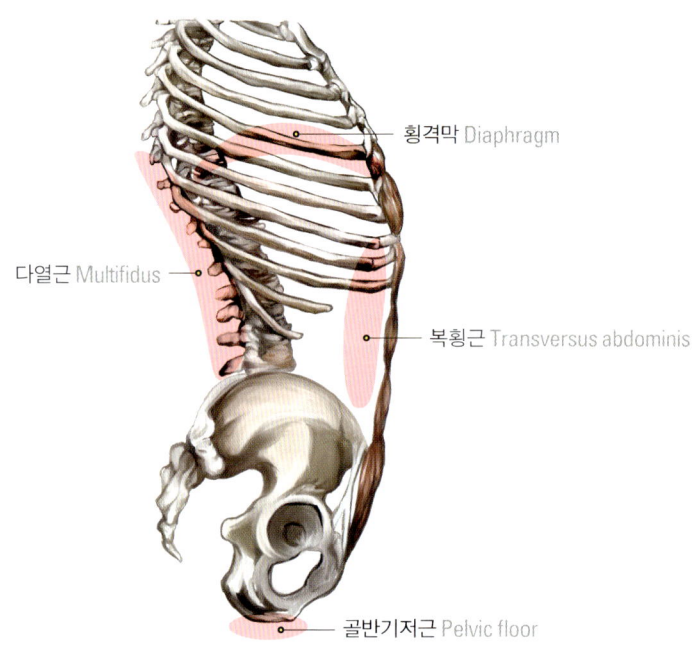

가동성 근육은 동작을 할 때 주로 사용되며 몸에서 폭발적인 힘을 쓸 때 힘을 전달하는 연결고리로 사용된다. 사람이 움직일 때는 안정성 근육이 몸의 중심을 잡고, 가동성 근육이 상체와 하체로 힘을 전달한다. 예를 들어, 골프를 칠 때는 어드레스 자세에서 먼저 안정성 코어 근육을 사용하여 몸의 중심과 올바른 자세를 만든다. 백스윙을 할 때는 오른쪽 엉덩이에 체중과 힘을 실어두고, 다운스윙과 피니시 동작에서는 엉덩이에 실려 있던 힘을 가동성 코어 근육이 빠르게 상, 하지로 전달해 강한 힘으로 스윙을 하는 것이다.

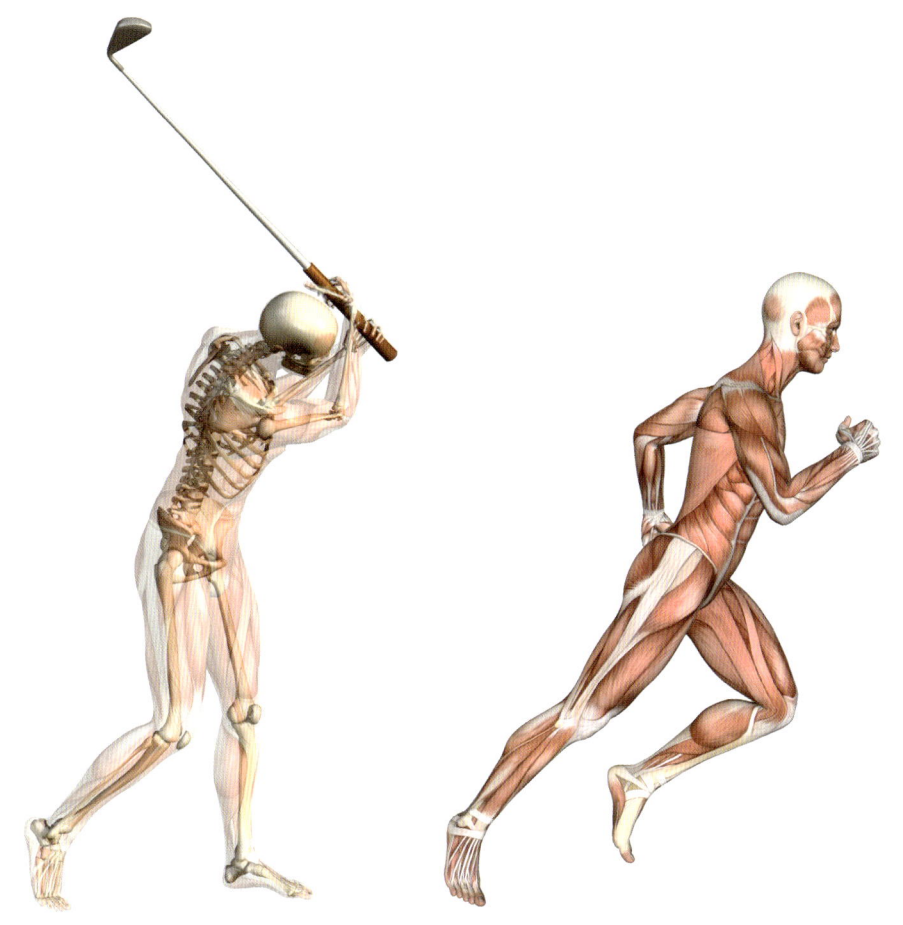

폭발적인 힘을 쓰기 위해서는 자연스럽게 고관절, 무릎 그리고 발목 관절을 굽혀 안정성 코어 근육을 이용해 올바른 자세를 잡는다. 그리고 힘을 쓰기 전 엉덩이에 힘을 저장해두었다가 고관절, 무릎, 발목 관절을 폄과 동시에 가동성 코어 근육이 빠르게 상, 하지로 힘을 전달한다. 이러한 작용들이 자연스럽게 연결되어 하나의 동작이 완성되는 것이다.

직립보행을 하거나 사무실에 앉아 있을 때, 혹은 물건을 들어 올릴 때 등 우리는 일상생활에서 항상 코어 근육을 사용하고 있다. 코어 근육을 사용할 수 없다면 우리는 힘을 쓸 수도, 중심을 잡을 수도 없을 것이다.

요통을 예방하고 올바른 자세를 유지하고 힘을 쓰기 위해서는 코어 근육의 밸런스도 매우 중요하다. 외부 근육만 강화한다면 안정성 근육은 약해질 것이고, 이로 인해 척추의 정렬이 무너져 허리 통증을 유발하기도 한다.

따라서 겉으로 보이는 외부 근육뿐 아니라 척추를 안정적으로 잡아주고 자세를 바르게 하는 내부 근육도 함께 단련해서 겉과 속을 강하게 만드는 것이 중요하다.

코어 근육은 사람의 움직임과 밀접한 관계가 있고 일생 동안 매우 중요한 역할을 한다. 지금부터 코어를 잘 단련하여 중심이 잘 잡힌 건강한 신체를 만들자.

## 코어 근육 단련 시 얻을 수 있는 장점

코어 근육을 단련하면 크게 얻을 수 있는 장점이 5가지 있다. 어떠한 것이 있는지 알아보자.

### 01  바른 자세를 잡아주어 요통을 예방한다
코어 근육은 척추를 안정적으로 잡아주고 자세를 유지하는 데 매우 중요한 역할을 한다. 코어 근육이 약하면 외부의 작은 저항에도 요추부에는 큰 충격이 간다.

요통을 느끼는 사람 중에는 코어 근육 중 하나인 둔근을 제대로 사용하지 못하는 사람이 많다. 둔근은 힘을 쓰기 전에 에너지를 저장하는 역할도 하지만 외부의 충격을 흡수하는 역할도 한다. 둔근이 올바르게 작용하지 못하면 그 일을 허리 주위 근육이 대신해야 하므로 허리에 부담이 생길 수밖에 없다. 코어 근육이 강화되면 둔근뿐 아니라 골반과 요추부가 안정되고 몸의 좌우 균형이 맞게 되어 요통을 예방할 수 있다.

### 02  운동 효과가 증가한다
달리거나 무거운 중량을 이용해 운동할 때 코어가 약하면 폭발적인 힘을 내기 힘들다. 예를 들어, 덤벨 프레스를 할 때 코어가 약해서 몸이 고정되지 않고 흔들린다면 부상의 위험이 큰 것은 물론이고 올바른 동작이 수행되지 않아서 제대로 운동이 되지 않는다. 제자리 점프(서전트 점프)를 할 때도 고관절 굴곡근과 신전근이 제대로 작동하지 않으면 큰 힘과 속도를 내기 어렵다. 반면 안정성 코어 근육과 가동성 코어 근육을 잘 단련하면 운동 수행 능력이 좋아진다.

### 03  올바른 보행으로 무릎, 고관절, 요추부의 부상을 예방할 수 있다
인간의 움직임 중 일생에서 가장 많이 반복되는 동작이 아마 걷기일 것이다. 하지만 많은 사람들이 잘못된 패턴으로 보행하고 있다.

자신이 지금 어떤 근육을 사용해 걷고 있는지 의식하는 사람은 별로 없을 것이다. 하지만 우리는 보행할 때, 많은 근육을 순차적으로 사용하고 있다. 발뒤꿈치가 지면에 닿을 때 둔근과 고관절 신전근, 전경골근에 힘이 들어간다. 그다음 체중이 발 중앙으로 오면서 대퇴부 전면 근육이 사용되며, 발뒤꿈치가 지면에서 떨어질 때 종아리 근육을 사용한다. 반대쪽 발뒤꿈치가 지면에 닿을 때는 무게 중심을 이동시켜 같은 패턴으로 동작이 반복된다. 척추기립근은 보행하는 동안 몸이 흔들리거나 앞으로 구부러지지 않도록 항상 작용한다.

그런데 보행할 때 1차적으로 사용되어야 할 근육인 둔근을 제대로 사용하지 못하는 사람이 많다. 둔근의 사용이 줄어들면 대퇴부 전면, 고관절 주위 근육을 사용하게 되고, 그 결과 허리 또는 고관절에 문제가 생길 수 있다. 둔근의 역할은 충격을 흡수하고 체중을 지탱하며, 바른 자세로 걷고 보폭을 조절하는 중요한 역할을 한다. 특히 중둔근이 약한 경우 발을 끌듯이 걷고 무릎이 안쪽으로 모이게 되는데, 이런 잘못된 보행법이 반복되면 무릎, 고관절, 요추부의 부상으로 이어질 수 있다.

운동을 통해 의식적으로 둔근과 코어 근육에 힘을 주는 것을 연습하고 이를 반복하여 무의식중에도 바른 자세로 걷는 것이 매우 중요하다.

## 04  요실금을 예방한다

코어 근육 중 하나인 골반기저근은 일상생활에서 복부 내의 압력이 증가했을 때 소변이 나오지 않게 조절하는 역할을 한다. 안정성 코어 운동을 하면서 지속적으로 골반 주위 근육과 괄약근에 힘을 주면 요실금 예방에 많은 도움이 된다.

## 05  일상생활의 피로가 사라진다

코어 근육은 인간이 생활하는 데 항상 사용되는 근육으로서 기본적인 호흡은 물론, 배변을 조절하고 자세를 잡고 움직일 때 힘을 전달하는 역할을 한다.

의자에 앉아 있거나 침대에 누워 있는 동안에도 코어 근육은 항상 사용된다. 평소에 코어 근육을 잘 사용한다면 신체에 가해지는 부담이 줄어들어 생활에도 활기가 넘칠 것이다.

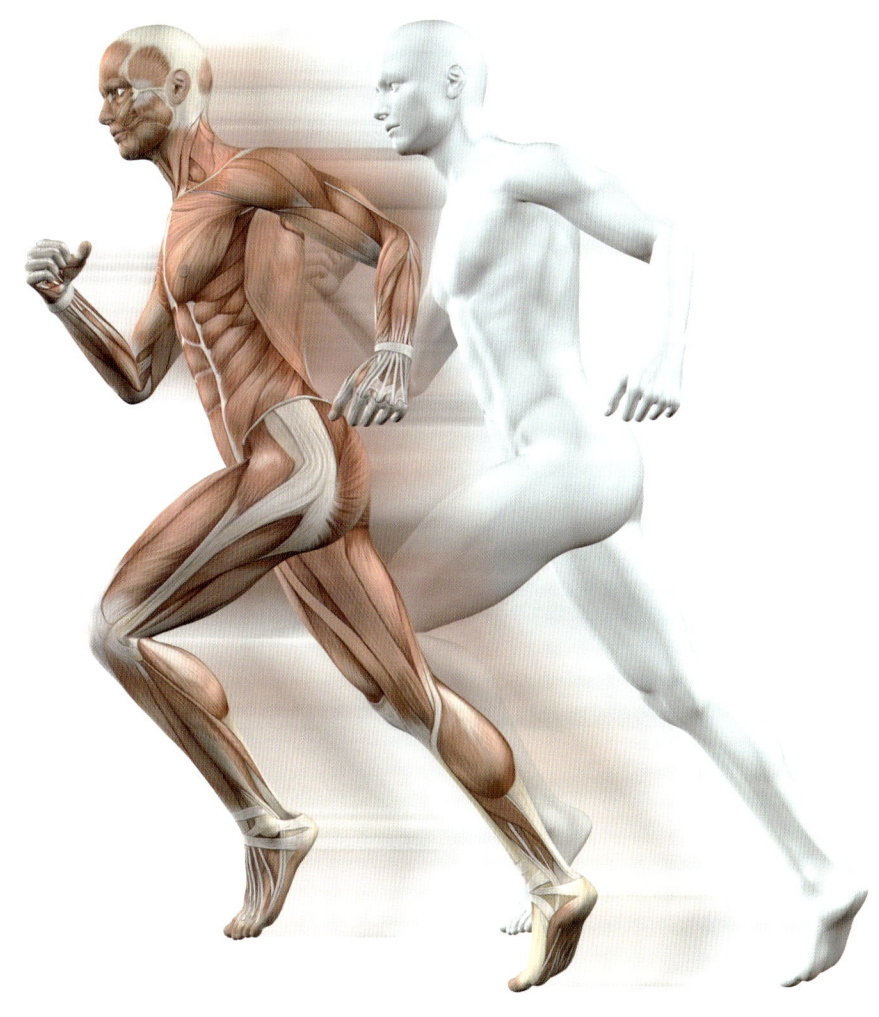

## 일생 동안 사용되는 코어, 아기의 성장과 코어의 상관관계

코어 근육은 우리가 태어나면서부터 사용된다. 신생아 때부터 어떻게 코어가 사용되고 있는지 알아보자.

### 신생아 : 울부짖는 힘을 키운다
아기가 처음 바깥세상을 접하고 빛을 보며 크게 울부짖는다. 이런 큰 소리를 내기 위해서 복부 근육이 수축되고 사용되기 시작한다. 인간은 태어남과 동시에 코어 근육을 사용하는 것이다. 신생아 때는 하루 4번 정도의 배변 활동으로 안정성 코어 근육 을 사용하며 발달한다.

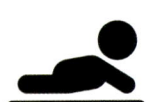

### 생후 3~5개월 : 뒤집는 힘을 키운다
목을 가누고 몸을 뒤집는 시기다. 팔다리를 들고 자신의 발을 만지거나 모빌을 잡으려고 노력한다. 또 팔과 다리를 서로 가깝게 모으기 시작하며 뒤집기 위해 노력한다. 지면에서 팔다리를 들기 위해 몸 근육을 사용하게 되고, 몸을 뒤집기 위해서 회전에 필요한 내, 외복사근과 같은 몸 근육이 발달되기 시작한다. 이 시기가 되면 코어 근육뿐 아니라 몸 전체의 근육과 골격이 튼튼해진다.

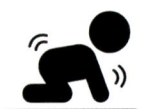

### 생후 6~8개월 : 기어가는 힘을 키운다
혼자 힘으로 뒤집기가 되는 아이들은 정면을 보기 위해 목과 허리에 힘이 생긴다. 또 복부와 허리, 다리 근육이 발달되면서 기기 시작하는 시기다. 아기들의 기는 모습을 자세히 보면 따로 알려주지도 않았는데 포복 자세가 자연스럽게 나온다. 팔로 지면을 짚고 당기며 가동성 코어 근육 중 하나인 광배근이 발달되기 시작한다. 또 다리를 당겼다 펴는 동작에서 고관절 굴곡근과 둔근이 발달된다.

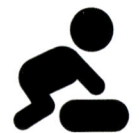

### 생후 8~9개월 : 네발로 엎드려 기기 위한 힘을 키운다
배를 대고 기는 시기가 지나면 무릎을 90도 굽히고 양손은 펴서 기어 다니는 시기가 온다. 손과 무릎을 이용해 기는 동작에서 척추전만을 방지하기 위해 복부 근육이 강화되고 밸런스 능력이 더 좋아지기 시작한다. 배를 대고 기는 동작보다 허리와 복부 근육이 더 강화되는 시기다. 뿐만 아니라 상체 근육 발달도 활발해진다.

### 생후 9~11개월 : 두 발로 서기 위한 힘을 키운다
손과 무릎을 이용해 기어 다니는 시기를 지나 고정된 물건을 잡고 혼자 서기를 시작한다. 한쪽 무릎은 지면에 두고 반대쪽 무릎은 90도 굽혀 발은 지면에 둔 상태에서 벽이나 물건을 잡고 서기 위해 노력한다. 고정된 물건을 잡고 혼자 설 수 있으면 중심을 잡으며 앉았다 일어나기를 연습하고 외부의 도움 없이 혼자 서게 된다.

손과 무릎을 이용해 기는 동작에서 상체를 들기 위해 척추기립근이 강화되고, 다리를 굽히는 동작에서 고관절 신전근이 강화된다. 무릎을 굽혀 일어나거나 제자리에 앉았다 일어나는 동작에서 둔근과 대퇴부 근육이 발달되기 시작하는 시기다.

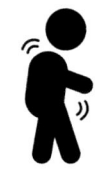 **생후 11~12개월 이후 : 두 발로 서다**
대부분 돌 전후 아기들은 혼자서 두 발로 서고 뒤뚱거리며 걸음마를 시작한다. 또 의자나 침대에 올라가기 위해 애를 쓴다. 직립보행이 시작되면 자세와 균형을 잡기 위해 더 많은 코어 근육들이 사용되고 활성화되며 상체와 하체의 근력이 발달한다.

아기들의 성장 과정을 보면 많은 것을 느끼고 생각하게 된다. 알려주지도 않았는데 앉았다 일어날 때 올바른 스쿼트 동작이 나오고 무거운 물건을 들 때는 데드리프트 동작이 자연스럽게 나온다. 중심을 잡지 못해 넘어질 때는 다치지 않기 위해 구르는데, 이때도 신기할 정도로 정확한 동작이 나올 때가 많다. 그만큼 많은 근육을 사용하는 능력을 키워가고 있는 것이다.

아기의 성장 과정에서 보았듯 인간은 누가 알려주지 않아도 원초적인 움직임과 운동 기능을 가지고 있다. 이때 안정성을 담당하는 근육을 제대로 사용하지 않아서 발달되지 않는다면 골격계가 무너질 것이고 이로 인해 신체의 변형이 일어날 수 있다. 그런데 성인이 될수록 이러한 움직임을 잊어버리고 신체 균형을 잡지 않은 상태에서 그저 자신이 편안한 자세와 동작만을 반복하여 근골격계가 무너지는 경우가 많다.

인체에는 600여 개의 근육이 있는데, 저마다 다른 역할과 기능을 가지고 있다. 따라서 우리가 움직일 때는 어느 한 근육만 사용하는 것이 아니라 여러 개의 근육을 동시에 수축, 이완한다. 해당 근육에 힘을 주지 않아도 그 움직임을 만들어낼 수 있기 때문에 잘못된 패턴의 움직임을 반복할 수 있다.

예를 들어, 고관절을 신전할 때 여러 근육이 수축되지만 대표적으로 척추기립근, 대둔근, 슬괵근이 사용된다. 그런데 많은 사람이 둔근에 힘을 주지 못하고 척추기립근과 슬괵근만을 사용해 동작을 한다. 이런 패턴으로 동작을 반복하고 시간이 지나면 척추기립근과 슬괵근이 과도하게 사용되어 근육이 짧아지거나, 허리 통증, 골반이 틀어지는 등의 문제가 생긴다.

이처럼 특정 근육을 과도하게 사용해도 문제가 되고 반대로 너무 사용하지 않아도 문제가 된다. 태어날 때부터 사용하는 코어 근육을 성장한 후에도 잘 단련하여 건강하고 균형 잡힌 몸을 만들어보자.

## 힘의 시작, 엉덩이의 중요성

신체 근육에서 대근육에 속하는 엉덩이 근육(대둔근, 중둔근, 소둔근)은 우리가 움직일 때 매우 중요한 역할을 한다. 상반신과 하반신을 연결하고, 신체의 중심을 잡거나 폭발적인 힘을 쓰는 데 주로 작용하기 때문이다. 일상에서 걷거나 달리기를 할 때도 엉덩이 근육이 사용되며, 힘을 쓰는 역할뿐만 아니라 외부의 충격을 흡수하는 역할도 한다.

운동선수들이 폭발적인 힘을 쓰기 위해서는 안정성 코어 근육 이 우선 사용되고 그 힘을 엉덩이로 전달한다. 엉덩이에서 폭발적인 힘을 다시 가동성 코어 근육으로 전달한 다음 상체와 하체로 힘을 전달한다. 이런 과정에서 몸을 움직이는 속도가 가속화되면서 폭발적인 파워가 생기는 것이다. 하지만 이렇게 중요한 엉덩이 근육에 힘을 제대로 못주는 사람이 생각보다 많다.

둔근에 힘을 주지 못하는 사람은 대부분 일상생활에서 허리뿐 아니라 무릎관절인 슬관절의 통증도 함께 느낀다. 인체의 큰 근육 중 척추기립근, 그리고 햄스트링이라 불리는 슬곡근은 엉덩이와 함께 고관절을 신전하는 기능을 한다. 엉덩이 근육을 올바르게 사용하지 못해도 두 근육의 도움으로 움직임을 만들어내는 데는 큰 문제가 없는 것이다. 그러나 이러한 패턴이 반복되면 두 근육은 더 긴장하게 되고, 그 결과 척추기립근과 슬곡근의 단축으로 허리에 통증이 생기는 등의 문제가 생길 수 있다.

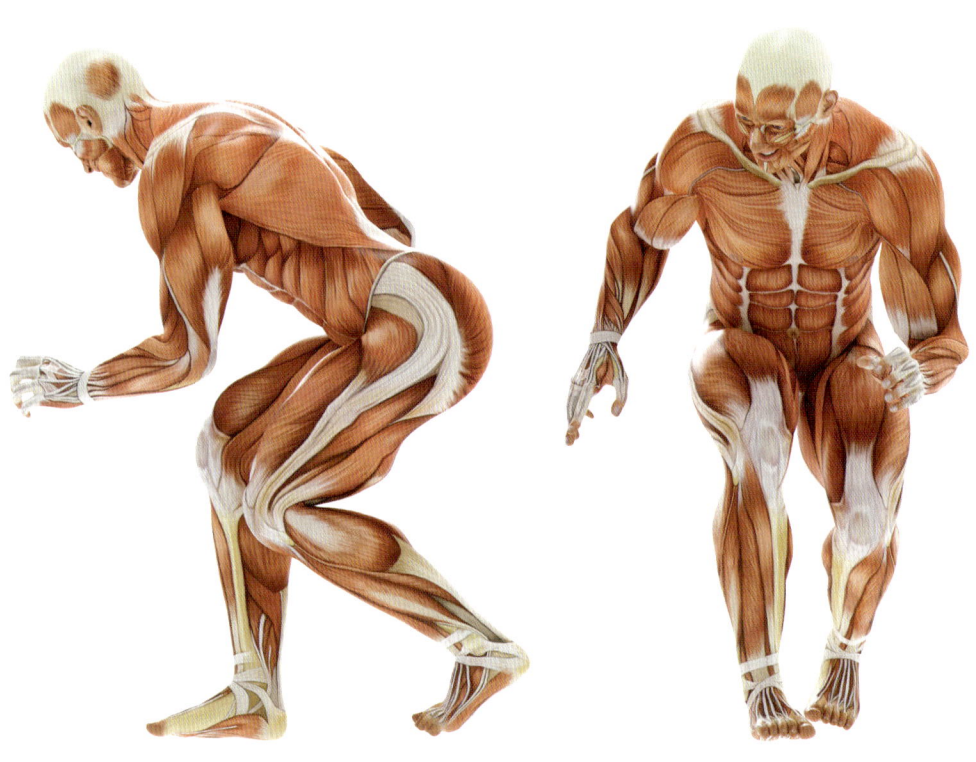

예전에 재활의학과에서 환자를 진료하는 것을 지켜본 적이 있다. 한 여성이 출산 후 허리와 무릎 통증 때문에 병원을 찾았다. 여성은 출산 후 아기를 들어 올리는 동작을 반복하다 보니 허리가 아파왔다고 했다. 그래서 허리에 부담을 주지 않기 위해 상체를 세우고, 다리만 이용해서 아이를 들었더니 허리는 조금 좋아졌지만 곧 무릎에 통증이 나타났다고 한다.

이 여성의 경우 엉덩이 근육이 약화되었거나 올바르게 사용되지 않았을 확률이 높다. 상체와 하체를 연결하는 엉덩이에 제대로 힘을 주지 않고 아기를 들거나 지면에서 물건을 들어올리기 위해 힘을 쓰다 보면 허리에 부담이 가서 근육에 불균형이 생길 수 있다. 이는 무릎에도 영향을 줄 수 있기 때문에 엉덩이 근육은 매우 중요하다.

엉덩이 근육은 고관절을 신전하고 외회전하는 기능을 한다. 엉덩이 근육이 약하면 고관절이 내회전되어 앉거나 설 때 무릎이 안쪽으로 모이게 되고, 이런 동작이 반복되면 슬개골 바깥쪽의 근육들이 긴장되어 무릎에 통증을 느낄 수 있다. 운동을 할 때도 마찬가지다. 스쿼트, 데드리프트, 스내치나 클린 등 전신 스트렝스 훈련을 하기 전에 엉덩이에 힘을 실어두는 연습을 하는 것이 매우 중요하다.(힙로딩, HIP LOADING)

앞서 말했듯 올바른 힘과 폭발적인 파워를 내기 위해서는 엉덩이 근육을 잘 사용해야 한다. 엉덩이 근육을 단련하기 위해서는 단축성 수축(근육이 짧아지면서 힘을 냄)에 많이 집중한다. 단축성 수축의 운동으로는 힙 브릿지나 힙 익스텐션 같은 운동이 있다.

일상생활을 하거나 운동을 할 때, 엉덩이 근육은 신장성 수축(근육이 길어지면서 힘을 냄)이 많이 일어난다. 걷거나 달리기를 할 때 엉덩이 근육은 발뒤꿈치가 지면에 닿는 순간 힘이 들어가며(엉덩이 근육이 길어진 상태), 웨이트 트레이닝의 데드리프트나 벤트오버 바벨로우처럼 고관절을 굽힌 동작을 할 때도 엉덩이 근육이 길어진 상태에서 힘을 사용하고 자세를 안정적으로 잡아준다. 이처럼 둔근의 신장성 수축과 운동은 스트렝스 훈련 전이나 일상에서의 올바른 움직임을 위해 꼭 필요하다.

강한 엉덩이 근육을 위해서 단축성 수축과 신장성 수축 두 방법 모두 중요하며, 엉덩이 근육의 신장성 수축 운동은 2장의 다이내믹 스트레칭에서 소개했으니 알아두도록 하자.

# 02

# 내 몸을 살리는 핵심 코어 운동

이 책의 운동은 총 8가지로 구성되어 있다. 처음 운동을 시작하는 사람은 반드시 준비운동으로 자가근막이완 운동부터 차근차근 따라 하자. 일반적으로 코어를 단련하고 싶다면 코어 운동 3단계까지 해도 충분하지만 더 강하고 완벽한 코어 근육을 만들고 싶다면 4, 5단계까지 실시하자. 어느 단계까지 운동하느냐는 개인의 자유이지만 운동이 끝난 후 마무리 운동으로 회복 스트레칭은 꼭 실시하기를 권한다. 각기 다른 목적에 맞게 프로그램을 구성했지만 책에 소개된 운동을 순서대로 실시해도 좋다. 이 경우에는 각 동작의 상단에 적힌 프로그램을 따라 하되 운동 횟수와 세트를 개인의 체력에 맞게 조절하자. 정확한 동작으로 하루 평균 5~8가지 동작을 실시하는 것이 좋다.

## 운동 단계별 구성

**준비 운동 ①** **자가근막이완 운동**은 운동 전뿐 아니라 매일 시간을 정해 꾸준히 실시하는 것이 좋다. 근육이 긴장을 하면 피로감을 많이 느끼고 집중력도 저하될 것이며, 일상적인 움직임에도 부상의 위험에 노출되기 쉽다. 하루 10분만 투자해 긴장한 근육과 근막을 풀어준다면 일상생활에 많은 도움이 될 것이다.

**준비 운동 ②** **다이내믹 스트레칭** 역시 운동 전은 물론, 매일같이 꾸준히 하면 관절과 근육을 부드럽게 만들어 부상을 예방하고 올바른 움직임을 만드는 데 많은 도움이 된다. 스트레칭은 주 5일 이상 하는 것을 추천한다.

**1~3단계** **코어 운동**은 주 3~5일 정도 하는 것을 추천하며 전면, 측면, 후면으로 나눠 운동할 수 있다. 1단계는 대부분 버티는 동작으로 기본 코어 근육 강화에 도움이 된다. 2단계에서는 상, 하체의 움직임으로 더 많은 코어 근육과 나선형 근육이 사용된다. 3단계에서는 가동성 코어 근육을 단련할 수 있다. 1~3단계는 개인의 운동 수행능력에 따라 운동하는 것을 추천한다. 안정성 코어 근육이 약한 사람은 1~2단계에 더 집중해서 운동하고, 멋진 식스팩을 원한다면 3단계 가동성 운동에 더 집중하는 것이 좋다.

**4단계** **코어 밸런스 운동**은 짐볼을 이용하는 운동으로, 1~3단계 운동을 응용한 동작들이 많다. 짐볼에서 운동을 하면 운동의 난이도가 높아지고 더 많은 코어 근육이 활성화된다. 그러나 처음부터 볼을 이용해 운동하면 부상의 위험이 있을 수 있다. 코어 밸런스 운동은 기초 체력을 높이고 신체 균형을 어느 정도 맞춘 후 실시하는 것이 좋으며 주 2~3회 정도 하는 것을 추천한다.

**5단계** **코어 파워 운동**에서는 체중을 이용하거나 케틀벨, 덤벨, 밴드 등을 이용해 폭발적인 힘을 쓰는 동작을 배울 것이다. 파워 운동은 대부분이 빠른 속도로 하는 전신 운동이다. 같은 시간 운동을 해도 더 많은 열량을 소비하고 다이어트에 효과적이다. 그러나 초보자가 5단계 운동을 바로 시작하면 부상의 위험이 있으니 모든 운동의 기초를 다지고 코어 근육을 충분히 단련한 다음 시작하자. 운동은 주 2회 정도를 추천한다.

**마무리 운동** **회복 스트레칭**은 모든 운동이 끝난 후 항상 실시한다. 준비운동인 자가근막이완 운동과 같이 근막 이완 후 꾸준히 해주는 것도 좋다. 운동으로 인해 체온이 오르고 신체 관절의 가동 범위가 증가했을 때 회복 스트레칭을 하면 유연성 향상에 도움이 된다. 많은 사람들이 스트레칭 할 때 반동을 주거나 근육의 길이보다 더 늘리려다가 통증을 느끼는데, 이처럼 과도한 관절 범위와 갑작스러운 근육 스트레칭은 부상을 일으킬 수 있다. 너무 강하거나 빠르게 동작하는 것을 피하고 천천히 실시한다.

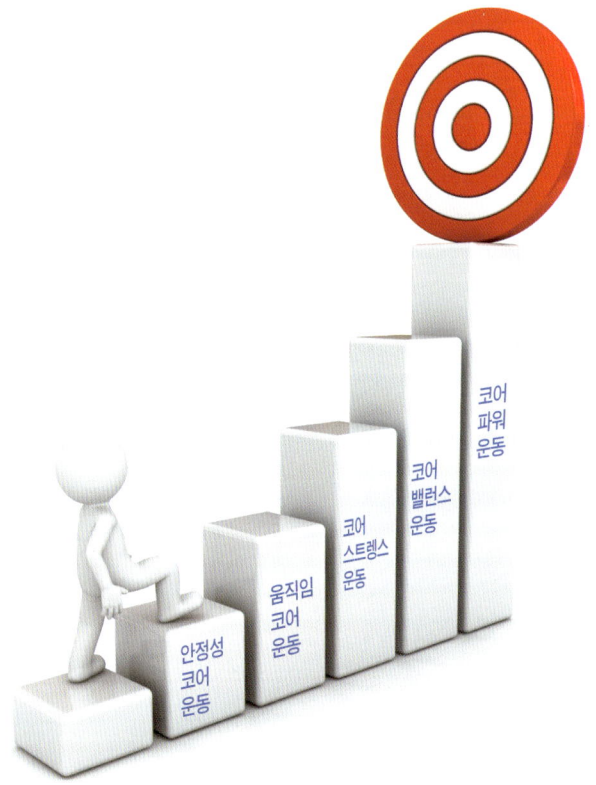

### 준비운동 ① ➜
**자가근막이완 운동**
Foam Roller Exercises

올바른 움직임을 수행하기 위해 소도구를 이용해 긴장한 근육과 근막을 푼다.

### 준비운동 ② ➜
**다이내믹 스트레칭**
Dynamic Stretch

다양한 움직임으로 가동성 관절 주위의 근육과 근막을 이완해 부드럽게 만든다.
체온을 높여 동작 수행 시 올바른 움직임을 만들어낸다.

### 코어 운동 1단계 ➜
**안정성 코어 운동**
Stability Core Exercises

안정성 코어 운동으로 신체 움직임에서 꼭 필요한 척추를 안정시킨다. 자세를 유지하는 근육을 강화해 부상을 예방하고 신체를 효율적으로 사용한다.

### 코어 운동 2단계 ➜
**움직임 코어 운동**
Movement Core Exercises

안정화된 코어를 유지하며 견관절과 고관절의 움직임을 만들어내고 코어 근육의 활성화를 이끌어낸다.

### 코어 운동 3단계 ➜
**코어 스트렝스 운동**
Core Strength Exercises/
Global Core

몸을 굽히거나 펴는 등 기본자세를 유지하고 폭발적인 움직임에서 힘을 전달하는 가동성 근육을 강화시킨다.

### 코어 운동 4단계 ➜
**코어 밸런스 운동**
Core Balance Exercises

짐볼의 불안정성을 이용해 운동의 난이도를 높여 안정성 코어 근육과 가동성 코어 근육을 동시에 자극하고 밸런스 능력을 향상시킨다.

### 코어 운동 5단계 ➜
**코어 파워 운동**
Core Power Exercises

강화된 코어를 바탕으로 체중과 소도구를 이용해 빠른 속도로 큰 파워를 만들어낸다.

### 마무리 운동
**회복 스트레칭**
Recovery Stretch

관절의 주변 근육을 이완해 근육과 관절의 가동성, 신체 움직임과 유동성을 향상시킨다.

## 운동 난이도 조절하는 법

같은 동작이라도 약간의 변화를 주면 훨씬 더 많은 부하를 걸 수 있다. 여기에서 소개된 운동은 물론이고 어떤 운동을 할 때 너무 힘들거나, 반대로 동작이 익숙해져서 쉬워졌다면 다음과 같은 방법으로 난이도를 조절하자.

### 01  지지면의 넓이를 조절한다

발의 너비로 난이도 높이기

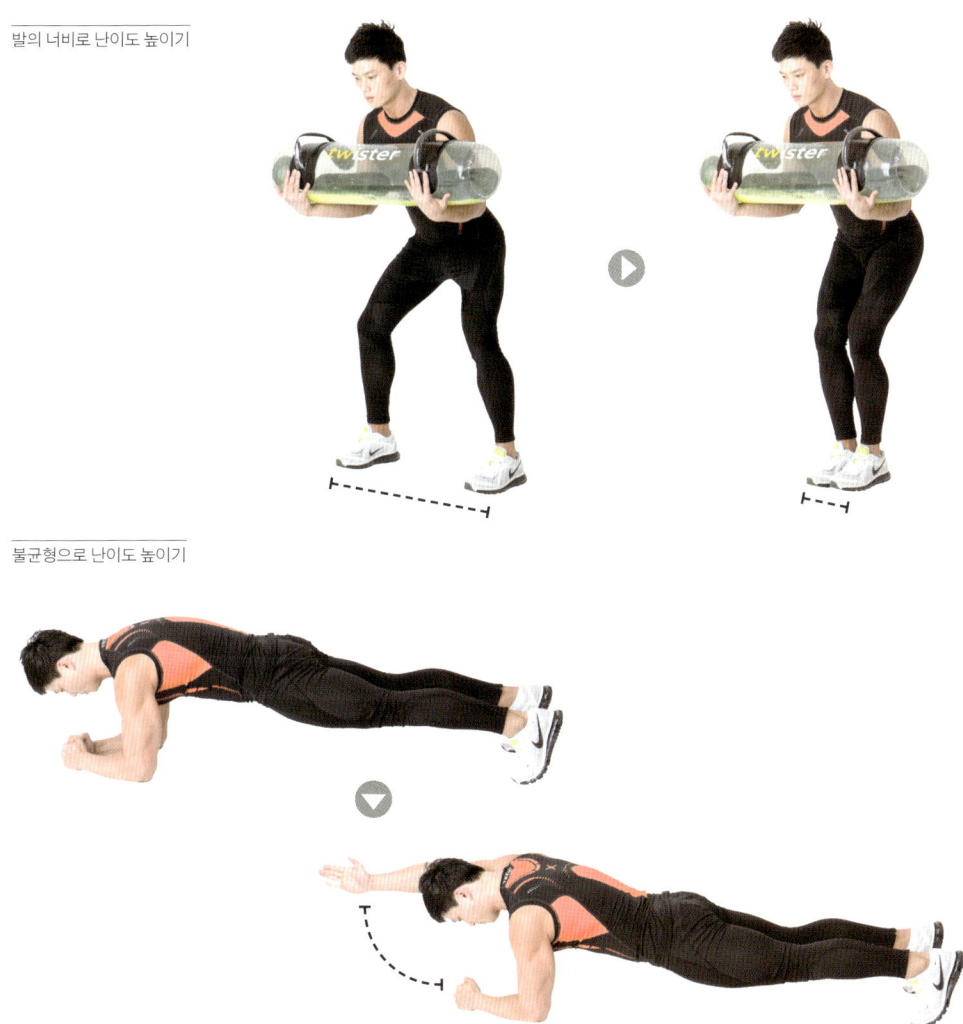

불균형으로 난이도 높이기

똑같은 동작이라도 발의 너비나 지면에 닿는 신체의 면적에 따라 난이도를 조절할 수 있다. 다리를 어깨너비로 벌리면 가장 쉽고 안정적으로 동작할 수 있다. 다리의 너비가 좁아지거나 한발로 서거나 플랭크 동작에서 한손을 들면 몸의 균형이 불안정해지면서 운동 난이도는 높아진다. 물론 이때 몸의 중심이 흔들리거나 무너지지 않도록 하는 것이 중요하다. 자신의 체력에 따라 난이도를 조절해보자.

## 02  관절 가동범위를 조절한다

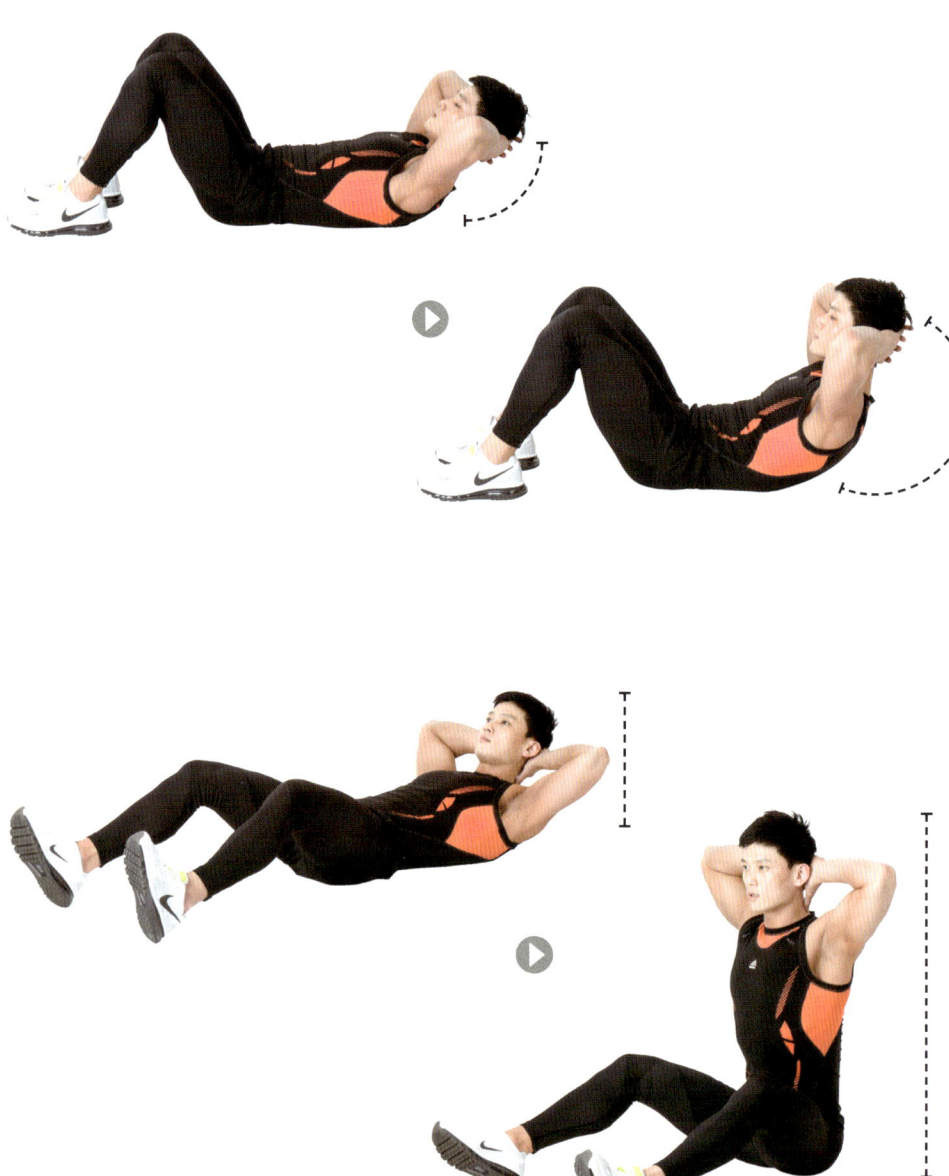

가동범위가 증가할수록 운동의 난이도가 증가한다. 관절을 많이 굽힐수록 주위 근육들은 더 많이 사용되며, 몸의 중심에서 손과 발이 멀어질수록 운동 강도가 높아진다. 예를 들어, 싯업 동작을 할 때 복부 근육이 약한 사람은 상체를 완전히 들기 힘들 것이다. 이런 경우 크런치와 같이 가동범위가 짧은 동작으로 복부를 강화한 후 싯업을 한다. 볼 스러스터처럼 전신을 사용하는 동작에서 체력이 약한 사람은 깊게 앉기보다는 조금씩 가동범위를 조절해 운동하는 것이 좋다.

### 03 신체의 면을 다양하게 사용하고 복잡성을 증가시킨다

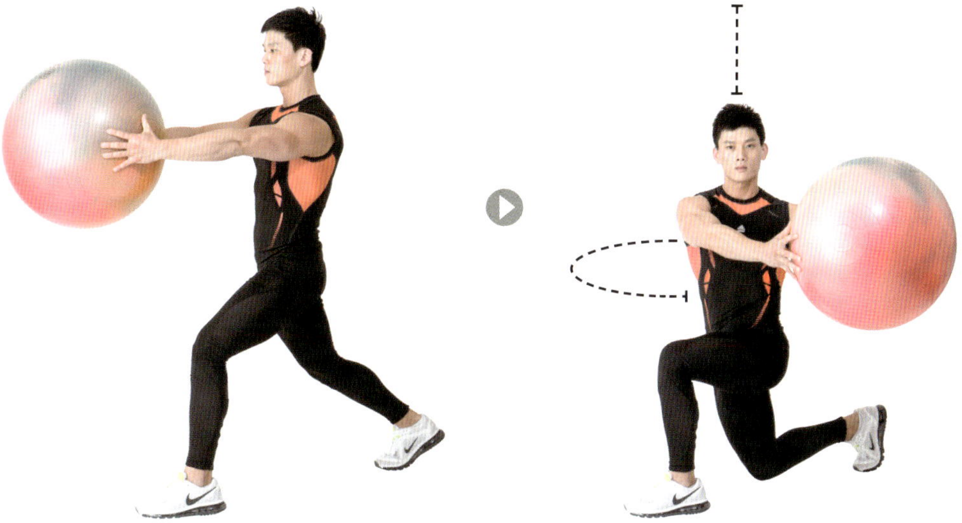

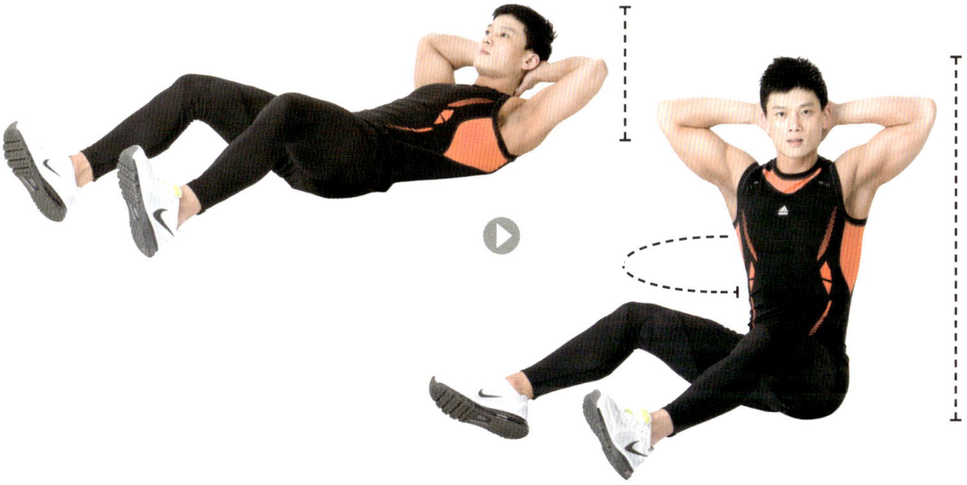

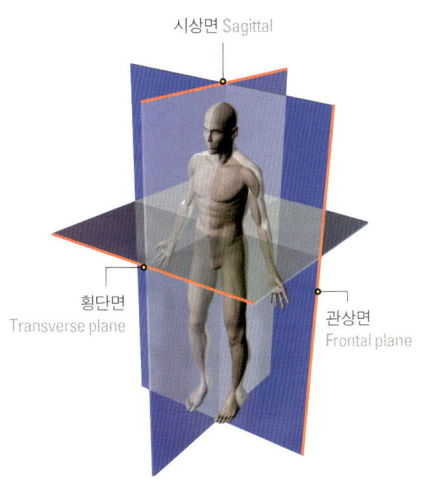

우리 몸은 움직임을 만들 때 세 개의 면과 축을 이용해 운동할 수 있다. 굴곡과 신전의 움직임을 만드는 시상면, 내외전과 내번, 외번의 움직임을 만드는 관상면, 회전과 수평, 외전의 움직임을 만드는 횡단면이 있다. 각 면의 대표적 운동으로는 시상면은 싯업, 관상면은 사이드 밴드, 횡단면은 시티드 트위스트를 들 수 있다.

한 면을 이용한 운동에 다른 면의 운동을 추가하면 난이도를 조절할 수 있다. 예를 들어, 다리 운동을 할 때 자주 하는 런지 동작에서 몸을 비트는 동작을 추가하거나 싯업 동작에서 몸을 비트는 동작을 추가한다면 난이도가 높아질 것이다.

## 04 움직임의 속도를 조절한다

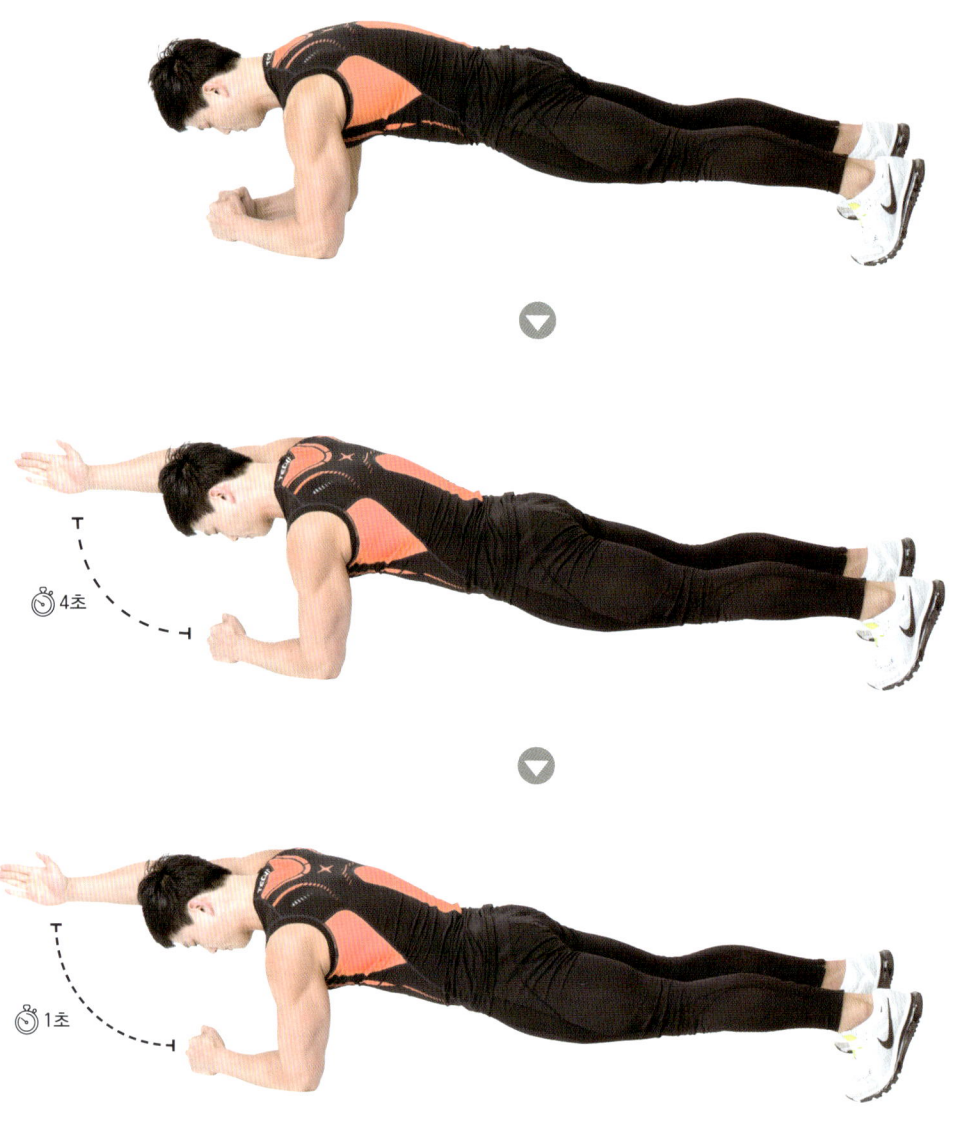

동작의 속도를 빠르게 하거나 느리게 함으로써 난이도를 조절할 수 있다. 예를 들어, 움직임이 빠르지 않은 플랭크 위드 원암 레이즈 동작은 팔을 들 때 2초, 내릴 때 2초가 기본이라고 해보자. 이를 팔을 들 때 4초, 내릴 때 4초로 천천히 시행하면 운동 난이도가 높아진다. 반면 들 때 1초, 내릴 때 1초로 조금 빠르게 동작하면 난이도가 낮아진다.

버피처럼 전신 근육을 사용하고 빠르게 움직임을 만들어야 하는 동작은 속도를 더 빠르게 하면 난이도가 높아진다. 다른 동작도 마찬가지로 이처럼 속도를 조절해 난이도를 조절할 수 있다.

## 05  소도구의 불안정성을 이용한다

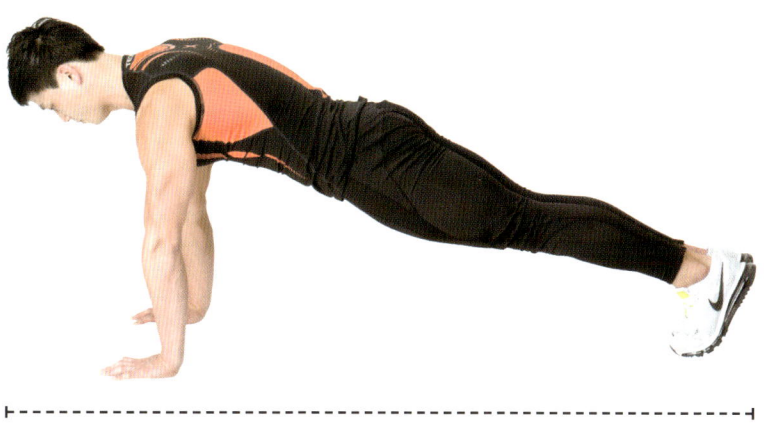

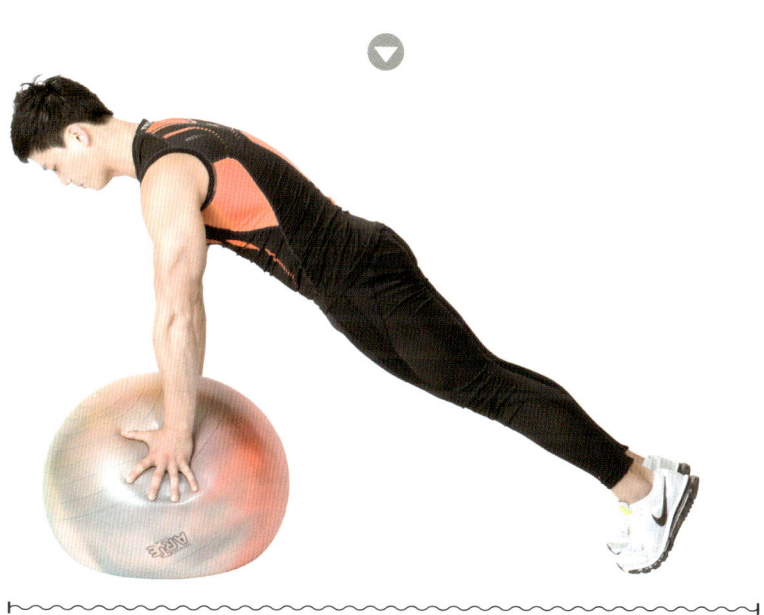

앞에서 지지면의 너비가 좁아질수록 동작의 불안정성이 증가해 난이도가 높아진다고 했다. 뿐만 아니라 짐볼, 워터백 등 불안정성을 가진 소도구를 이용해 난이도를 높일 수 있다. 예를 들어, 베이식 플랭크를 지면에서 하는 것보다 짐볼에 팔이나 다리를 올려두고 동작을 하면 불안정성이 증가하면서 코어에 더 많은 힘을 주게 된다. 이처럼 불안정한 성질을 가진 소도구를 이용해 신체에 새로운 자극을 줄 수 있다.

## 06  중량을 이용한다

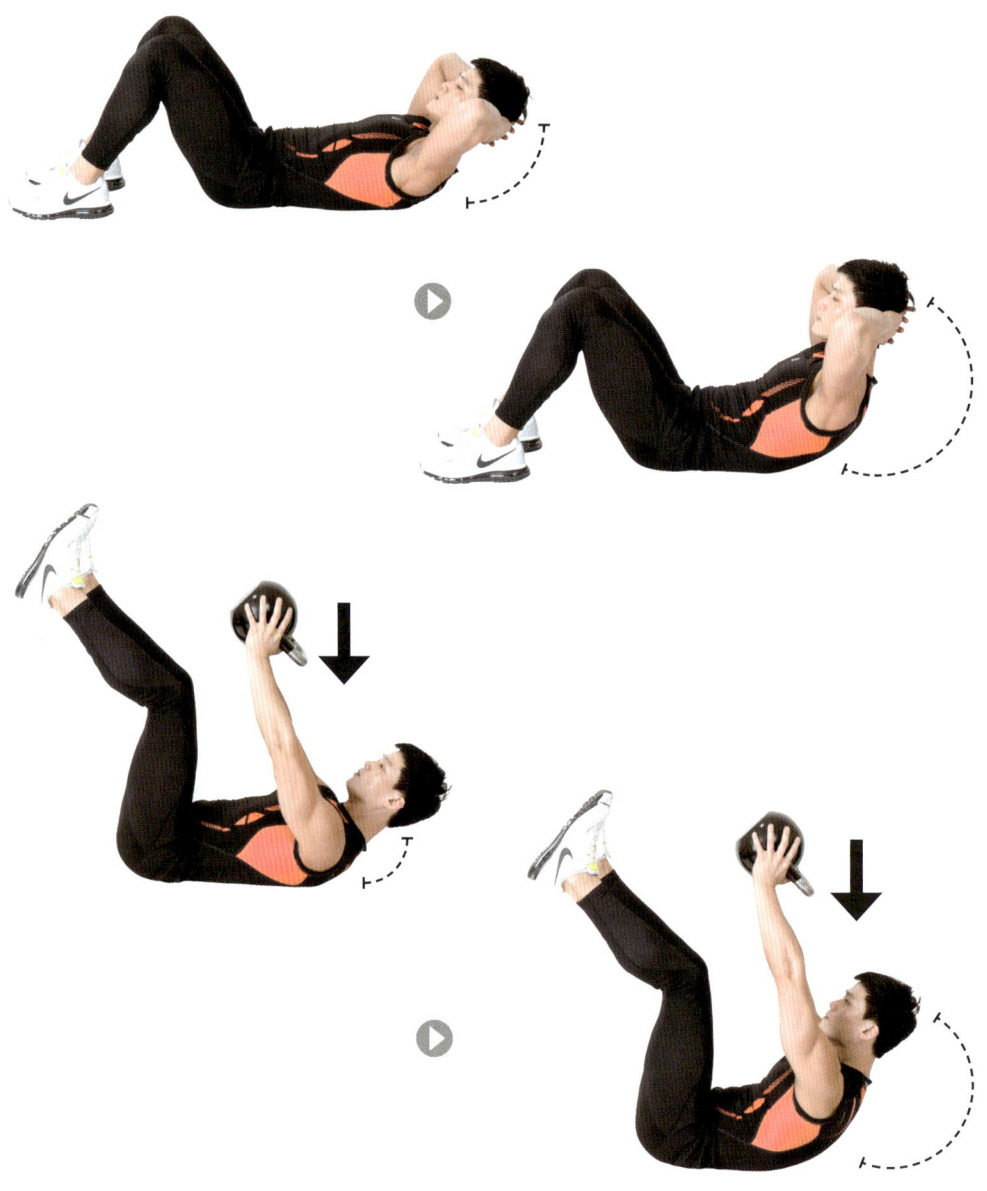

대부분 복근 운동이라고 하면 맨몸으로 하는 운동이라고 생각한다. 그러나 복근 운동도 덤벨이나 원판(플레이트)을 이용해 실시할 수 있다. 복부 근력이 약한 사람이 처음 크런치 동작을 할 때는 힘들지만 시간이 지나면 익숙해지고 근력이 좋아지면서 동작이 쉬워진다. 이럴 때 덤벨이나 원판 등의 중량을 들고 같은 동작을 하면 복부에 더 많은 저항과 자극을 줄 수 있다.

이처럼 같은 동작이라도 지지면의 너비와 관절 가동범위, 신체 면의 활용, 속도, 소도구의 활용과 중량의 추가로 난이도를 조절할 수 있다.

## 운동 프로그램

### 01  허리 강화를 위한 안정성 코어 운동 프로그램

허리 강화 운동은 초, 중, 고급자로 나눠 실시한다. 운동이 처음인 사람은 초급자 워크아웃부터 실시한다. 동작이 쉬워지면 중, 고급자 워크아웃을 실시한다. 허리 강화를 위해 안정성 코어 운동을 먼저 실시한 후 가동성 코어 운동을 실시하며 복부, 허리, 엉덩이 주위 근육을 단련한다. 개인의 체력에 따라 동작의 시간과 횟수, 가동범위를 조절하자. 허리 강화가 목적인 사람은 주 3회 정도 실시하는 것을 추천한다.

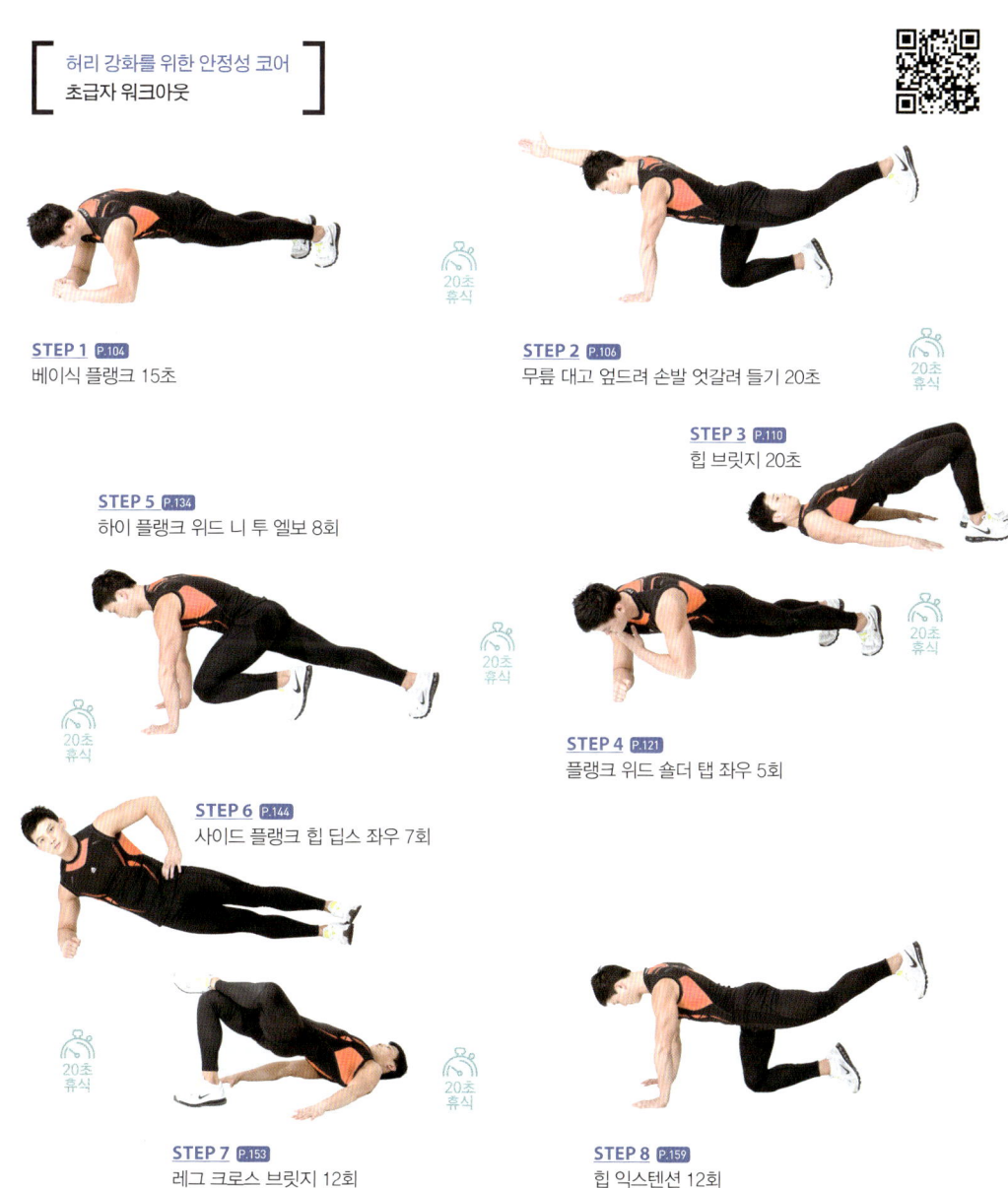

[ 허리 강화를 위한 안정성 코어
**초급자 워크아웃** ]

**STEP 1** P.104
베이식 플랭크 15초

**STEP 2** P.106
무릎 대고 엎드려 손발 엇갈려 들기 20초

**STEP 3** P.110
힙 브릿지 20초

**STEP 5** P.134
하이 플랭크 위드 니 투 엘보 8회

**STEP 4** P.121
플랭크 위드 숄더 탭 좌우 5회

**STEP 6** P.144
사이드 플랭크 힙 딥스 좌우 7회

**STEP 7** P.153
레그 크로스 브릿지 12회

**STEP 8** P.159
힙 익스텐션 12회

[ 허리 강화를 위한 안정성 코어 ]
## 중급자 워크아웃

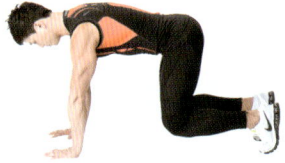

**STEP 1** P.105
네발 엎드려 버티기 25초

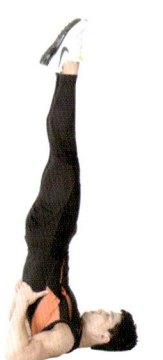

**STEP 2** P.113
어깨로 서기 10초

**STEP 3** P.124
플랭크 위드 레그 리프트 15초

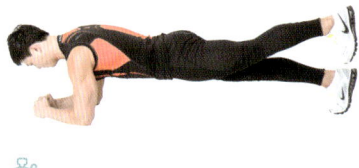

**STEP 4** P.131
플랭크 투 푸시업 좌우 7회

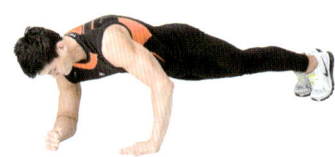

**STEP 5** P.136
하이 플랭크 위드 트위스트 니 투 엘보 10회

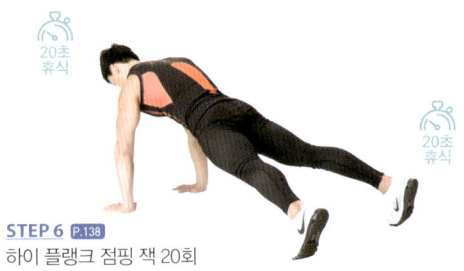

**STEP 6** P.138
하이 플랭크 점핑 잭 20회

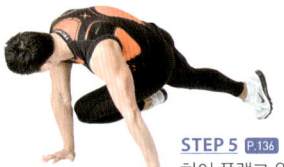

**STEP 7** P.145
사이드 플랭크 힙 어브덕션 좌우 7회

**STEP 9** P.157
니 서클 10회

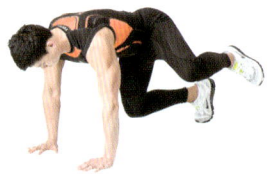

**STEP 8** P.148
사이드 플랭크 위드 리치 언더 10회

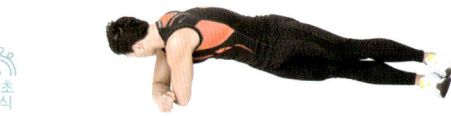

[ 허리 강화를 위한 안정성 코어 ]
## 고급자 워크아웃

**STEP 1** P.108
리버스 플랭크 20초

**STEP 2** P.113
어깨로 서기 20초

**STEP 3** P.126
플랭크 위드 아웃워드 니 킥 10회

**STEP 5** P.139
하이 플랭크 위드 트렁크 로테이션 12회

**STEP 4** P.130
플랭크 위드 힙 로테이션 10회

**STEP 6** P.140
하이 플랭크 위드 원암 레이즈 풋 터치 10회

**STEP 7** P.150
사이드 플랭크 힙 딥 위드 킥 10회

**STEP 8** P.149
사이드 플랭크 원 레그 힙 플렉션 10회

**STEP 10** P.160
글루트 스위퍼 15회

**STEP 9** P.152
힙 브릿지 위드 원 레그 리프트 12회

## 02 식스팩을 위한 운동 프로그램

외적으로 탄력 있고 멋진 몸매는 누구나 갖고 싶어 한다. 멋진 식스팩을 만들기 위해 지금 이 순간에도 수많은 사람들이 노력하고 있을 것이다. 식스팩을 위한 운동 프로그램은 개인의 체력에 따라 초, 중, 고급자 워크아웃으로 나눠 실시한다. 잘 따라 하면 멋진 식스팩을 완성할 수 있을 것이다.

[ **식스팩을 위한 운동**
  초급자 워크아웃 ]

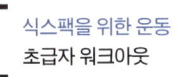

**STEP 1** P.166
크런치 12회

**STEP 2** P.172
리버스 크런치 12회

**STEP 4** P.180
시티드 니업 12회

**STEP 3** P.170
얼터네이트 힐 터치 좌우 15회

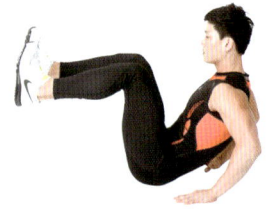

**STEP 5** P.189
슈퍼맨 12회

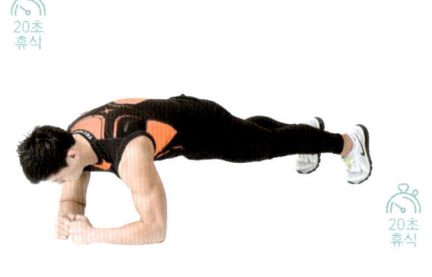

**STEP 6** P.104
베이식 플랭크 20초

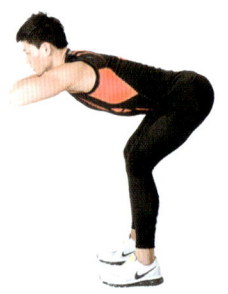

**STEP 7** P.194
스탠딩 백 익스텐션 12회

동작은 해당 부위에 집중해 근육의 수축과 이완을 느끼며 실시한다. 초급자는 각 동작을 2세트씩 순차적으로 실시하고 휴식시간은 20초(상급자는 10초)로 한다. 운동이 쉬워지면 초급자 워크아웃을 쉬지 않고 연속으로 실시한다. 각 워크아웃 시 동작을 15회 이상 무난하게 할 수 있다면 다음 워크아웃을 실시한다. 멋진 식스팩을 만들기 위한 프로그램은 격일로 실시하는 것을 추천한다.

[ 식스팩을 위한 운동 ]
**중급자 워크아웃**

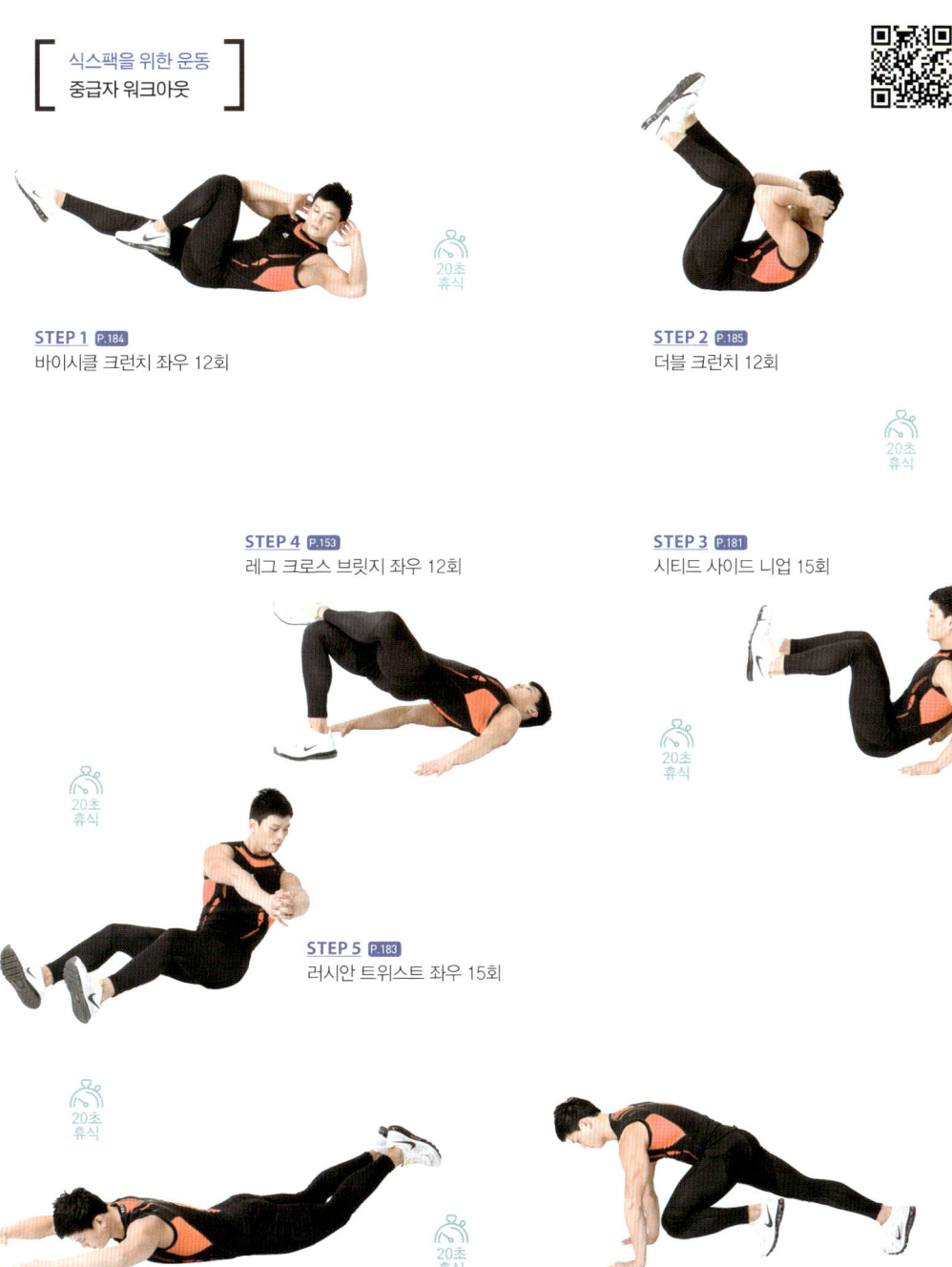

**STEP 1** P.184
바이시클 크런치 좌우 12회

**STEP 2** P.185
더블 크런치 12회

**STEP 4** P.153
레그 크로스 브릿지 좌우 12회

**STEP 3** P.181
시티드 사이드 니업 15회

**STEP 5** P.183
러시안 트위스트 좌우 15회

**STEP 6** P.190
슈퍼맨 더블 탭 10회

**STEP 7** P.134
하이 플랭크 위드 니 투 엘보 10회

[ 식스팩을 위한 운동 ]
**고급자 워크아웃**

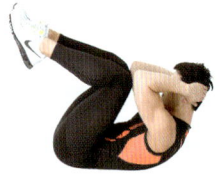

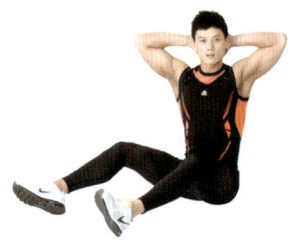

**STEP 1** P.186
풀 바디 크런치 12회

**STEP 2** P.171
싯업 위드 로테이션 12회

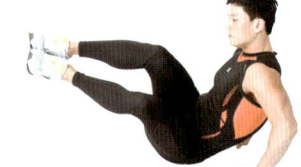

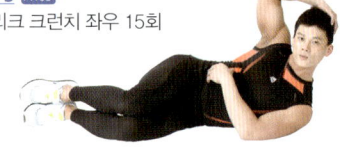

**STEP 4** P.181
시티드 사이드 니업 좌우 12회

**STEP 3** P.168
오블리크 크런치 좌우 15회

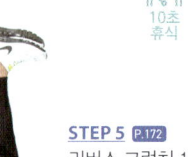

**STEP 5** P.172
리버스 크런치 15회

**STEP 7** P.187
사이드 라잉 더블 레그 레이즈 좌우 12회

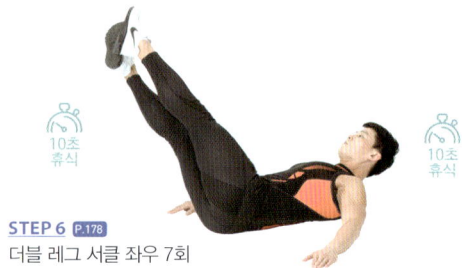

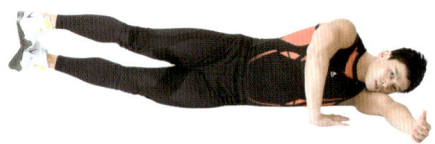

**STEP 6** P.178
더블 레그 서클 좌우 7회

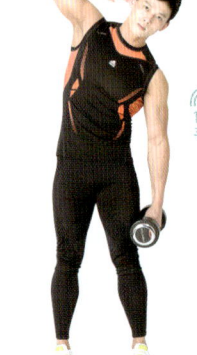

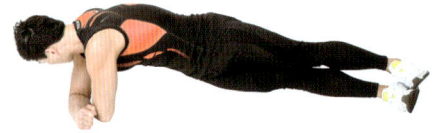

**STEP 9** P.148
사이드 플랭크 위드 리치 언더 좌우 12회

**STEP 8** P.188
사이드 벤드 15회

## 03 균형 잡힌 몸매를 위한 밸런스 운동 프로그램

잘못된 자세나 생활습관 때문에 불균형한 신체를 가진 사람이 많다. 균형 잡힌 몸매를 위한 밸런스 운동 프로그램에서는 불안정한 소도구인 짐볼을 이용해 안정성 코어 근육과 가동성 코어 근육을 동시에 단련할 것이다.

균형 잡힌 몸매를 위한 밸런스 운동 프로그램은 어느 정도 코어 근육이 강화된 상태에서 실시하는 것이 좋으며 초, 중, 고급자 워크아웃으로 나뉘어 있다. 각 워크아웃 시 동작을 15회 이상 연속으로 무난히 실시할 수 있으면 다음 워크아웃을 실시한다. 불안정한 소도구를 이용하기 때문에 천천히 집중해 동작하고 주 2회 정도 실시하는 것을 추천한다.

[ 균형 잡힌 몸매를 위한 밸런스 운동 ]
**초급자 워크아웃**

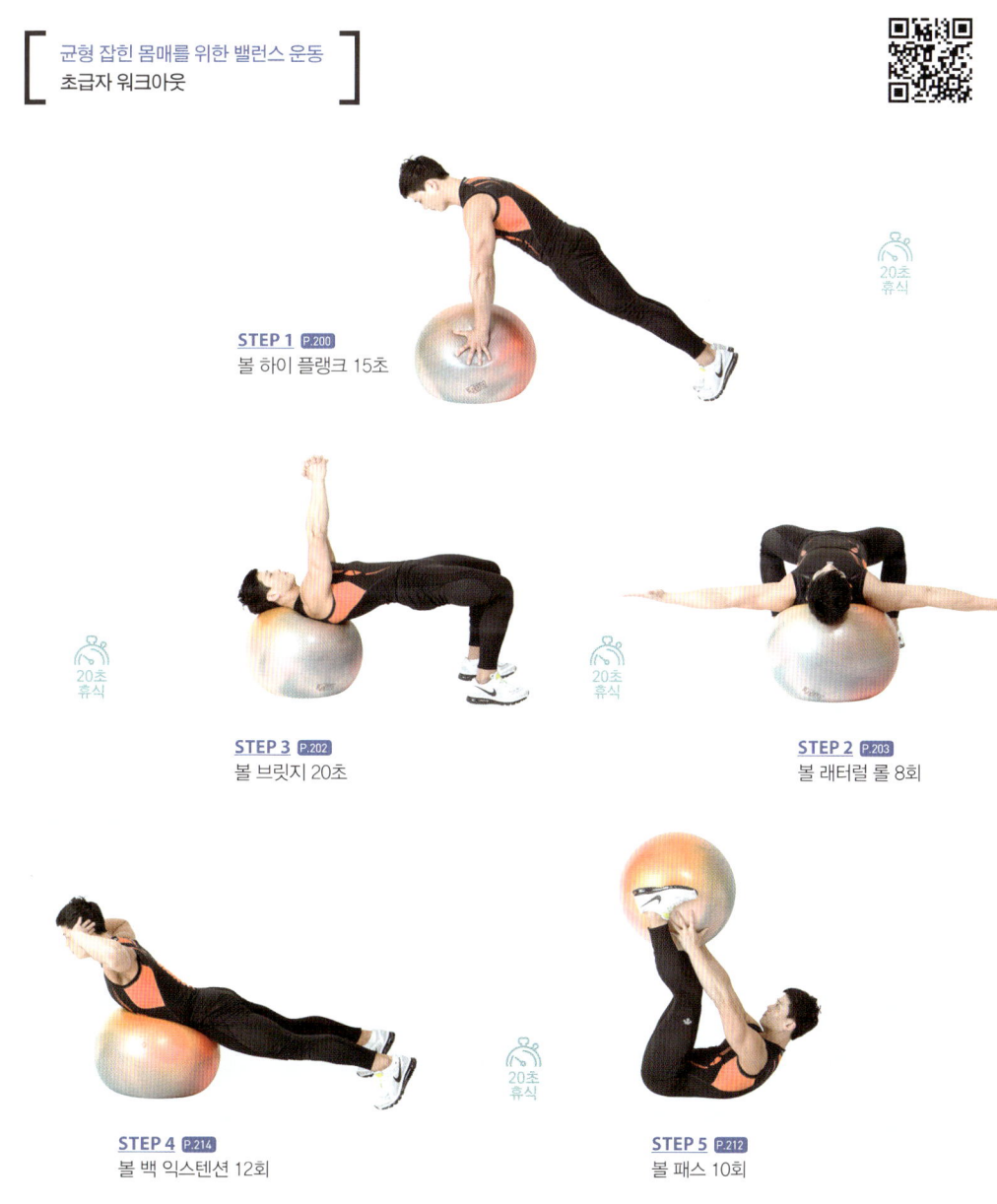

**STEP 1** P.200
볼 하이 플랭크 15초

**STEP 3** P.202
볼 브릿지 20초

**STEP 2** P.203
볼 래터럴 롤 8회

**STEP 4** P.214
볼 백 익스텐션 12회

**STEP 5** P.212
볼 패스 10회

[ 균형 잡힌 몸매를 위한 밸런스 운동 ]
## 중급자 워크아웃

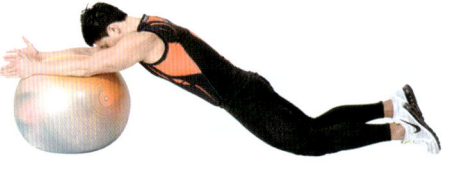

**STEP 1** P.206
볼 롤아웃 10회

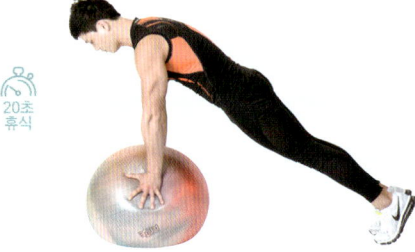

**STEP 2** P.200
볼 하이 플랭크 15초

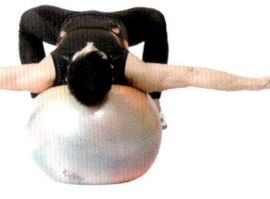

**STEP 4** P.203
볼 래터럴 롤 12회

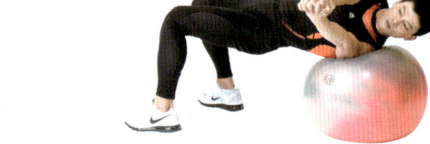

**STEP 3** P.204
볼 러시안 트위스트 12회

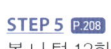

**STEP 5** P.208
볼 니 턱 12회

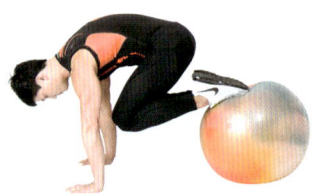

**STEP 6** P.218
볼 레그 컬 15회

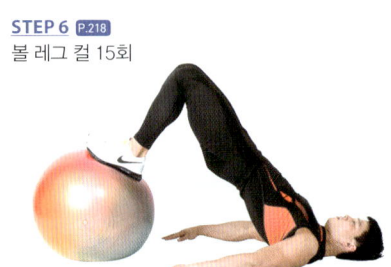

[ 균형 잡힌 몸매를 위한 밸런스 운동 ]
## 고급자 워크아웃

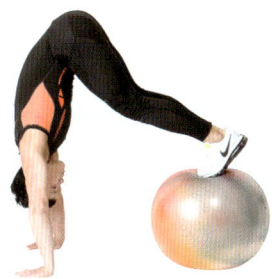

**STEP 1** P.210
볼 파이크 12회

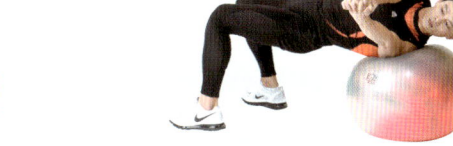

**STEP 2** P.204
볼 러시안 트위스트 12회

20초 휴식

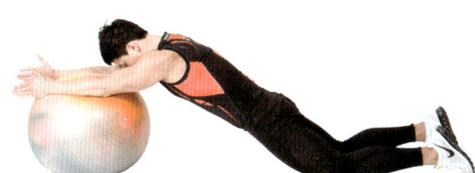

**STEP 3** P.206
볼 롤아웃 12회

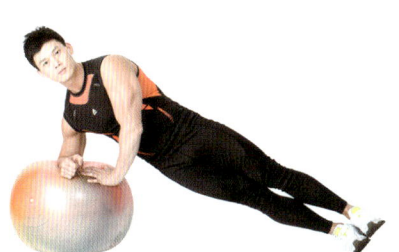

**STEP 4** P.201
볼 사이드 플랭크 15초

20초 휴식

20초 휴식

**STEP 5** P.200
볼 하이 플랭크 20초

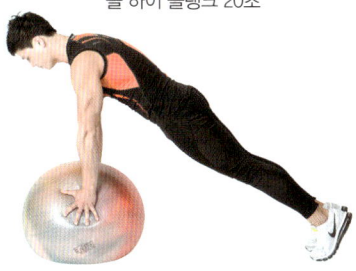

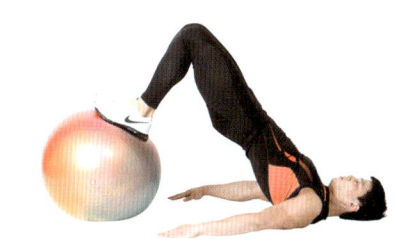

20초 휴식

**STEP 6** P.218
볼 레그 컬 20회

## 04 체지방 쏙 빼는 서킷 트레이닝

현대사회는 비만과의 전쟁 중이다. 남녀노소 할 것 없이 아름답고 건강한 몸을 갖기 위해 고민하고 노력한다. 체지방 감량을 위한 다이어트 프로그램에서는 맨몸과 케틀벨을 이용한 서킷 트레이닝을 소개한다. 서킷 트레이닝은 같은 시간을 투자했을 때 다른 운동보다 체지방 감량에 효과적이며 근육 손실이 없다. 운동을 마친 후의 열량 소비량까지 늘려주어 다이어트에 효과적인 운동이다.

[ 체지방 쏙 빼는 서킷 트레이닝
체중을 이용한 전신 다이어트 프로그램 ]

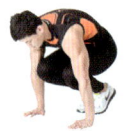
**STEP 1** P.224
버피 10회

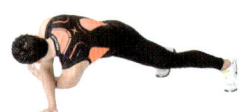
**STEP 2** P.139
하이 플랭크 위드
트렁크 로테이션 좌우 10회

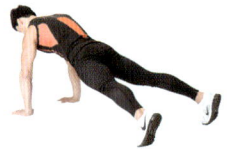
**STEP 3** P.138
하이 플랭크 위드 점핑 잭 15회

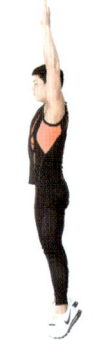
**STEP 4** P.226
싯업 투 스탠드 위드 점프 10회

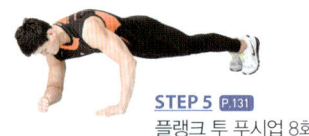
**STEP 5** P.131
플랭크 투 푸시업 8회

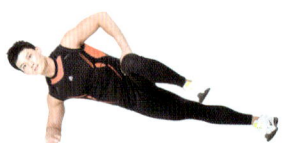
**STEP 7** P.149
사이드 플랭크
원 레그 힙 플렉션 좌우 8회

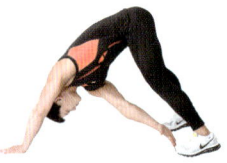
**STEP 6** P.140
하이 플랭크 위드
원암 레이즈 풋 터치 좌우 8회

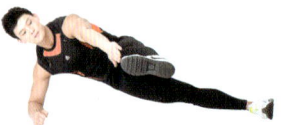
**STEP 8** P.150
사이드 플랭크
힙 딥 위드 킥 좌우 8회

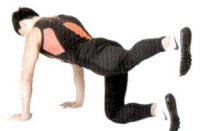
**STEP 9** P.160
글루트 스위퍼 좌우 12회

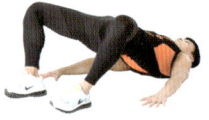
**STEP 10** P.154
힙 브릿지 어브덕션 15회

각 프로그램은 10~12가지 동작으로 구성되어 있으며 휴식시간 없이 연속으로 진행한다. 개인의 체력에 맞춰 속도를 조절해 하고, 체력이 뒷받침된다면 정확한 자세로 동작을 빠르게 이어서 실시한다. 빠른 감량 효과를 원하는 사람은 격일로 서킷 트레이닝을 실시하고, 건강을 위해서는 주 1~2회 실시하는 것을 추천한다. 다이어트 프로그램은 강도가 굉장히 높고 체력소모가 많은 운동이다. 처음부터 모든 동작을 무리하게 실시하기보다는 개인의 체력에 맞춰 점진적으로 늘려나가자.

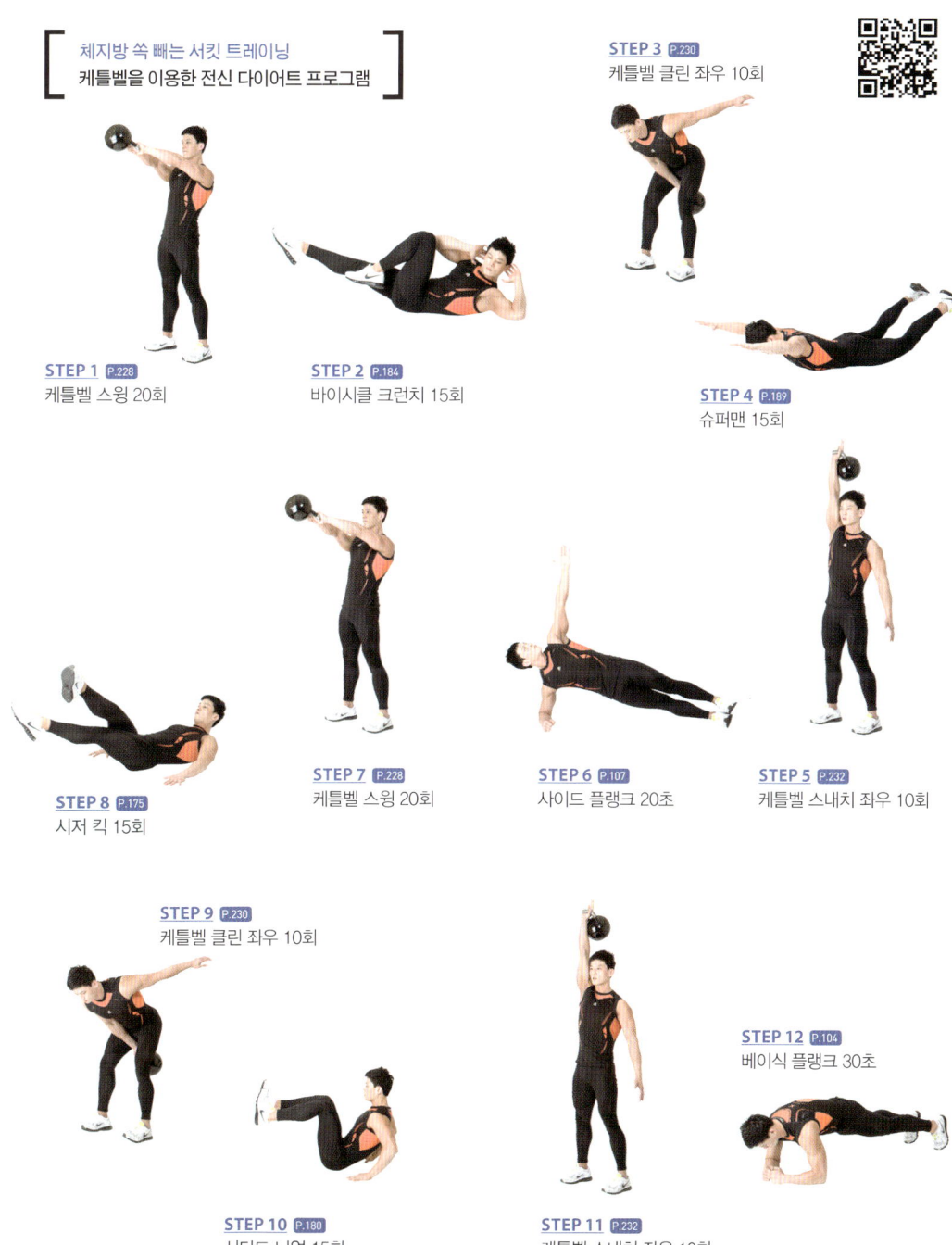

[ 체지방 쏙 빼는 서킷 트레이닝 ]
**케틀벨을 이용한 전신 다이어트 프로그램**

**STEP 1** P.228
케틀벨 스윙 20회

**STEP 2** P.184
바이시클 크런치 15회

**STEP 3** P.230
케틀벨 클린 좌우 10회

**STEP 4** P.189
슈퍼맨 15회

**STEP 5** P.232
케틀벨 스내치 좌우 10회

**STEP 6** P.107
사이드 플랭크 20초

**STEP 7** P.228
케틀벨 스윙 20회

**STEP 8** P.175
시저 킥 15회

**STEP 9** P.230
케틀벨 클린 좌우 10회

**STEP 10** P.180
시티드 니업 15회

**STEP 11** P.232
케틀벨 스내치 좌우 10회

**STEP 12** P.104
베이식 플랭크 30초

## 05 코어 파워 운동을 이용한 타바타 운동

타바타 운동은 고강도 인터벌 트레이닝을 말한다. 1996년 일본의 이즈미 타바타 박사가 스피드 스케이팅 대표팀의 체력 향상을 위해 개발한 운동이다. 서킷 트레이닝과 마찬가지로 운동 후의 열량 소비량이 대단하다. 매년 미국 스포츠 의약회 ACSM에서는 그 해의 피트니스 트렌드를 발표하는데, 고강도 인터벌 트레이닝은 2014년에 1위, 2015년 2위에 오를 정도로 전 세계적으로 많은 관심을 받고 있다.

[ 체지방 쏙 빼는 타바타 운동
체중을 이용한 전신 타바타 운동 ]

각 운동마다
20초 실시 × 10초 휴식 × 8번 반복

**STEP 1** P.224
버피
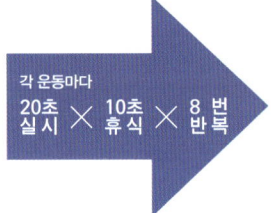

**STEP 2** P.226
싯업 투 스탠드 와이드 점프
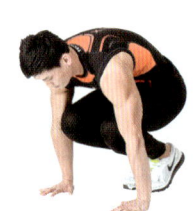

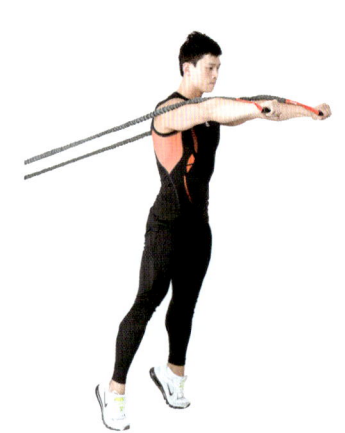

**STEP 9** P.240
밴드 플라이오메트릭 체스트 프레스

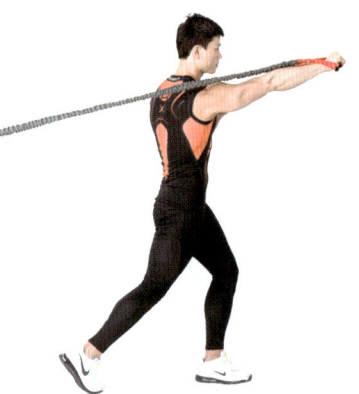

**STEP 8** P.238
밴드 싱글 암 로터리 체스트 프레스

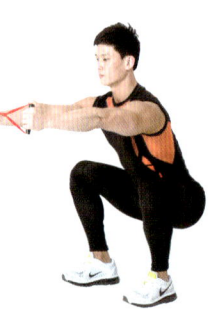
**STEP 10** P.242
밴드 플라이오메트릭 로우

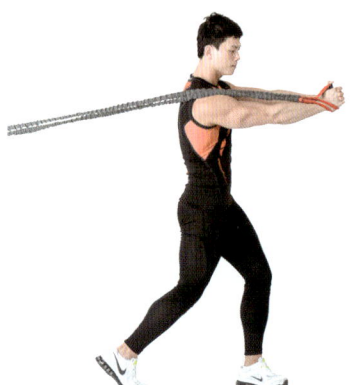

**STEP 11** P.239
밴드 스탠딩 트렁크 로테이션

기본적으로 한 동작을 20초 실시한 후 10초 휴식을 8번 반복해 4분 동안 실시한다. 간단해 보이지만 20초 동안 최대한의 파워를 사용해야 하며 휴식은 10초로 아주 짧다. 때문에 체력이 뒷받침되지 않고 정확한 동작을 숙지하지 못한 사람은 피하는 것이 좋다. 시간을 계산하면서 동작을 하는 것이 어려울 수 있는데, 음악을 들으면서 하면 도움이 된다. 체력이 뒷받침된다면 한 동작을 4분 실시한 후 1분 휴식하고, 다시 다음 운동을 실시하기를 반복한다. 하루에 4가지 동작을 이어서 실시하고 운동 강도가 높기 때문에 주 1회 정도를 추천한다.

**STEP 3** P.228
케틀벨 스윙

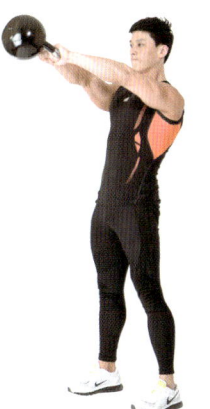

**STEP 4** P.230
케틀벨 클린

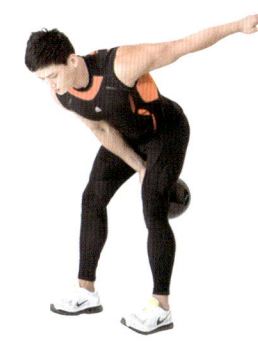

**STEP 5** P.232
케틀벨 스내치

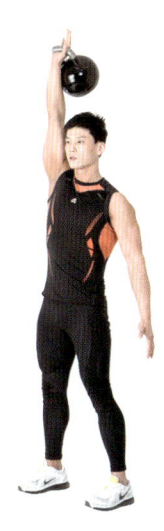

**STEP 7** P.236
덤벨 래터럴 바운드
투 래터럴 레이즈

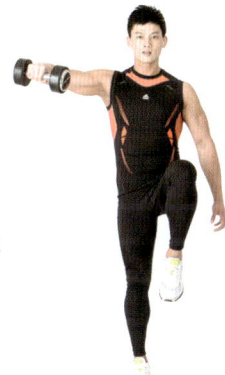

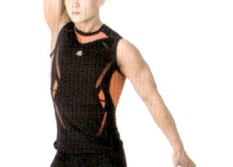

**STEP 6** P.234
덤벨 스내치

**STEP 12** P.244
메디신 볼 슬램

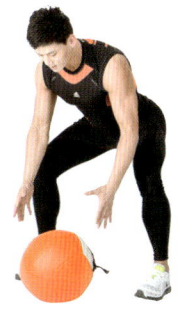

**STEP 13** P.246
메디신 볼 클린

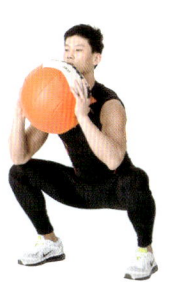

**STEP 14** P.248
메디신 볼 스러스터

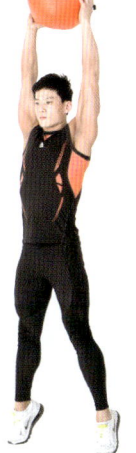

## WARM UP ①

# 자가근막 이완 운동

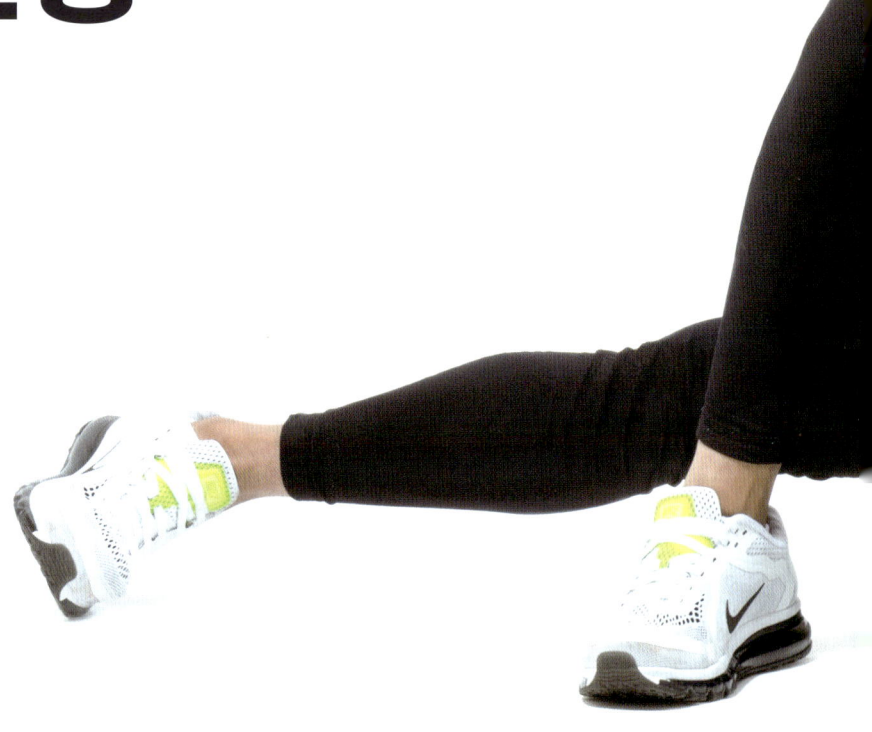

FOAM ROLLE

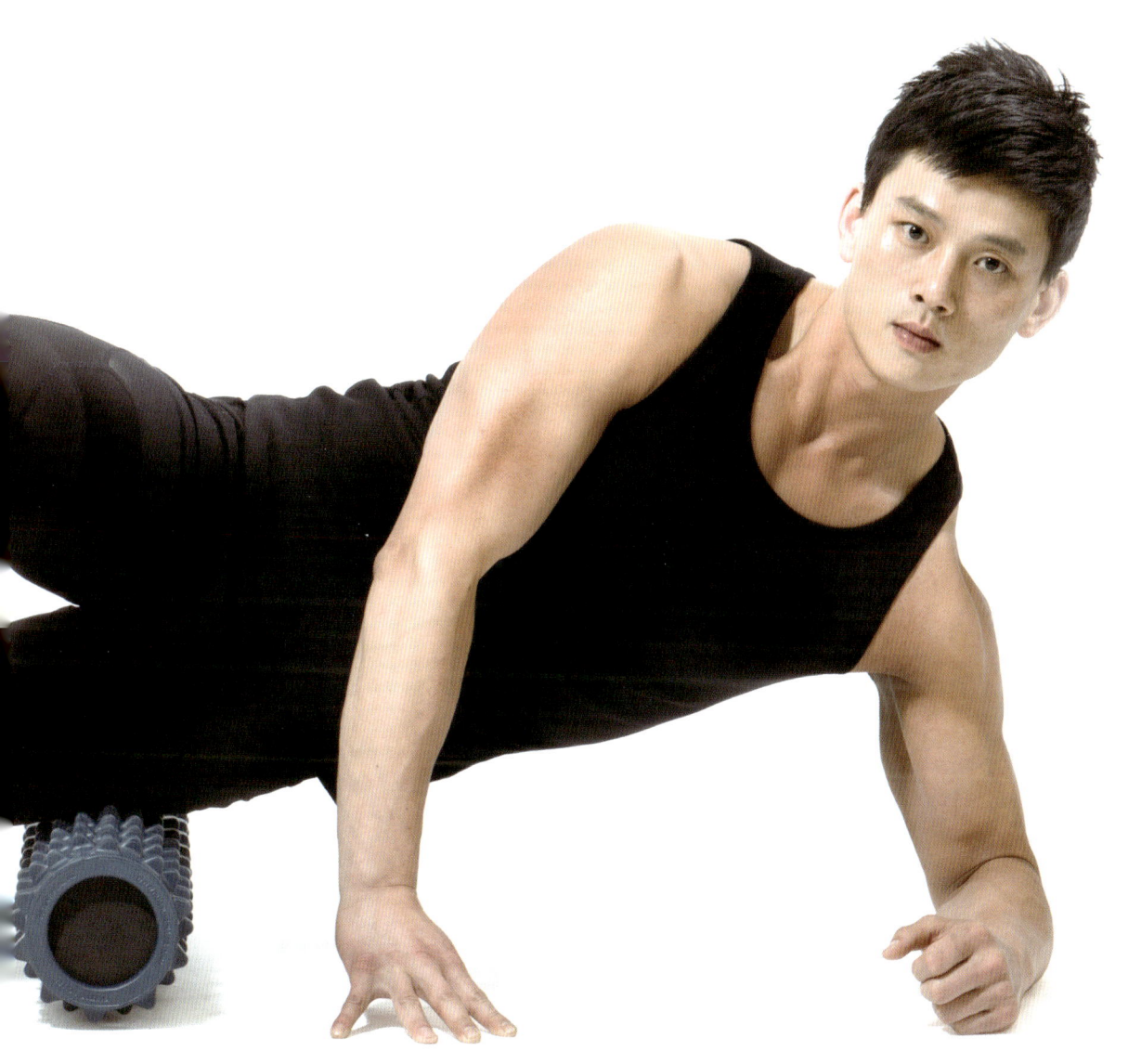

준비운동 ①

# 자가근막이완 운동

## FOAM ROLLER EXERCISES

코어 운동에 앞서 해야할 것은 폼롤러와 같은 도구를 활용해 근육과 근막을 풀어주는 것이다. 이러한 준비운동을 잘해주면 본격적인 운동을 할 때, 부상을 예방하고 더 많은 효과를 볼 수 있다.

폼롤러를 이용한 자가근막이완 운동은 긴장된 근육과 근막을 마사지하고 압통점을 찾아 풀어주는 것을 목적으로 한다. 본 운동에 들어가기 전 자가근막이완을 통해 긴장한 근육과 근막을 풀면 본 운동에서 혹시나 모를 부상을 예방하고 해당 부위에 대한 집중도와 운동 효과를 높일 수 있을 것이다.

근육을 싸고 있는 얇은 막인 근막은 근육의 수축을 조절하고 몸과 팔다리를 연결, 움직임을 수행할 때 여러 근육을 함께 사용하도록 도와준다.

《근막경선 해부학 Anatomy Trains》의 저자인 토마스 마이어스 Thomas W. Myers는 신체는 600여 개의 근막 주머니로 되어 있고 이 근막 주머니들은 서로 거미줄처럼 연결된 하나의 통합체이며, 신체는 하나의 근육처럼 생각하라고 말했다.

현대인은 좌식 생활이나 잘못된 동작의 반복으로 자신도 모르게 많은 근육과 근막이 짧아지거나 늘어나 있다. 이로 인해 근골격계의 문제가 생기기 시작한다. 근막을 풍선으로 생각하면 이해가 쉬울 것이다. 풍선의 한쪽을 당기면 늘어나고 반대쪽은 짧아지듯이, 신체 근육도 특정 근육이 짧아지면 해당 근육과 연관된 근육도 짧아지고 길항되는 근육은 늘어나 신체 균형이 깨지기 시작한다.

폼롤러로 긴장한 근육과 근막을 풀어주면 올바른 움직임을 수행하고 근육이 올바른 힘을 쓸 수 있게 될 것이다. 근막이완을 위한 도구는 여러 가지가 있으며 각 도구마다 압박의 강도가 다르다. 대표적으로 폼롤러, 트리거 포인트 그리드, 럼블 롤러 등이 있으며 순서대로 운동 압박의 강도가 높아진다.

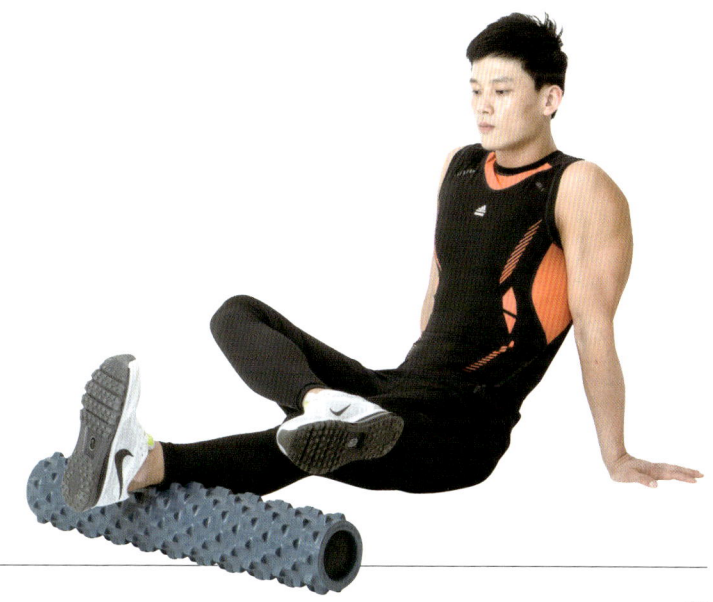

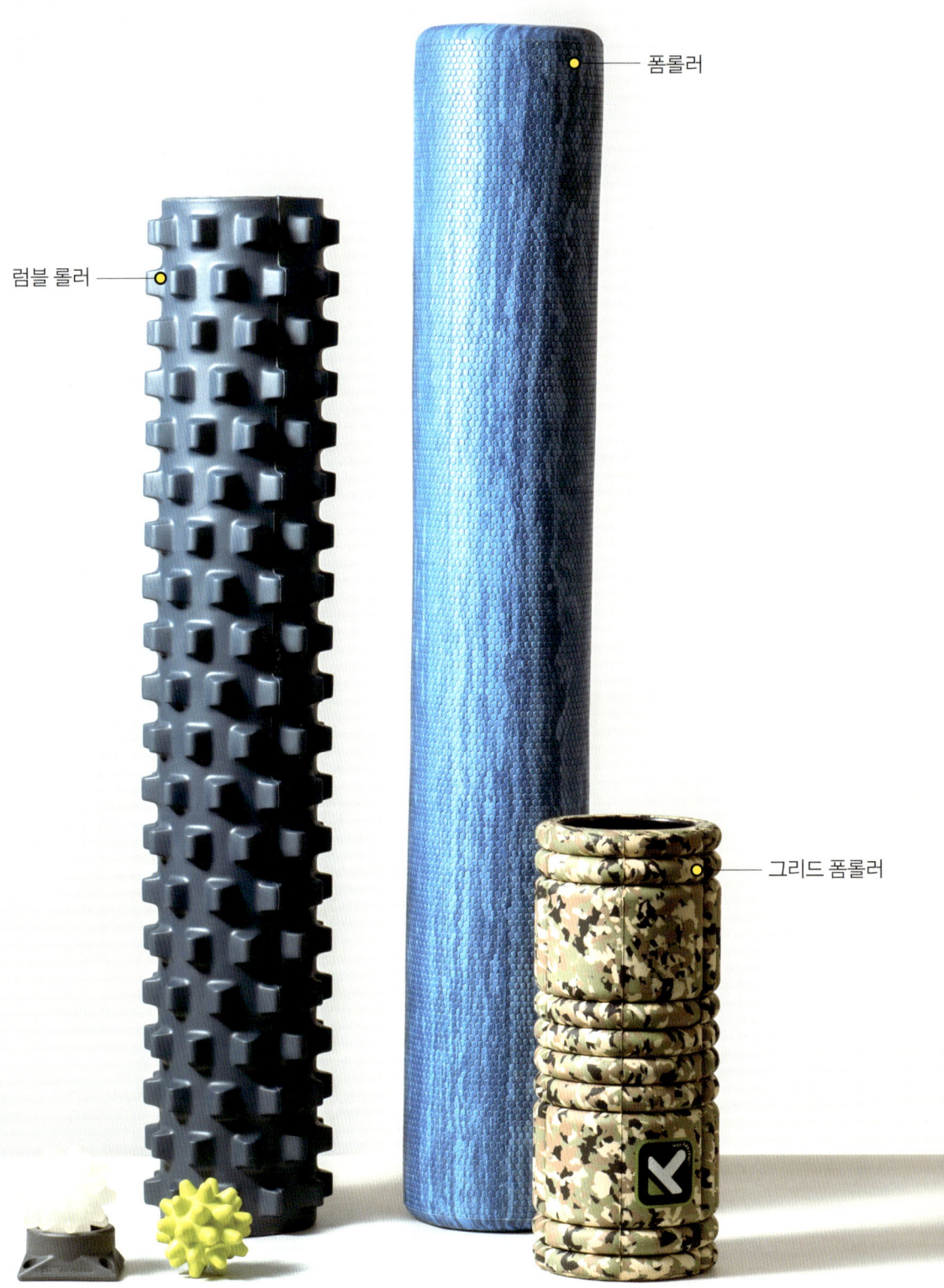

## 소도구

자가근막이완 도구가 없다면 집에서 스프레이 용기나 둥근 생활용품을 이용해 동작을 실시해도 좋다. 단, 스프레이 같이 딱딱한 제품은 압박이 강하기 때문에 체중을 분산해 압박을 줄여주는 것이 좋다.

[ 자가근막이완 운동의 포인트 ]

1. 롤러를 이용해 마사지할 때 해당 근육에 긴장을 풀고 압박을 가한다.
2. 동작은 천천히 해당 근육의 마사지를 느끼며 실시한다.
3. 롤러를 굴려 마사지하는 중 통증이 있는 곳을 집중적으로 압박해 풀어준다.
4. 운동 후 수분을 충분히 섭취한다.

압박방법

1. 통증이 심한 곳에 6~8초 압박하고 천천히 압박 풀기를 5~7회 반복한다.
2. 통증이 심한 곳에 압박을 가하고 해당 부위의 수축과 이완을 10회씩 3세트 반복한다.
3. 통증이 너무 심한 곳은 압박만 40~60초 가한다. 이때 전신에 긴장을 풀도록 한다.

[ 자신에게 맞는 도구 선택 방법 ]

**폼롤러** Foam Roller : 부드럽고 압박 강도가 낮은 편이며 평소 스트레칭이 부족하거나 운동을 처음 접하는 사람이 시작하기에 좋다.

**그리드 폼롤러** Grid Foam Roller : 폼롤러보다는 딱딱하고 압박의 강도가 조금 높은 편이다. 운동 경험이 있거나 폼롤러의 압박이 약하게 느껴지는 사람이 사용하기에 좋은 제품이다.

**럼블 롤러** Rumble Roller : 돌기가 있고 심부 근육의 근막까지 마사지할 수 있으며 압박이 높은 편이다. 폼롤러나 그리드보다 압박의 강도가 강하고 굴려서 근막과 근육을 마사지하기도 하며, 트리거 포인트를 눌러주는 압박법으로 근육과 근막을 풀어주기도 한다.

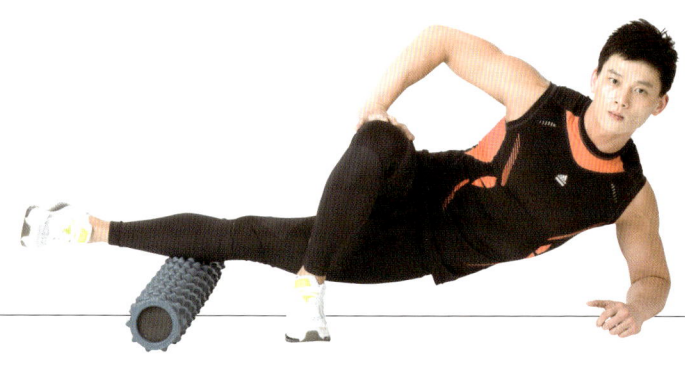

# WARM UP ① 자가근막이완 운동

## 하퇴부 후면
### CALF MASSAGE

이완 부위
비복근, 가자미근

난이도 ■□□□□　횟수 이완 부위별 8회

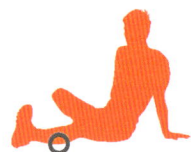

**1**

바닥에 앉아 양손은 엉덩이 뒤에 두고 왼쪽 발목을 폼롤러 위에 올린다. 오른쪽 다리는 무릎을 굽혀 왼쪽 무릎 위에 올려 압력을 준다.

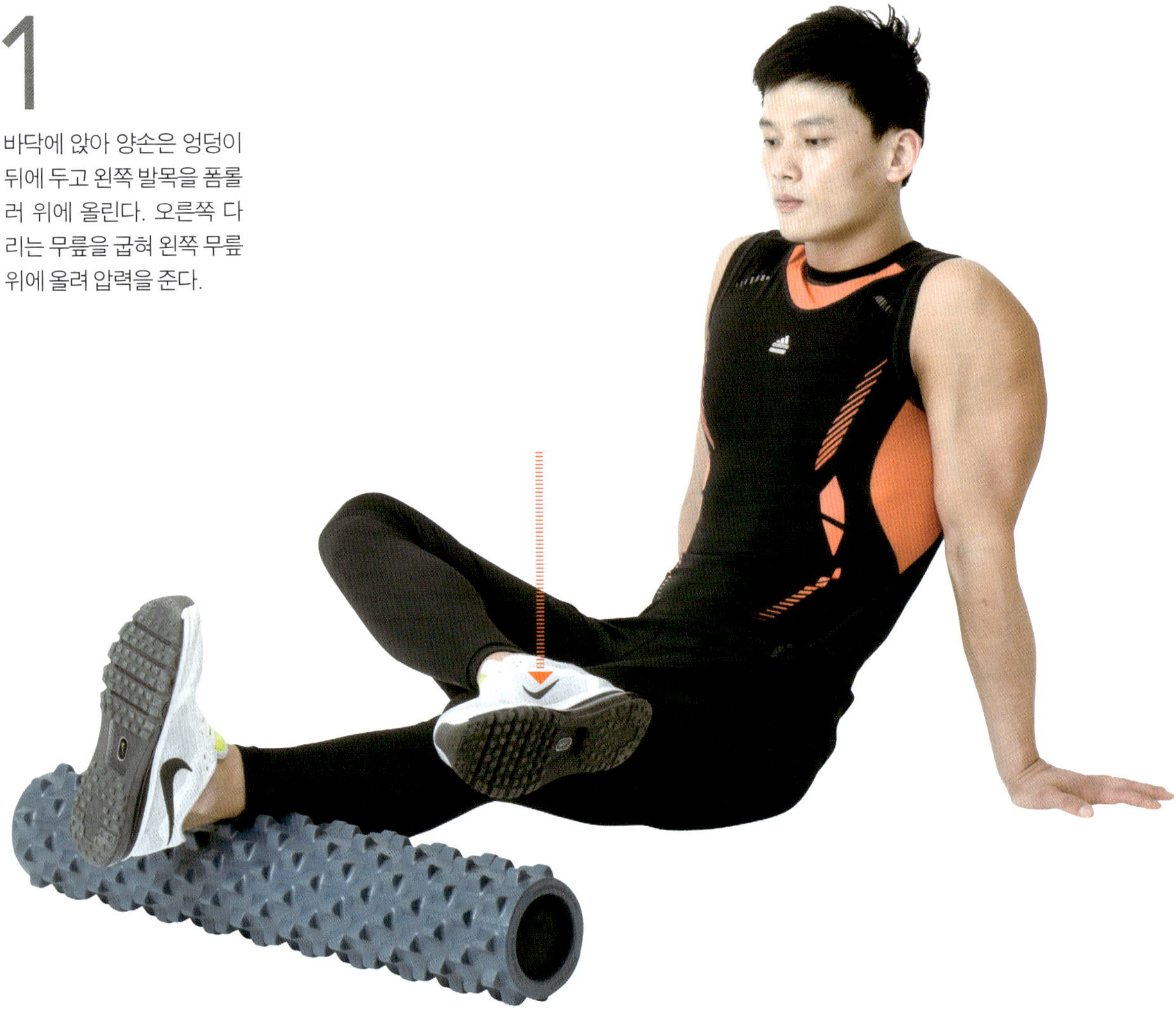

## 2

천천히 발목으로 큰 원을 그리며 안팎으로 회전을 한다.

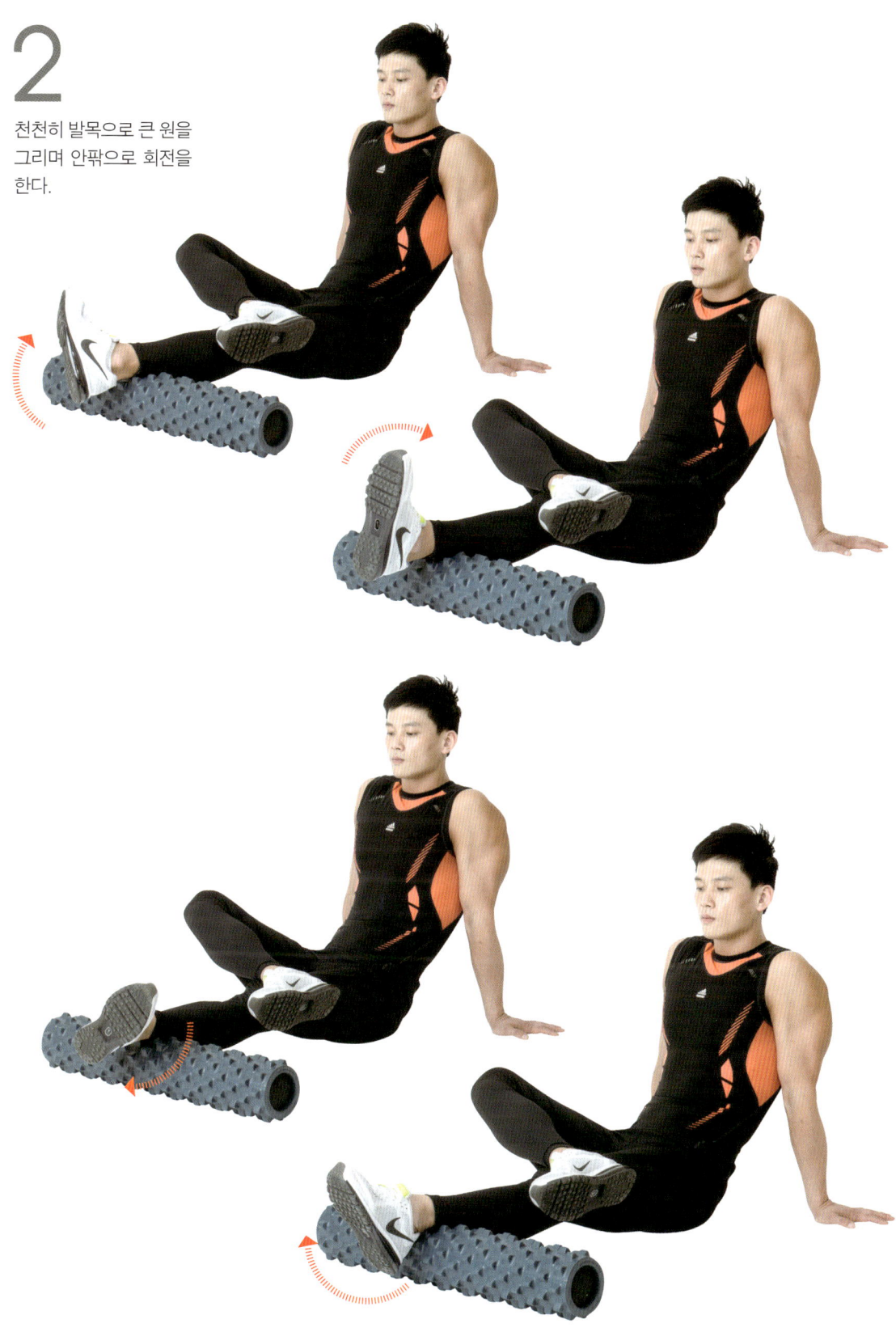

# WARM UP ①    자가근막이완 운동

**3**

종아리에 힘을 빼고 발끝을 좌우로 천천히 이동하며 마사지한다.

FOAM ROLLER EXERCISES

## 4

종아리에 힘을 빼고 무릎을 굽히면서 폼롤러를 무릎 쪽으로 굴려서 가져오기를 반복한다.

## 5

폼롤러를 발목과 무릎의 중앙 위치에 두고 좌우 회전 8회, 좌우 이동 8회, 무릎 굽히기 8회를 실시한다. 왼쪽도 같은 방법으로 한다.

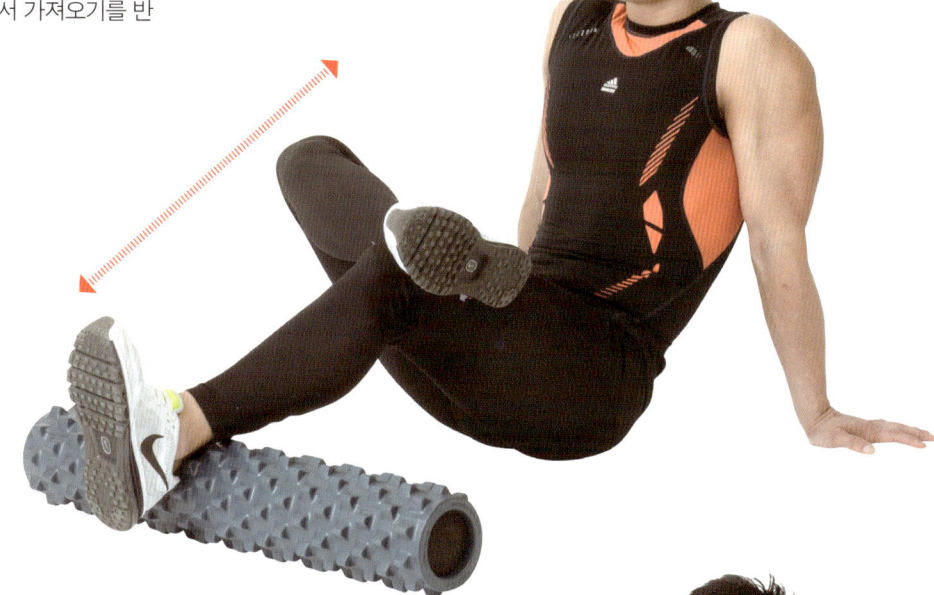

# WARM UP ① 자가근막이완 운동

## 대퇴부 후면
### HAMSTRINGS MASSAGE

난이도 ■□□□□   횟수 **좌우 10회**

**이완 부위**
대퇴이두근, 반건양근
반막양근

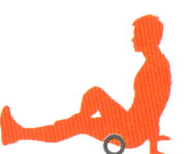

**1**

바닥에 앉아 왼쪽 다리의 무릎과 엉덩이 사이 대퇴부 후면에 폼롤러를 두고 반대쪽 다리는 90도 굽혀 무릎 위에 올려둔다.

**2**

지면을 지지하는 팔을 당겼다 밀면서 폼롤러를 앞뒤로 굴려 10회 마사지하고 반대쪽도 같은 방법으로 한다.

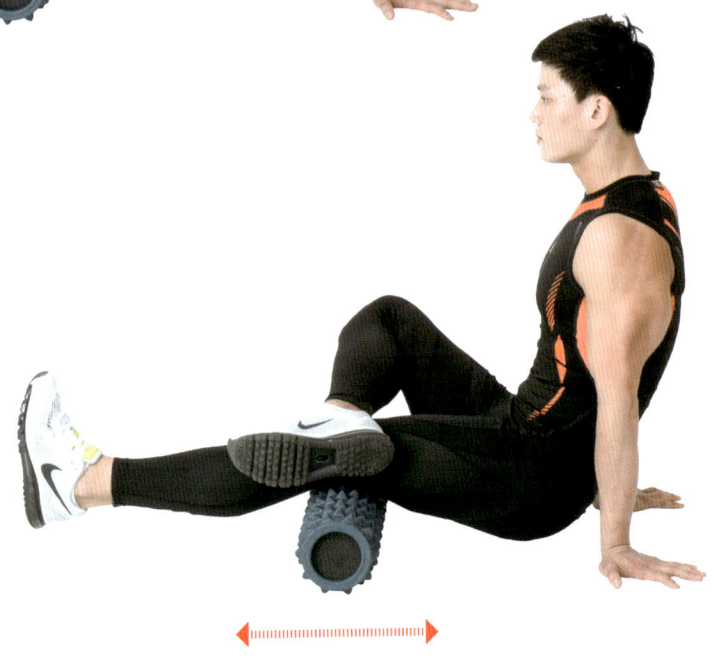

# 둔부

**GLUTEUS MASSAGE**

| 이완 부위 |
| --- |
| 대둔근, 이상근 |

난이도 ■□□□□　횟수 좌우 10회

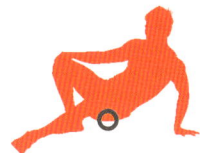

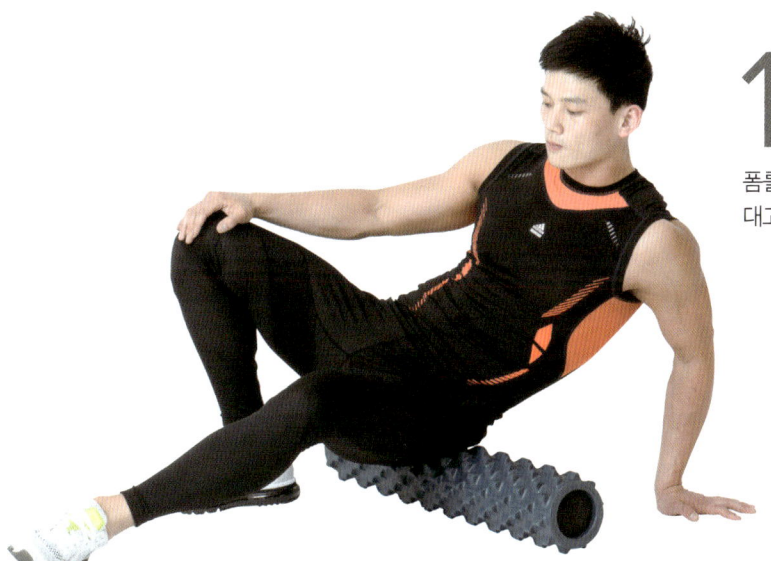

**1**
폼롤러 위에 엉덩이를 대고 앉는다.

**2**
양 무릎은 90도 굽히고 몸을 왼쪽으로 기울여 왼쪽 엉덩이에 체중을 싣는다. 오른쪽 다리는 90도 이상 굽혀 발바닥을 지면에 둔다. 이때 압박의 강도를 높이기 위해서 오른쪽 다리를 왼쪽 무릎 위에 올려도 좋다.

**3**
지면을 지지하는 팔과 다리를 당겼다 밀면서 10회 마사지하고 반대쪽도 같은 방법으로 한다.

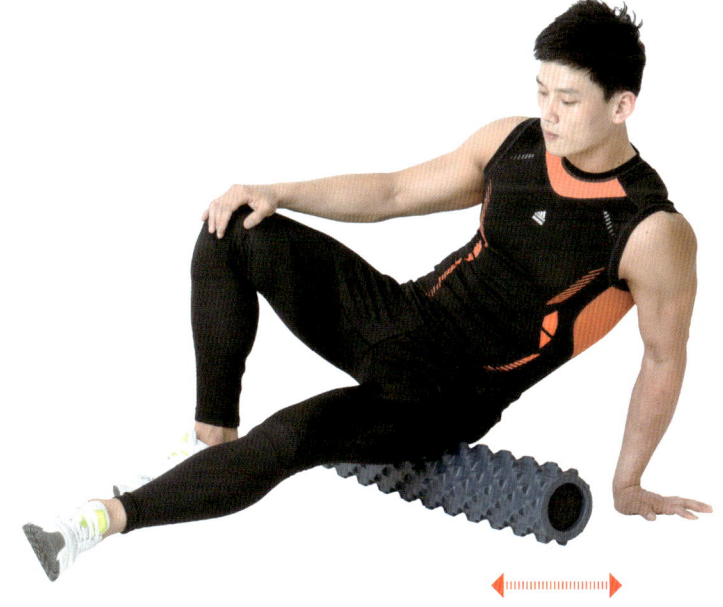

# WARM UP ① 자가근막이완 운동

## 둔부 측면
SIDE GLUTEUS MASSAGE

난이도 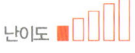　횟수 좌우 10회

이완 부위
중둔근, 대퇴근막장근

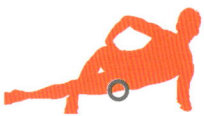

**1**
폼롤러를 둔부 측면에 두고 몸은 일직선을 만들어 측면으로 눕는다.

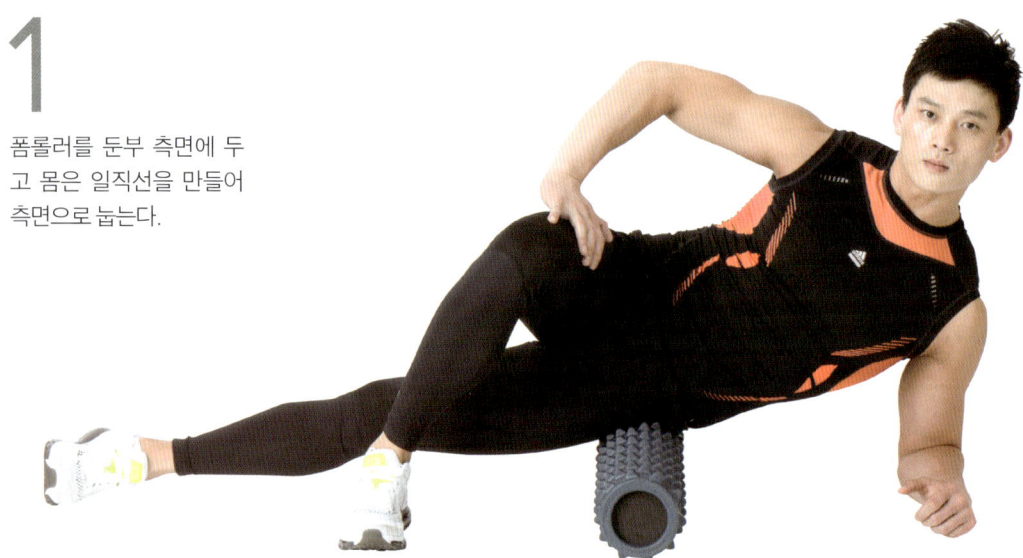

**2**
왼쪽 다리는 완전히 펴고 오른쪽 다리는 90도 굽혀 왼쪽 무릎 앞 지면에 둔다. 이때 왼팔은 90도 굽혀 지면에 두고 오른쪽 손바닥은 허벅지에 둔다.

FOAM ROLLER EXERCISES

# 3

오른쪽 무릎과 왼팔을 당기고 펴는 힘으로 폼롤러를 굴려 10회 마사지한다. 이때 폼롤러를 짧게 굴려 중둔근과 대퇴근막장근을 마사지한다.

# 4

그다음 오른쪽 다리도 완전히 펴 양다리를 붙이고 몸을 앞으로 기울여 고관절 굴곡근을 압박한 후, 다시 시작 자세로 돌아와 같은 방법으로 동작을 반복한다.

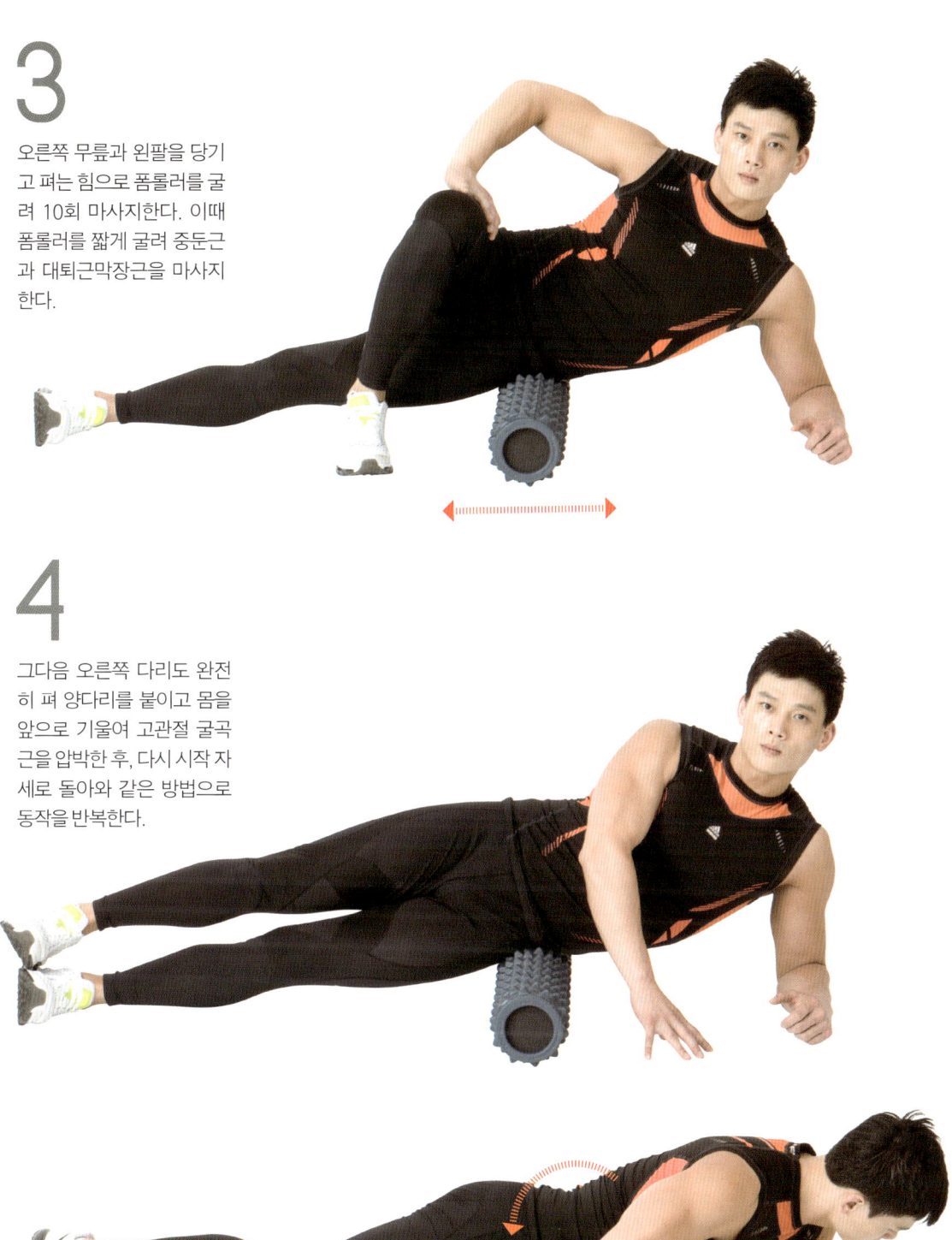

# WARM UP ① 자가근막이완 운동

## 대퇴부 측면
SIDE THIGH MASSAGE

난이도 ■□□□□  횟수 좌우 10회

| 이완 부위 |
| --- |
| 장경인대 |

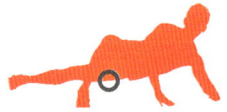

**1**

폼롤러를 대퇴부 측면에 두고 몸은 일직선을 만들어 왼쪽으로 눕는다. 왼쪽 다리는 완전히 펴고 오른쪽 다리는 90도 굽혀 왼쪽 무릎 앞 지면에 둔다. 이때 왼팔은 90도 굽혀 지면에 두고 오른쪽 손바닥을 지면에 둔다.

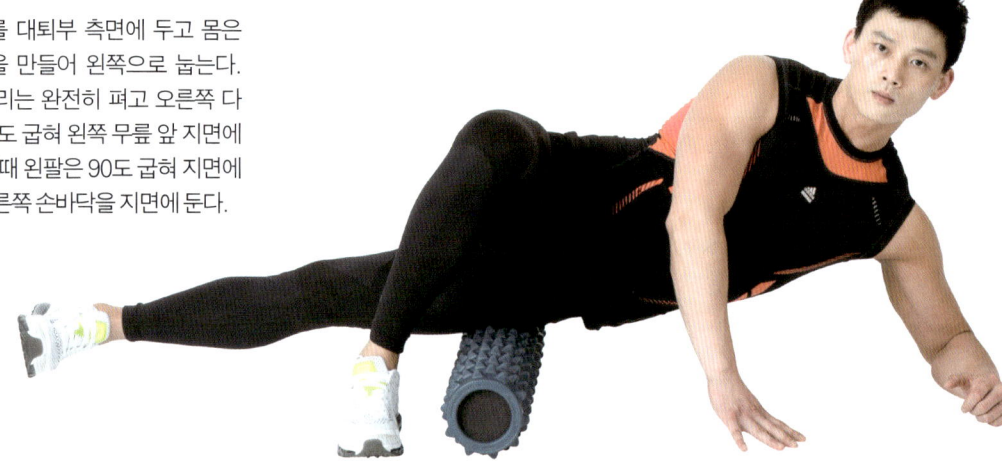

**2**

오른쪽 무릎과 왼팔을 당기고 펴는 힘으로 폼롤러를 굴려 10회 마사지한다. 이때 폼롤러를 길게 굴려 대퇴부 측면 장경인대와 외측광근을 충분히 마사지한다. 반대쪽도 같은 방법으로 한다.

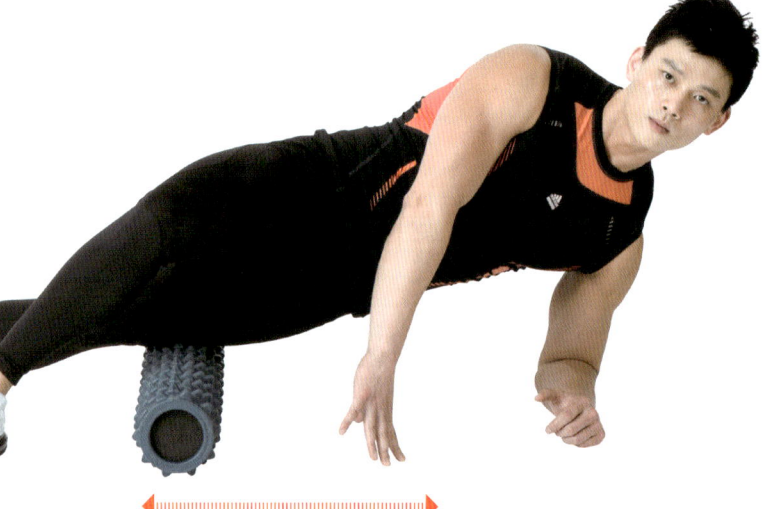

# 하퇴부 측면
**PERONEUS MASSAGE**

이완 부위
비골근

난이도 ■□□□  횟수 **좌우 10회**

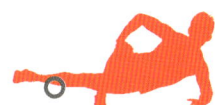

## 1

폼롤러를 하퇴부 측면에 두고 몸은 일직선을 만들어 왼쪽으로 눕는다. 왼쪽 다리는 완전히 펴고 오른쪽 다리는 90도 굽혀 왼쪽 무릎 앞 지면에 둔다. 이때 왼팔은 90도 굽혀 팔꿈치는 지면에 두고 오른손은 무릎 위에 둔다.

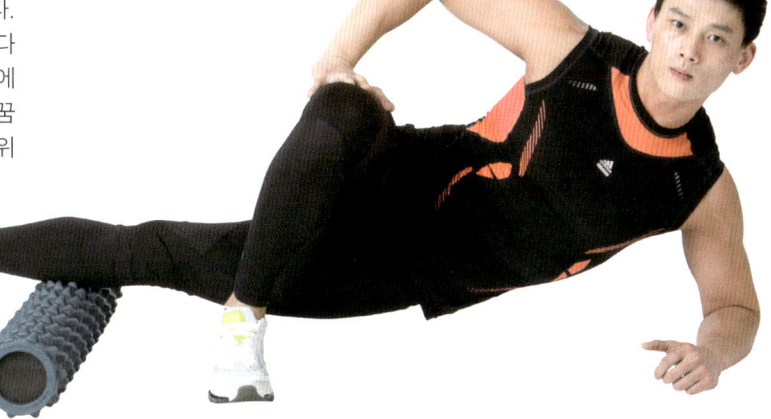

## 2

오른쪽 무릎과 왼팔을 당기고 펴는 힘으로 폼롤러를 굴려 10회 마사지한다. 이때 폼롤러를 길게 굴려 하퇴부 측면 비골근을 마사지한다. 반대쪽도 같은 방법으로 시행한다. 압박의 강도가 낮으면 양다리를 겹쳐서 동작을 시행한다.

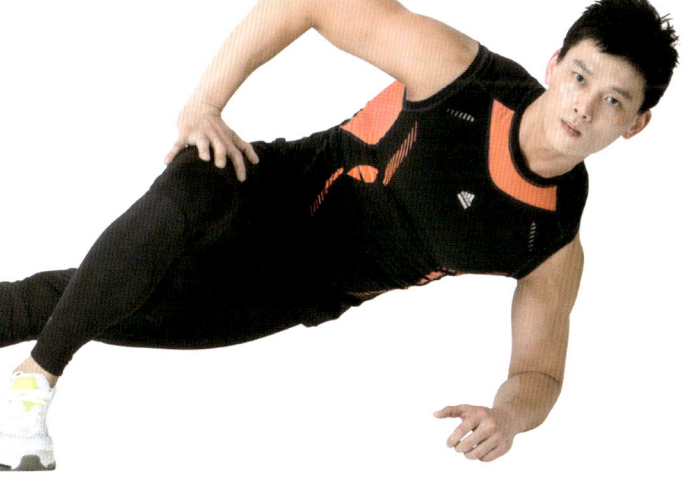

# WARM UP ① 자가근막이완 운동

## 하퇴부 전면
### TIBIALIS ANTERIOR MASSAGE

| 이완 부위
전경골근

난이도 ■□□□□  횟수 좌우 10회

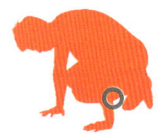

**1**

폼롤러를 무릎과 발목 사이에 두고 무릎을 굽혀 앉는다. 양손은 지면을 지지하고 오른발을 왼쪽 종아리에 올려둔 후 체중을 왼쪽으로 기울인다.

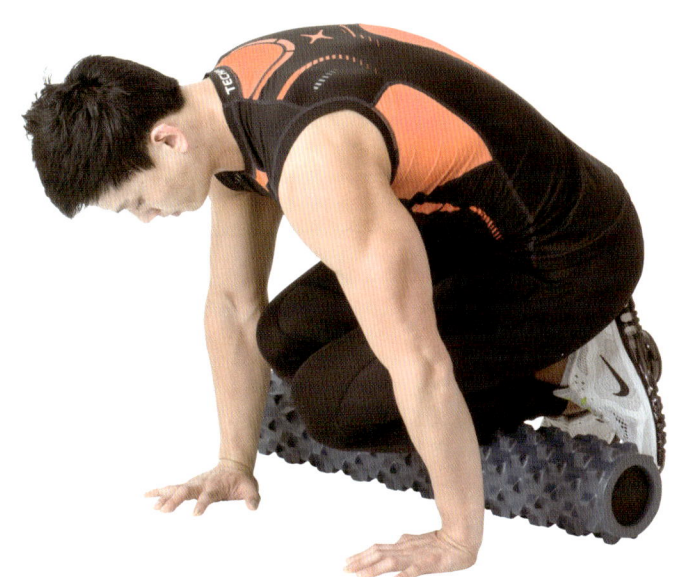

**2**

양팔로 바닥을 밀고 당기는 힘으로 폼롤러를 굴려 10회 마사지한다. 이때 복부에 힘을 줘 자세가 흐트러지지 않도록 한다. 반대쪽도 같은 방법으로 한다.

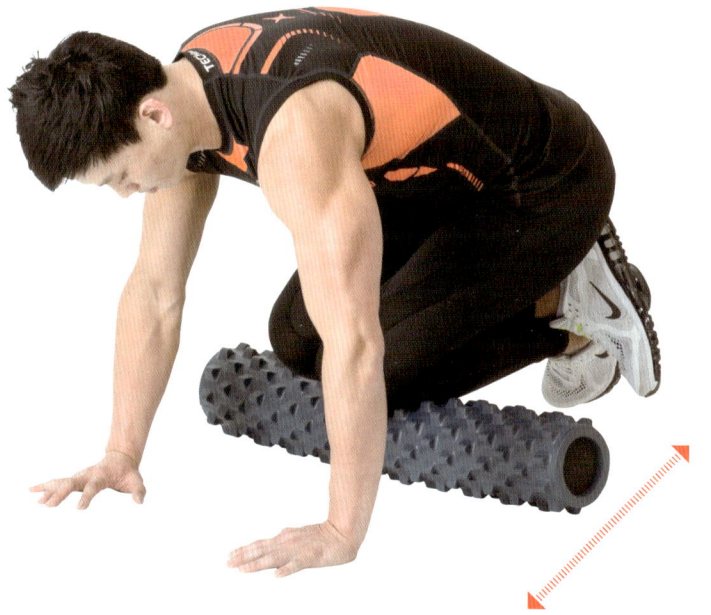

# 대퇴부 전면
## QUADRICEPS MASSAGE

**난이도** ■□□□□  **횟수** 이완 부위별 10회

이완 부위
대퇴사두근

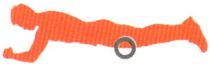

## 1
폼롤러를 골반과 가깝게 대퇴부 정면에 두고 엎드린다. 팔꿈치는 90도 굽혀 전완으로 지면을 지지하고 몸에 힘을 줘 허리가 아래로 처지지 않도록 한다.

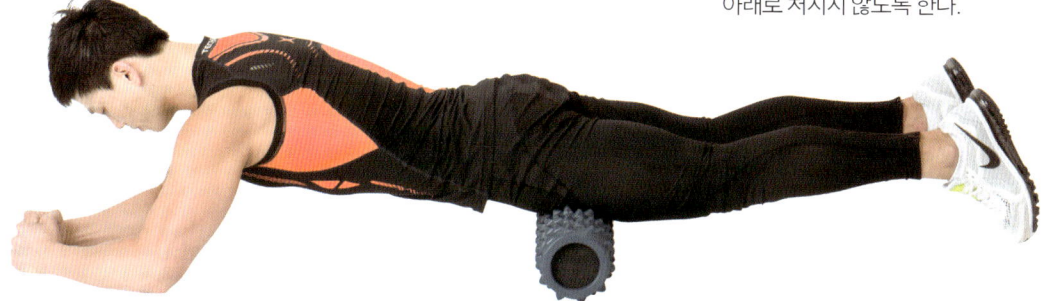

## 2
지면을 지지하는 팔꿈치를 당기고 펴는 힘으로 폼롤러를 굴려 골반 아래쪽부터 무릎 위쪽까지 10회씩 마사지한다.

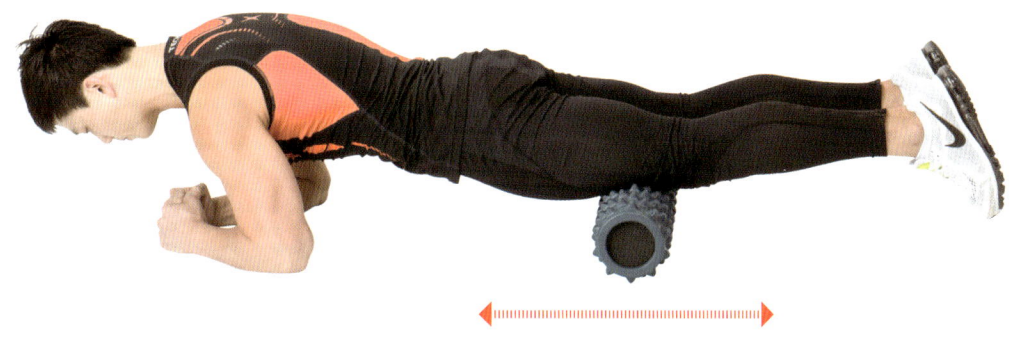

# WARM UP ① 자가근막이완 운동

## 3

왼팔을 펴 손바닥을 지면에 두고 몸을 오른쪽으로 조금 기울여 대퇴부 외측(외측광근)도 같은 방법으로 10회 마사지한다. 반대쪽도 같은 방법으로 한다.

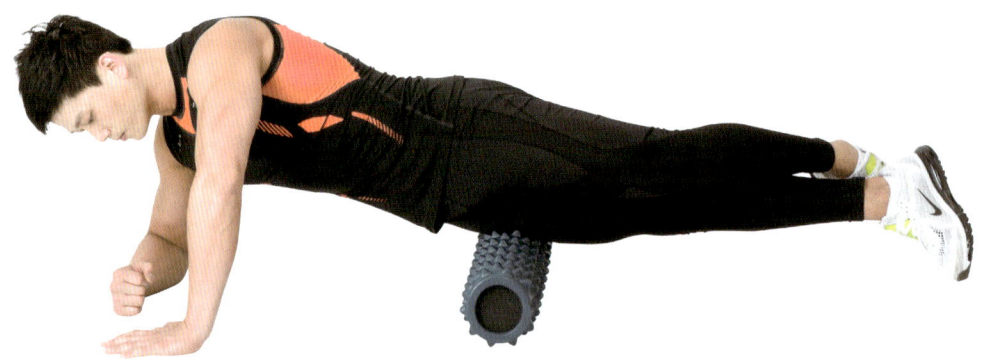

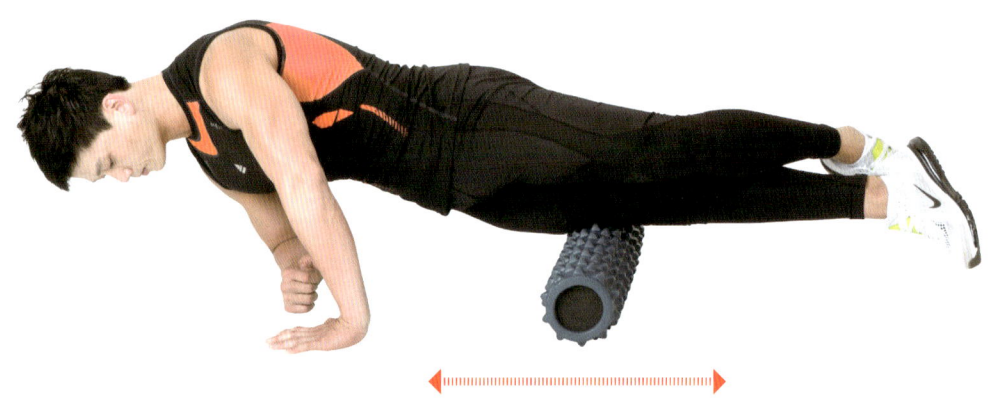

# 등 하부
**LOW BACK MASSAGE**

이완 부위
척추기립근, 요방형근
흉요근막

난이도 ■□□□□  횟수 좌우 10회

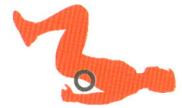

### 1
등 하부와 지면 사이에 폼롤러를 두고 등 상부는 지면에 대고 눕는다. 고관절과 무릎을 굽혀 허벅지와 몸이 90도가 되게 만들고 양손으로 폼롤러 측면을 잡는다.

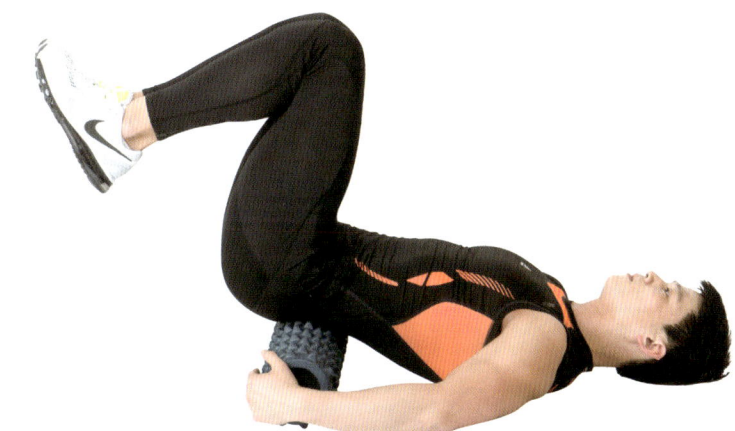

### 2
천천히 좌우로 골반을 회전해 등 하부를 마사지한다.

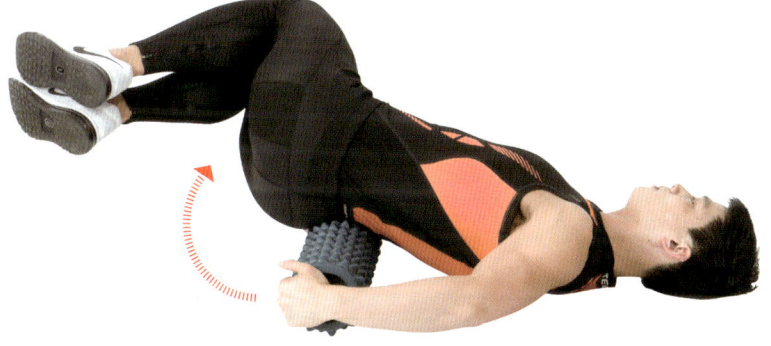

### 3
골반과 가까운 곳부터 좌우 10회 마사지하고 조금 위쪽으로 이동해 같은 방법으로 마사지한다.

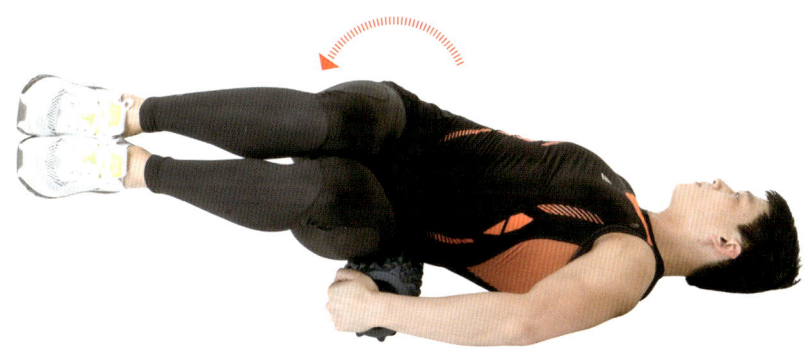

## WARM UP ① 자가근막이완 운동

# 등 상부
**UPPER BACK MASSAGE**

이완 부위
광배근, 능형근, 극하근
대원근, 소원근

난이도 ■□□□□　횟수 10회

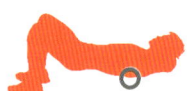

### 1
등 상부에 폼롤러를 두고 등을 기대어 눕는다. 양손은 깍지를 껴서 머리 뒤에 두고 무릎은 굽혀 양발을 몸 쪽으로 둔다.

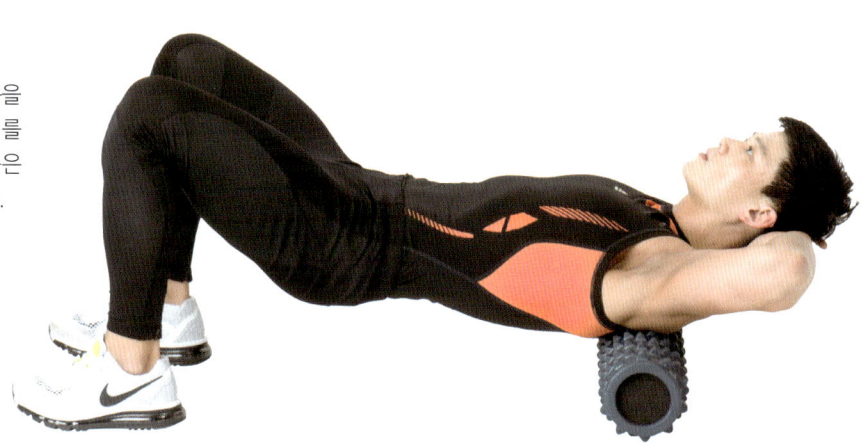

### 2
무릎을 펴고 굽히는 힘으로 폼롤러를 굴려 등 상부를 10회 마사지한다. 마사지할 때 가슴을 펴고 팔을 벌리면 극하근과 대/소원근, 광배근에 더 많은 마사지가 되고, 팔꿈치를 모아 등 근육을 이완해 굴리면 능형근에 더 많은 마사지가 되니 참고한다.

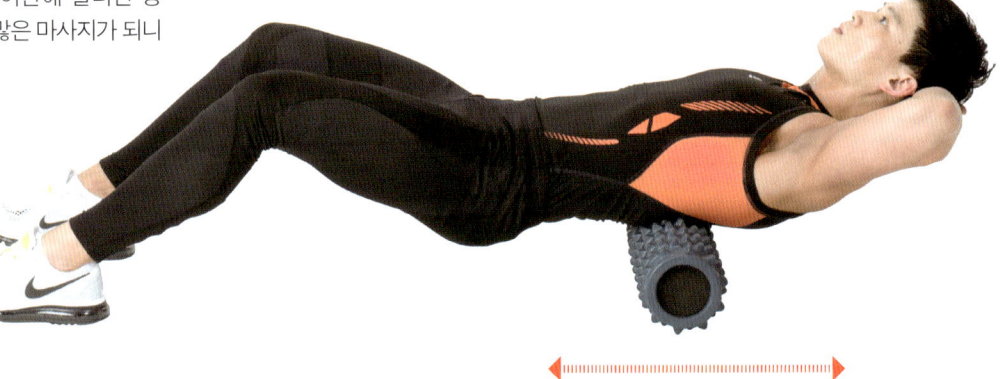

# 목 후면

**NECK MASSAGE**

난이도 ■□□□□   횟수 **좌우 20초**

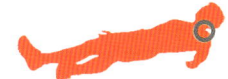

| 이완 부위 |
| --- |
| 두・경판상근, 반극근 |
| 승모근 상부, 견갑거근 |

1. 폼롤러를 목 후면에 두고 하늘을 보고 편안하게 눕는다.

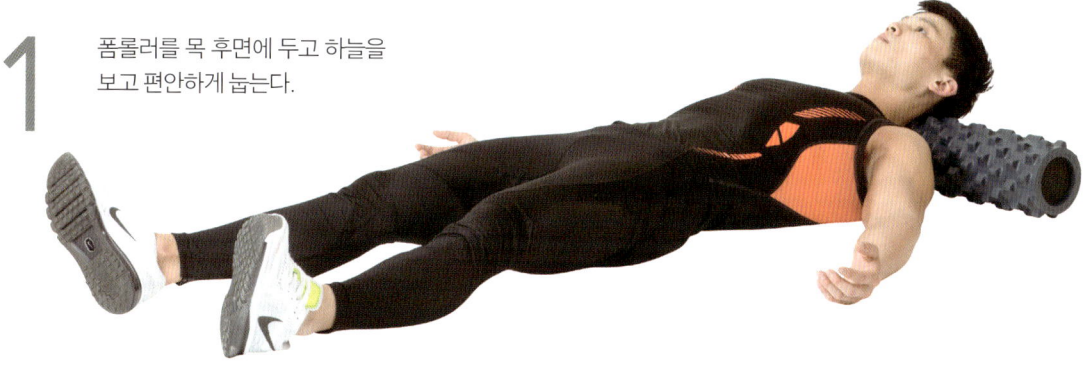

2. 목을 좌우로 천천히 움직이며 20초 마사지를 한다. 마사지 할 때 통증을 느끼는 곳이 있으면 해당 부위를 집중적으로 마사지하고 목 측면까지 부드럽게 이어서 마사지한다.

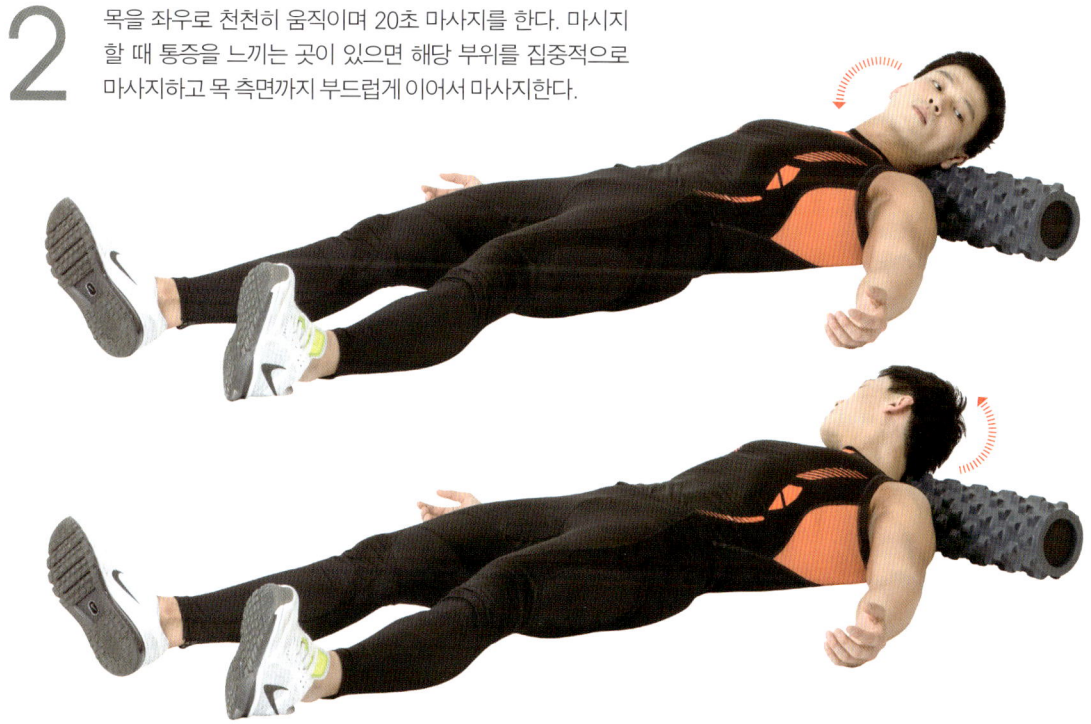

# WARM UP ① 자가근막이완 운동

# 흉부 측면
## LATISSIMUS DORSI MASSAGE

**이완 부위**
광배근, 대흉근, 극하근
대원근, 소원근

난이도 ■□□□□  횟수 좌우 10회

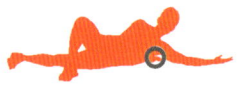

## 1
폼롤러를 겨드랑이 아래쪽에 두고 몸이 일직선이 되게 왼쪽 측면으로 눕는다. 왼팔은 상완이 귀 옆에 오게 완전히 펴고 오른손은 폼롤러에 올려둔다. 오른쪽 다리는 90도 굽혀 왼쪽 무릎 앞 지면에 두고 몸에 힘을 줘서 골반을 들어 올린다.

## 2
오른쪽 무릎과 왼쪽 발목을 펴고 굽히는 힘으로 폼롤러를 짧게 굴려 광배근을 10회 마사지한다.

## 3

그다음 오른쪽 다리를 완전히 펴 왼쪽 다리와 겹쳐두고 몸을 일직선이 되게 만든다. 몸을 앞으로 기울여 흉근을 압박하고 다시 몸을 뒤로 젖혀서 극하근과 대/소원근을 압박하며 10회 마사지한다. 반대쪽도 같은 방법으로 한다.

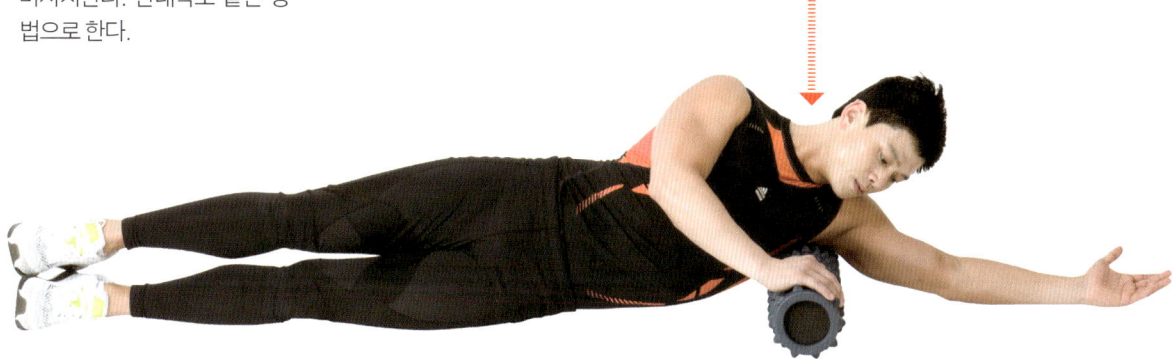

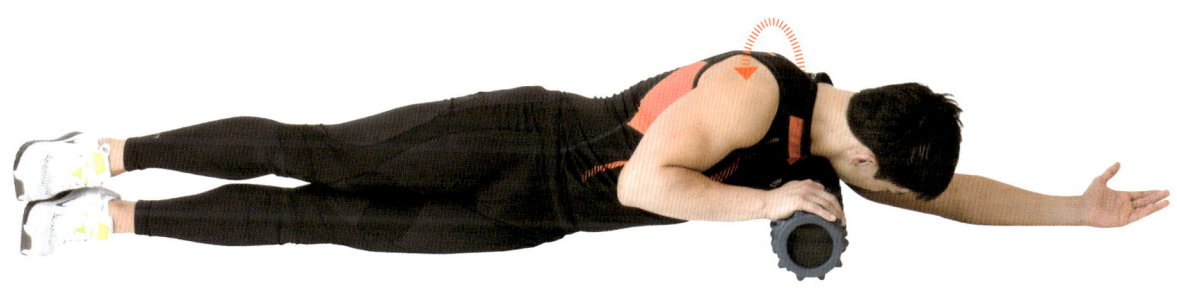

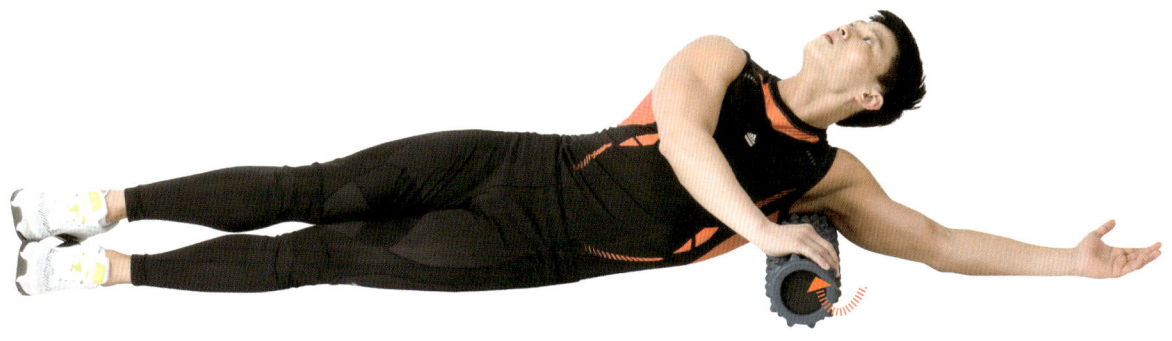

# WARM UP ① 자가근막이완 운동

# 등 중앙
## CENTERED BACK MASSAGE

**이완 부위**
척추기립근, 승모근 기시부
흉요근막, 능형근

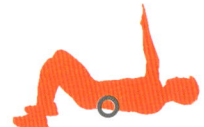

난이도 ■□□□□  횟수 이완 부위별 8회

### 1
지면에 있는 폼롤러 위에 꼬리뼈부터 목이 닿도록 눕는다. 무릎은 90도 굽혀 지면에 두고 양손은 측면으로 뻗어 둔다.

### 2
천천히 몸을 좌우로 움직여 척추와 가까운 등 중앙 근육을 마사지한다. 이때 양팔을 앞으로 뻗어 좌우로 마사지하면 견갑골 내측에 붙어 있는 능형근에 더 많은 자극을 느낄 수 있다.

## 3

좌우로 8회 마사지한 후 팔을 앞으로 뻗어 호흡을 내쉬며 천천히 상체를 들어올린다. 척추 한 마디 한 마디에 붙어 있는 근육을 압박한다.

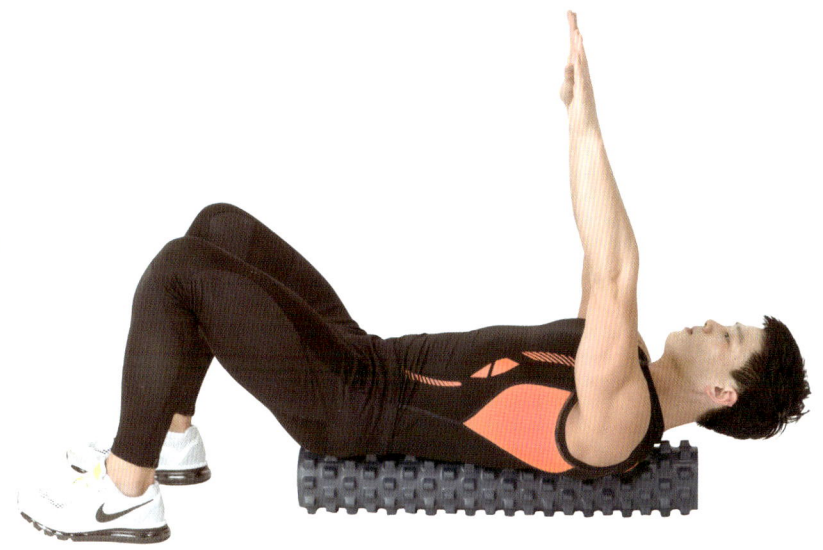

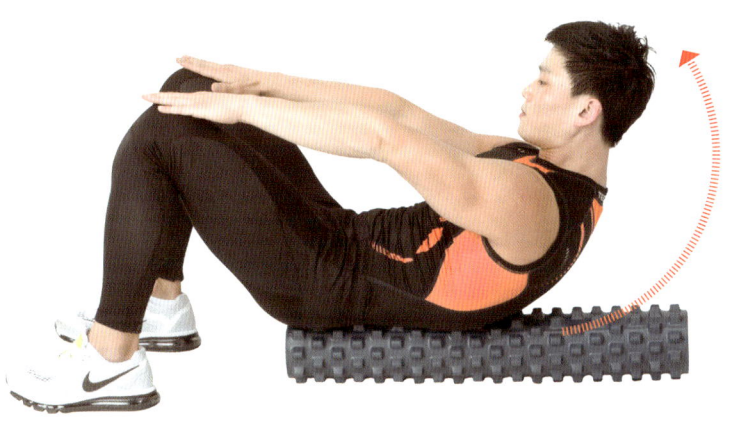

## 4

다시 천천히 척추 한 마디 한 마디가 폼롤러에 닿도록 천천히 시작 자세로 돌아온다. 양손을 머리 위로 완전히 뻗으며 발뒤꿈치로 지면을 밀며 골반을 천천히 들어올린다. 시작 자세로 돌아가 동작을 8회 반복한다.

## WARM UP ②

# 다이내믹 스트레칭

DYNAMIC

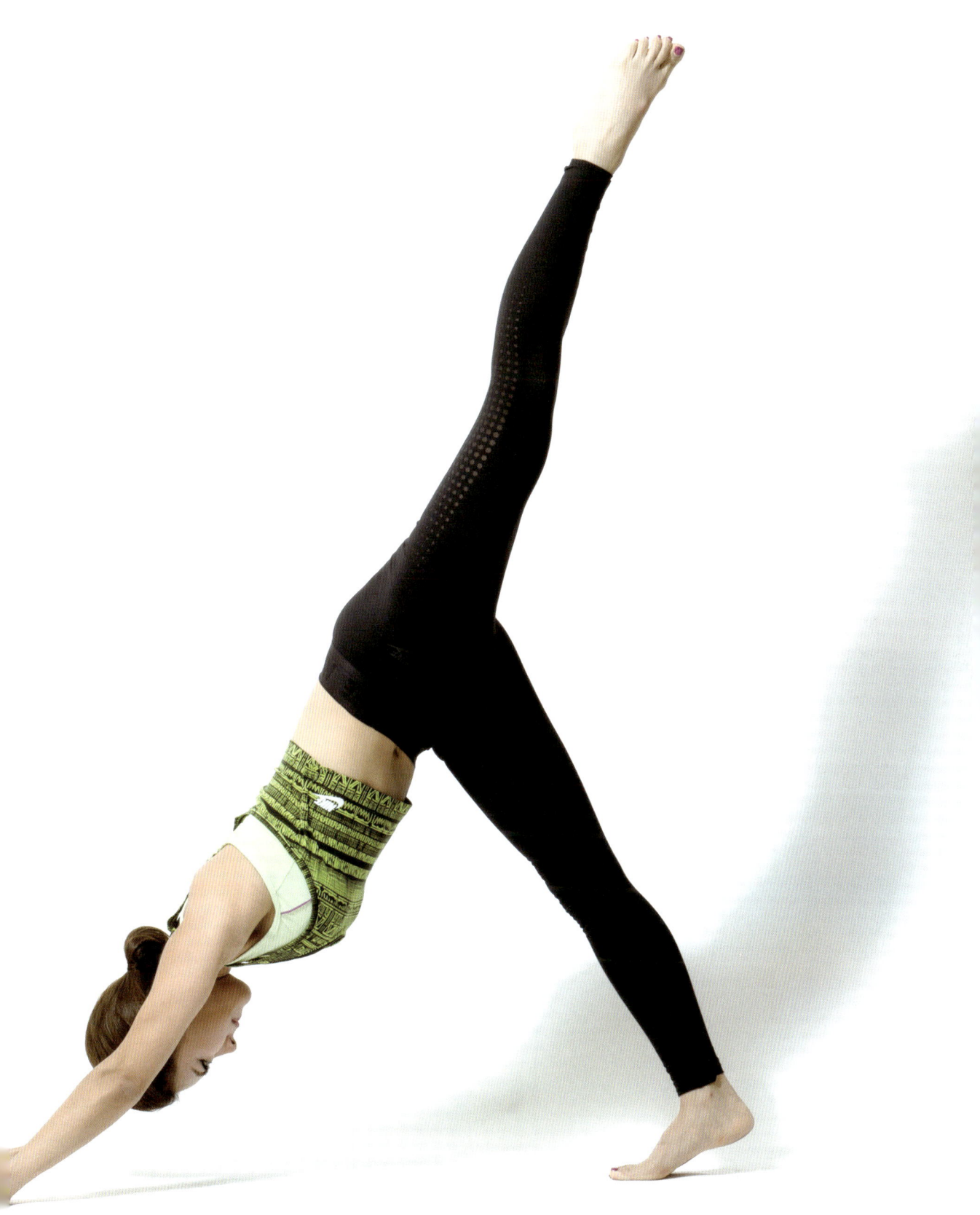

STRETCH

## 준비운동 ②

# 다이내믹 스트레칭

## DYNAMIC STRETCH

앞에서 올바른 움직임을 만들어내기 위해 자가근막이완 도구를 이용해 근육과 근막을 풀어보았다. 이번 장에서 배우는 다이내믹 스트레칭은 정적 스트레칭과 같이 한 가지 근육을 이완하는 것을 목적으로 하지 않고 다양한 움직임으로 더 많은 가동성 관절 주위의 근육과 근막을 수축, 이완하여 체온을 높이고 본 운동 수행시 올바른 움직임과 부상 예방을 목적으로 한다.

《무브먼트 MOVEMENT》의 저자인 그레이 쿡 GRAY COOK은 개별관절 접근법 JOINT-BY-JOINT APPROACH 이라는 이론을 제시했다. 인체의 골격을 이루는 뼈는 206개이며 143개의 관절이 있다. 그중 운동과 움직임에서 사용되는 인체의 주요 관절은 자세와 움직임을 만들 때 안정성과 가동성을 담당하는 역할로 나눌 수 있다. 안정성 관절은 견고하게 중심을 잡고, 가동성 관절은 움직임을 만드는 역할을 한다.

안정성을 담당하는 관절로는 발 Foot-Subtalar Joint, 무릎 Knee Joint, 요추 Lumbar, 하부 목 Lower Cervical, 견갑골 Scapular, 팔꿈치 Elbow가 있다. 가동성을 담당하는 관절은 발목관절 Ankle Joint, 고관절 Hip Joint, 흉추 Thoracic, 어깨관절 Shoulder Joint, 상부 목 Upper Cervical, 손목관절 Wrist joint이 있다. 이런 안정성·가동성 관절들을 하나하나 살펴보면 재미있는 것을 찾을 수 있다. 안정성 위에 가동성, 가동성 위에 안정성 관절이 반복되는 것이다. 신체를 하나의 통합체로 봤을 때 가동성 관절이 제 역할을 하지 못한다면 그 위에 있는 안정성 관절이 보상작용으로 움직임을 만들게 된다. 이로 인해 안정성 관절은 부상을 입게 되고 올바른 동작을 만들지 못하게 된다. 예를 들어, 스쿼트 동작 시 흉추가 유연하지 못한 사람은 허리를 과도하게 신전하여 스쿼트 동작을 만들게 되고 이는 곧 허리 부상으로 이어질 수 있는 것이다.

일반적으로 무거운 중량을 들어 올리다가 허리를 다치는 경우는 거의 없다. 200kg 이상 데드리프트를 할 수 있는 사람들도 일상생활에서 바닥에 떨어진 비누를 줍다가 허리를 다치거나 별것 아닌 움직임으로 부상을 당하곤 한다.

허리 부상에는 여러가지 이유가 있겠지만 그중 허리 아래에 있는 고관절 주위 근육의 문제(슬괵근의 유연성 저하, 고관절 굴곡근의 긴장, 심부 코어 근육의 불균형과 근력 저하)로 요추가 가동성 움직임을 만들다 보니 허리에 통증이 생기는 경우가 많다.

이번 장에서 소개하게 될 운동은 주로 한 방향으로 체중을 기울이거나 한 발을 이용해 실시하는 동작이 많은데, 균형을 유지하고 체중을 버티며 이러한 동작을 시행함으로써 관절 주위의 작은 지지근육 단련에 도움이 될 것이다. 이와 더불어 엉덩이에 체중을 실어두는 힙로딩 HIP LOADING을 배울 수 있다. 근육의 이완에 집중하여 천천히 한 동작씩 실시해보자.

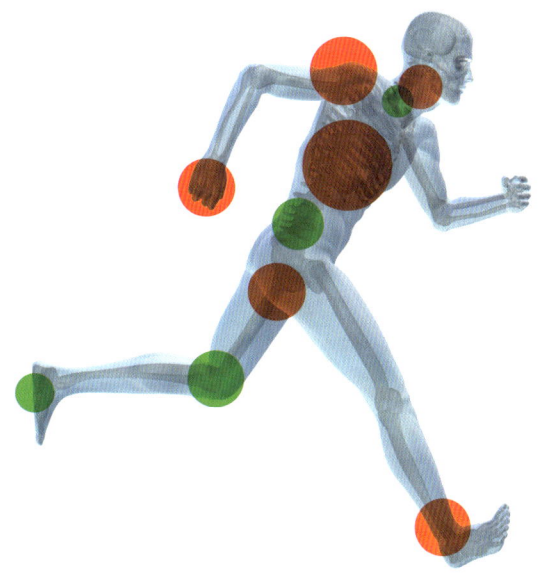

● 안정성 Stability
● 가동성 Mobility

# WARM UP ② 다이내믹 스트레칭

## 앉아 발목 돌리기
**ANKLE CIRCLE**

이완 부위
발목관절 가동성

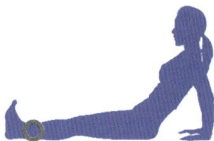

난이도 ■□□□□  횟수 이완 부위별 8회

**1**

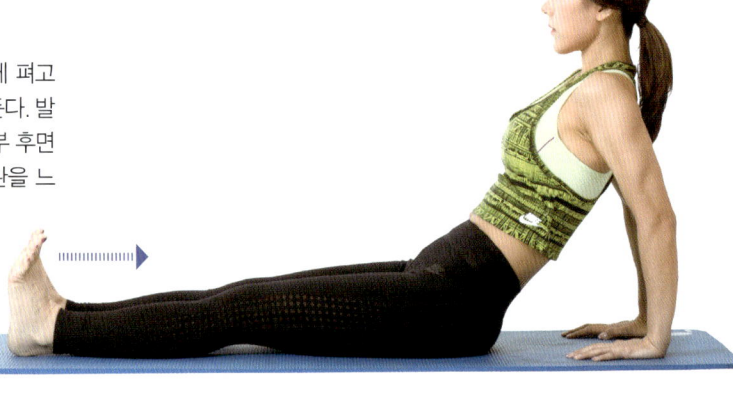

지면에 앉아서 다리는 곧게 펴고 양손은 엉덩이 뒤 지면에 둔다. 발끝을 몸 쪽으로 당겨 하퇴부 후면 근육과 발바닥 근육에 이완을 느끼고 2초간 멈춘다.

**2**

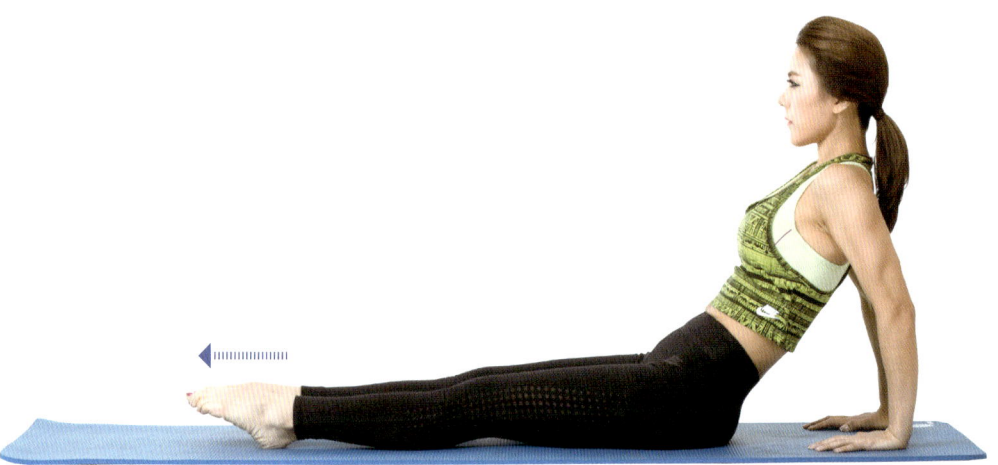

발가락을 모으며 발바닥에 힘을 준 상태에서 발끝을 몸에서 최대한 멀어지게 앞으로 민다. 하퇴부 전면 근육과 발등에 이완을 느끼며 2초간 멈춘다. 두 동작을 8회 반복한다.

# DYNAMIC STRETCH

## 3

양발을 모아 천천히 좌측으로 큰 원을 그리며 8회 돌리고, 반대쪽도 같은 방법으로 8회 돌려준다.

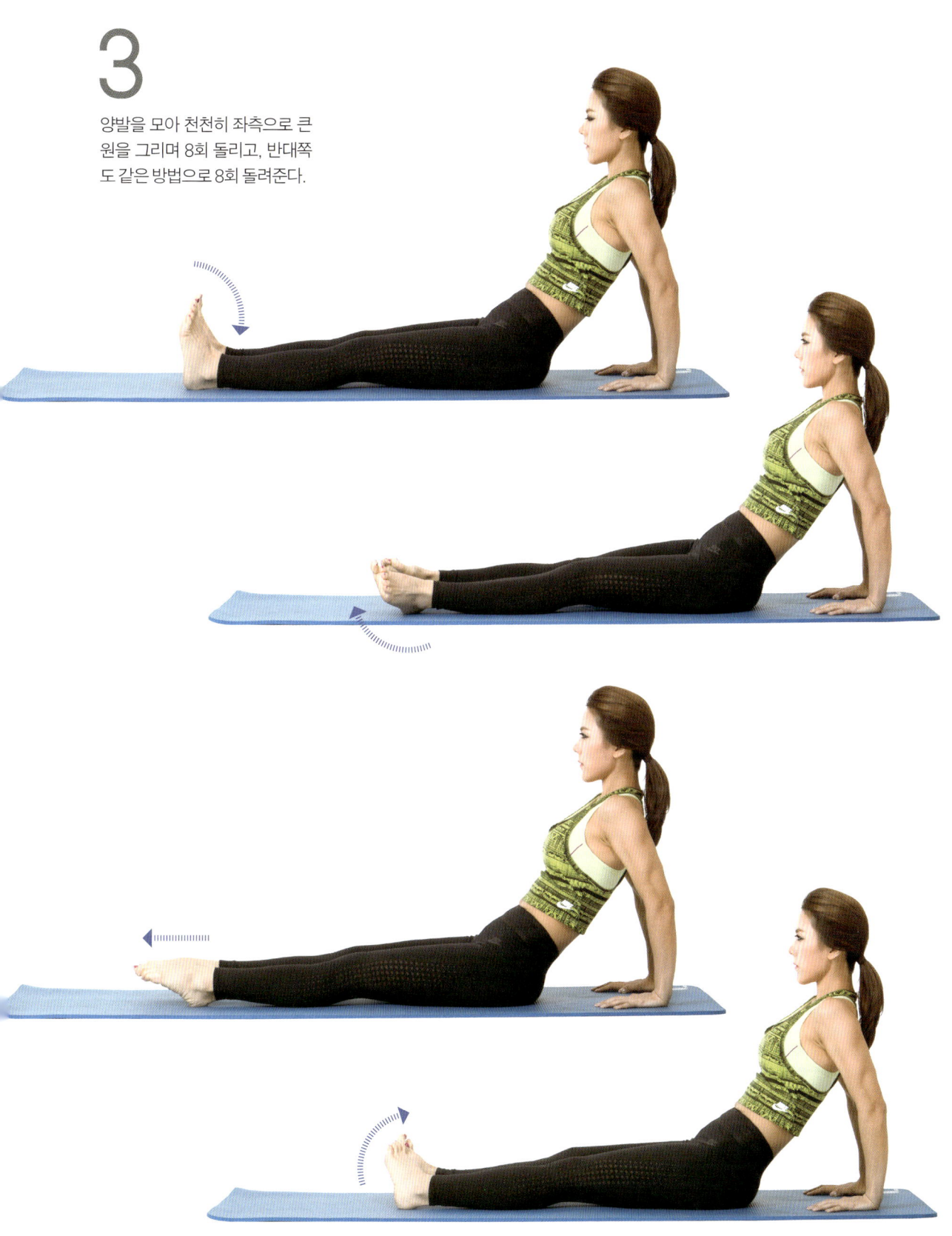

# WARM UP ② 다이내믹 스트레칭

## 엎드려 체중 기울이기
**QUADRUPED WEIGHT SHIFT**

> 이완 부위
> 힙로딩, 고관절 가동성

난이도 ■□□□  횟수 좌우 10회

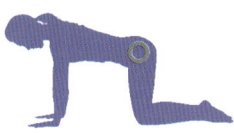

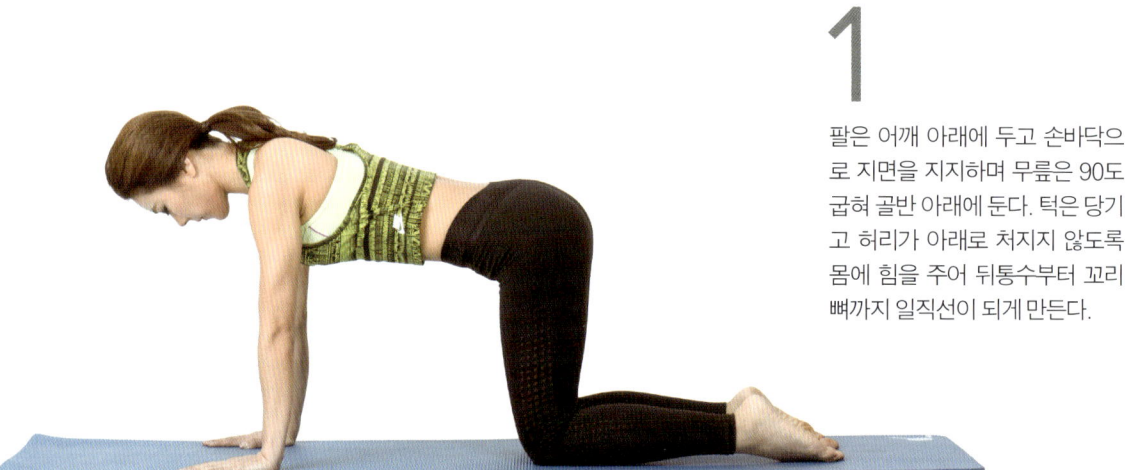

**1** 팔은 어깨 아래에 두고 손바닥으로 지면을 지지하며 무릎은 90도 굽혀 골반 아래에 둔다. 턱은 당기고 허리가 아래로 처지지 않도록 몸에 힘을 주어 뒤통수부터 꼬리뼈까지 일직선이 되게 만든다.

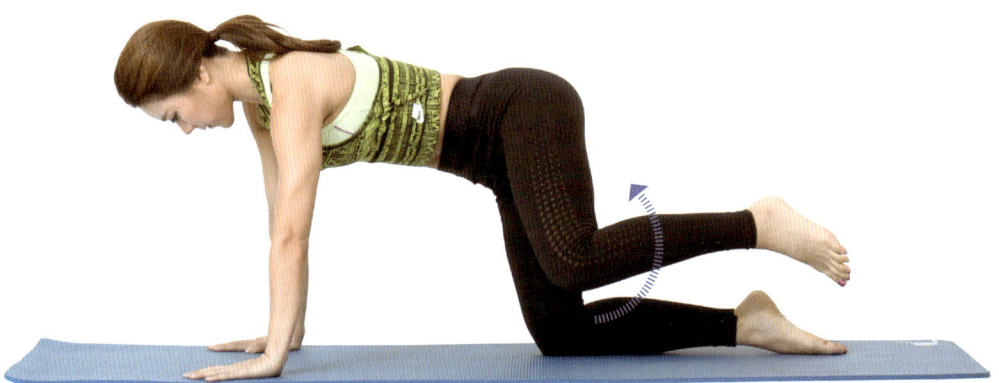

**2** 왼쪽 무릎이 지면과 떨어지게 몸을 오른쪽으로 기울이며 오른쪽 엉덩이에 체중을 실어준다.

DYNAMIC STRETCH

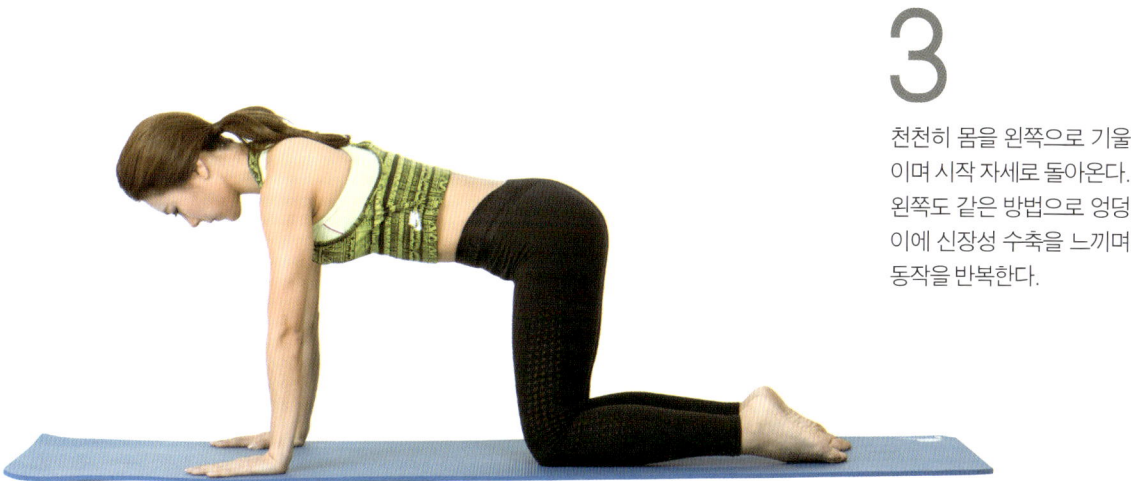

## 3
천천히 몸을 왼쪽으로 기울이며 시작 자세로 돌아온다. 왼쪽도 같은 방법으로 엉덩이에 신장성 수축을 느끼며 동작을 반복한다.

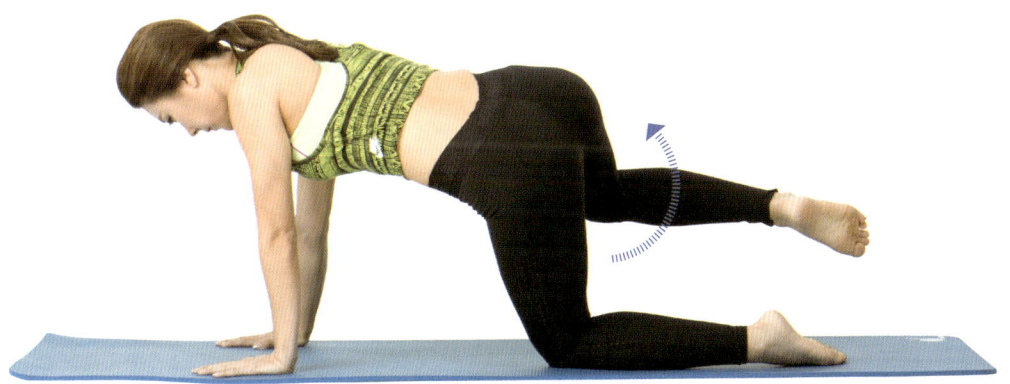

## 4
동작할 때 양손으로 지면을 밀어 견갑골은 서로 멀어지게 유지하고 엉덩이에 힘을 집중하여 좌우 10회 이동한다.

# WARM UP ② 다이내믹 스트레칭

## 엎드려 손발 엇갈려 들기
### DYNAMIC OPPOSITE ARM LEG LIFT

이완 부위
고관절 가동성, 견관절 가동성

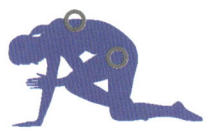

난이도 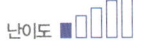 횟수 좌우 10회

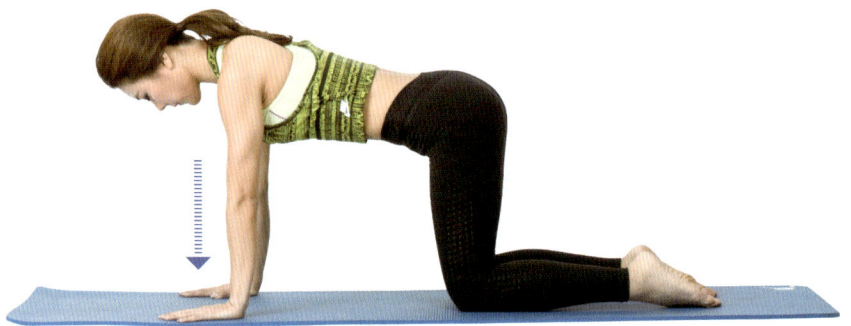

**1** 양팔은 어깨 아래에 두고 손바닥으로 지면을 지지하며 무릎은 90도 굽혀 골반 아래에 둔다.

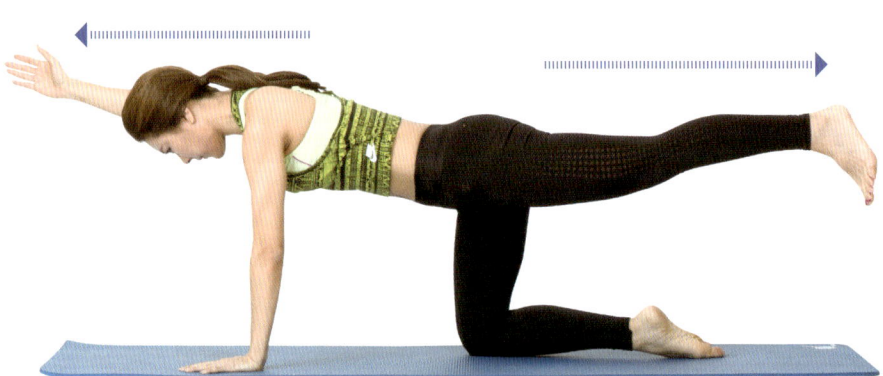

**2** 오른팔은 앞으로 뻗어 귀 옆에 두고 왼쪽 다리는 뒤로 완전히 뻗어서 손등부터 발뒤꿈치까지 일직선을 만든다.

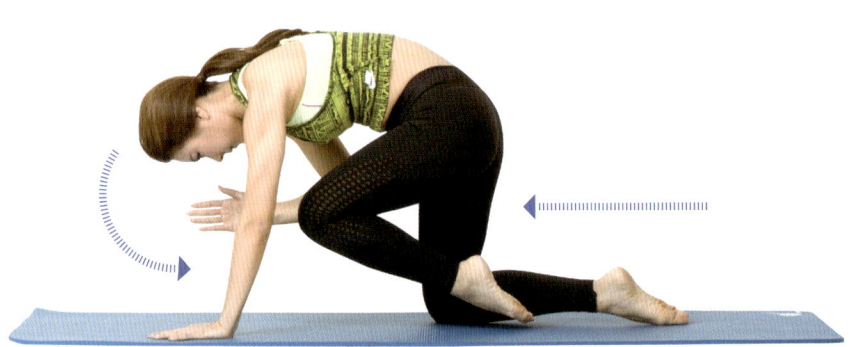

**3** 뻗었던 팔과 다리를 모아 팔꿈치와 무릎이 가까워지게 한다. 이때 등은 둥글게 말아 두부와 척추기립근을 이완한다. 호흡을 내쉬며 시작 자세로 돌아간다. 좌우 10회 반복한다.

# 엎드려 몸통 비틀기
## THORACIC ROTATION

난이도 ■□□□  횟수 좌우 10회

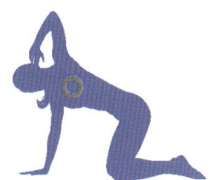
이완 부위
흉부 가동성

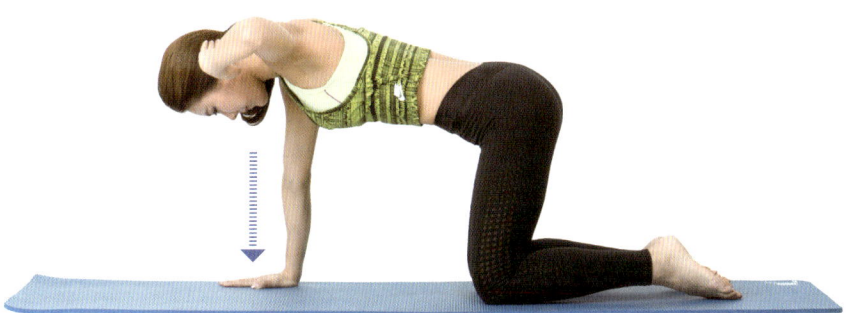

**1**
양손은 어깨 아래에 두고 무릎은 90도 굽혀 골반 아래에 둔 상태에서 왼손을 올려 머리 뒤에 둔다.

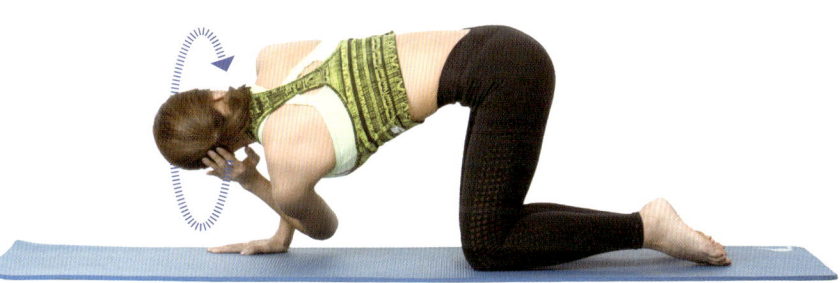

**2**
왼쪽 어깨가 지면과 가까워지게 천천히 오른팔을 굽히면서 몸을 회전하여 등 근육을 이완한다.

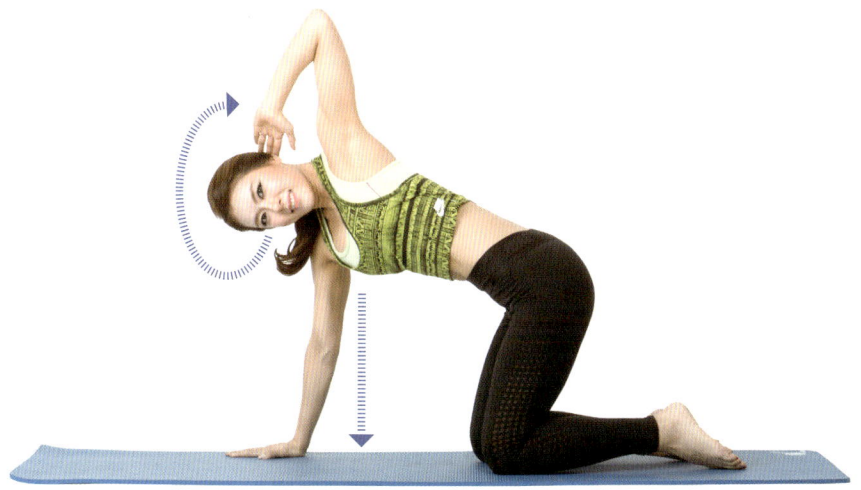

**3**
호흡을 내쉬며 팔꿈치가 하늘을 향하게 몸을 회전해 흉곽을 충분히 이완한다. 이때 지지하는 손은 지면을 밀고 오른쪽 어깨와 귀가 붙지 않도록 주의한다. 좌우 10회 반복한다.

# WARM UP ② 다이내믹 스트레칭

## 엎드려 한 발 펴고 몸 비틀기
QUADRUPED THORACIC SPINE ROTATION -1 LEG ABDUCTION

난이도 ■□□□□  횟수 좌우 5회

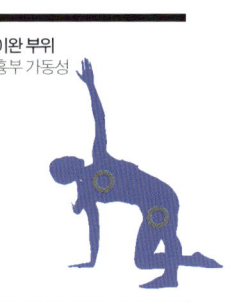

이완 부위
흉부 가동성

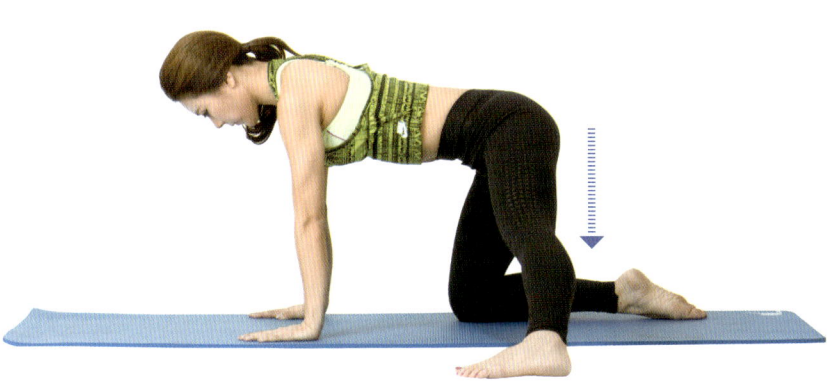

**1** 양팔은 어깨 아래에 두고 손바닥으로 지면을 지지한다. 오른쪽 무릎은 90도 굽혀 골반 아래에 두고 왼쪽 다리는 측면으로 편다. 이때 왼발 끝은 정면을 향하게 한다.

**2** 오른팔을 왼팔 쪽으로 깊숙이 넣어 광배근과 등 근육을 이완한 후 손바닥으로 흉부쪽을 잡고 끌어올리는 느낌으로 팔꿈치가 하늘을 향하게 몸을 회전해 흉곽을 이완한다. 같은 방법으로 천천히 5회 반복한다.

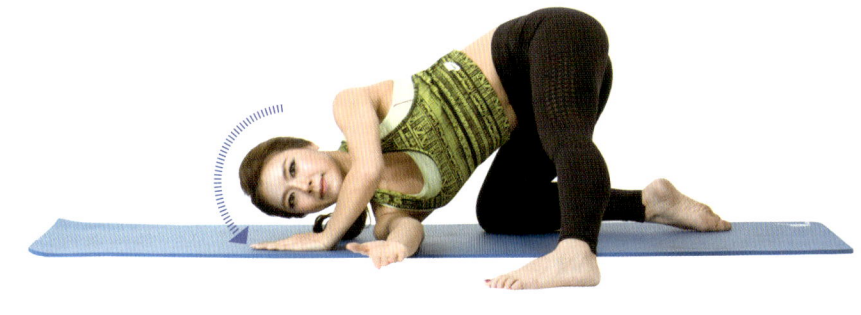

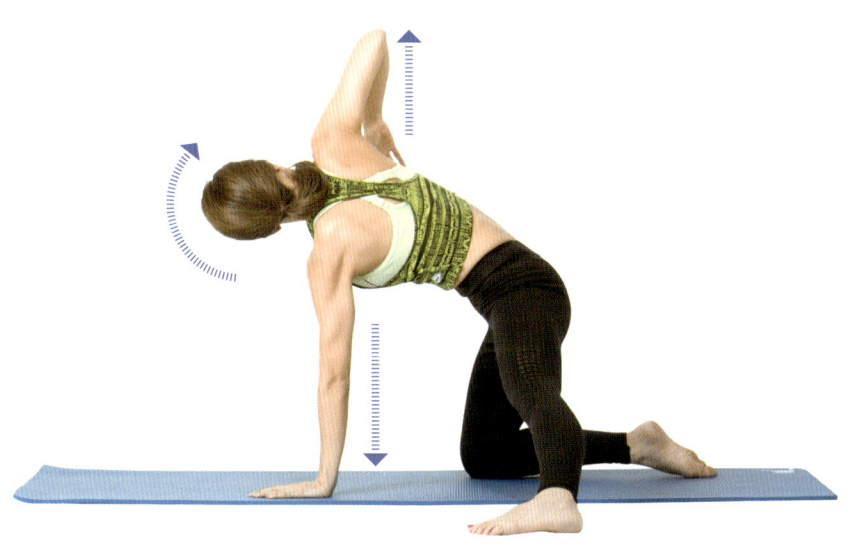

## DYNAMIC STRETCH

## 3

그다음 오른팔을 어깨 아래에 두고 왼팔을 오른팔 쪽으로 깊숙이 넣어 광배근을 이완한 후 시작 자세로 돌아와 몸을 회전해 오른팔이 하늘을 향하도록 완전히 뻗어 흉부를 이완한다. 같은 방법으로 천천히 5회 반복한다.

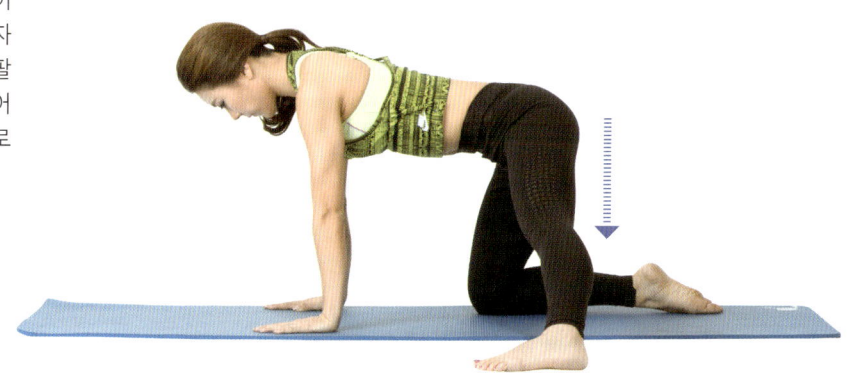

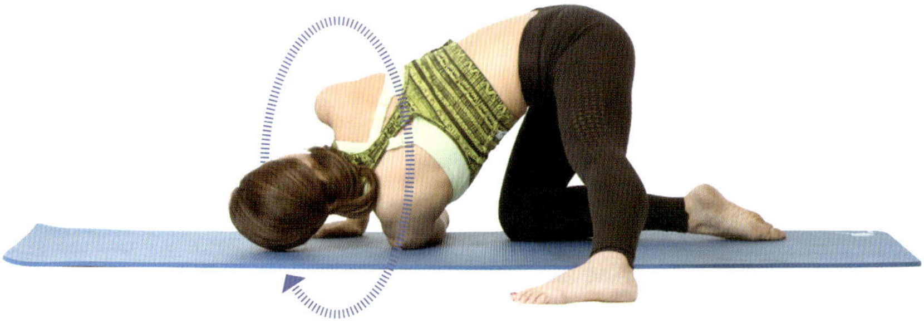

## 4

왼팔이 하늘을 향할 때 지면을 지지하는 오른팔과 흉부가 같이 스트레칭 되는 느낌이 있어야 한다. 반대쪽도 같은 방법으로 동작을 하고 흉곽을 충분히 이완한다.

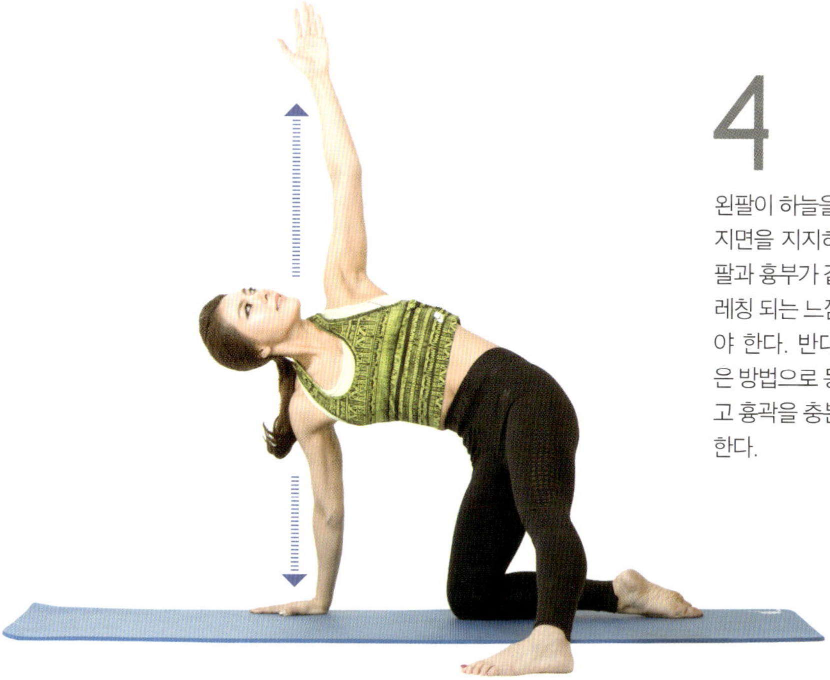

# WARM UP ② 다이내믹 스트레칭

## 무릎 앉아 앞뒤 체중 기울이기
### LOW LUNGE WEIGHT SHIFT

난이도 ■□□□□  횟수 좌우 각 10회

이완 부위
고관절 가동성

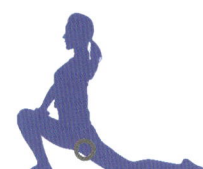

# 1

왼쪽 무릎을 굽혀 대퇴부가 몸과 일직선이 되게 지면에 두고 오른쪽 무릎은 90도 굽혀 발바닥을 지면에 둔다. 오른손은 오른쪽 무릎 위에 올려두고 왼손은 왼쪽 허리에 둔다.

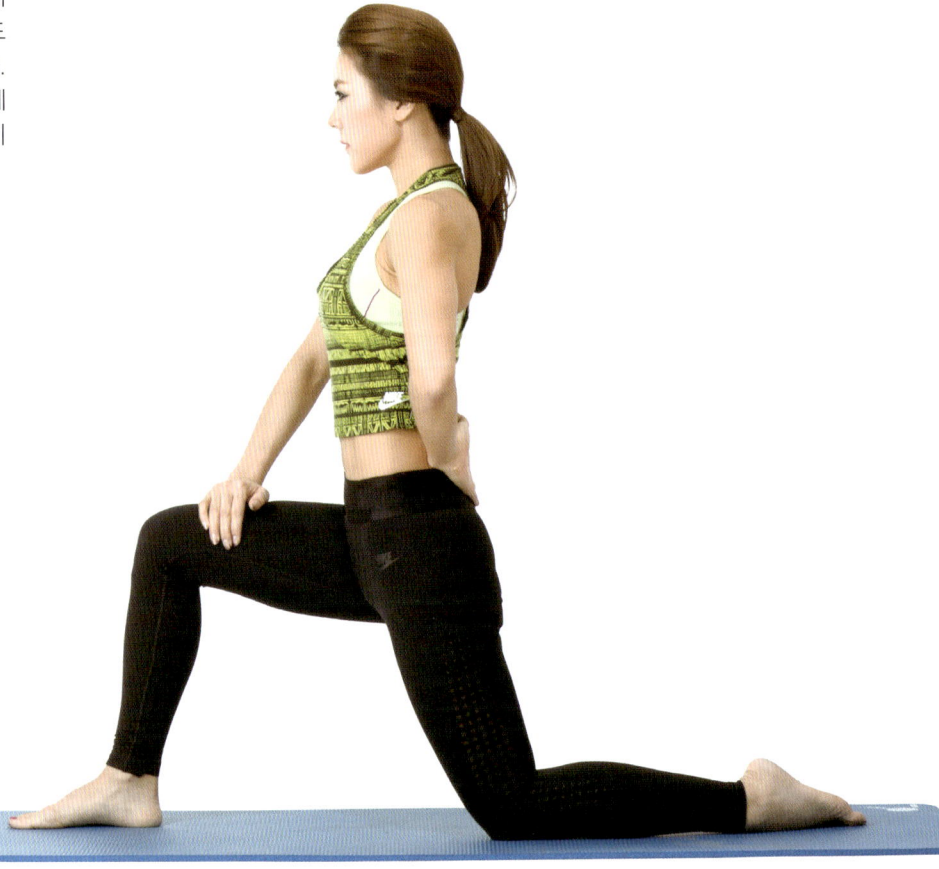

DYNAMIC STRETCH

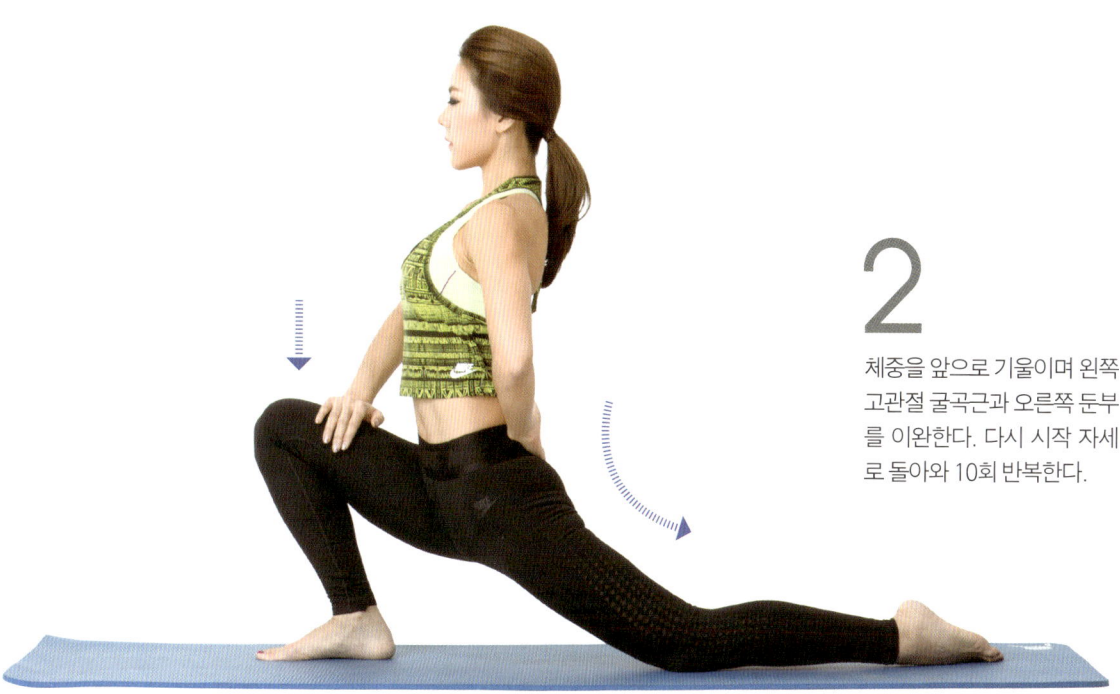

**2**
체중을 앞으로 기울이며 왼쪽 고관절 굴곡근과 오른쪽 둔부를 이완한다. 다시 시작 자세로 돌아와 10회 반복한다.

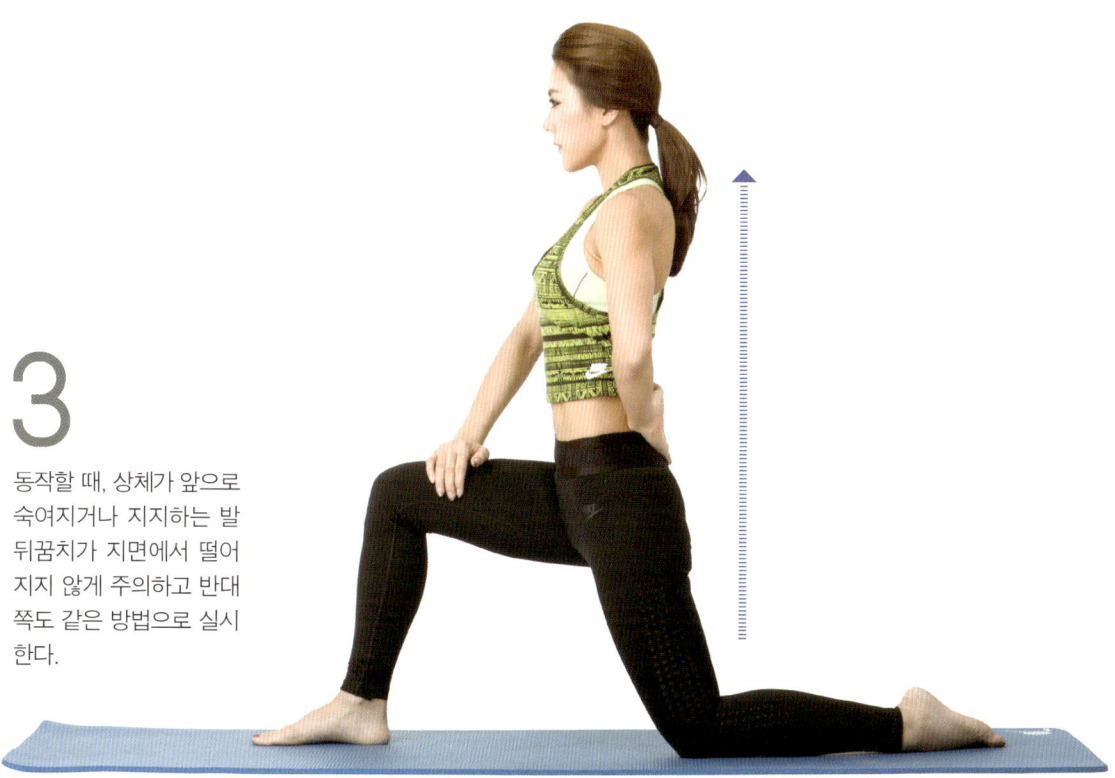

**3**
동작할 때, 상체가 앞으로 숙여지거나 지지하는 발뒤꿈치가 지면에서 떨어지지 않게 주의하고 반대쪽도 같은 방법으로 실시한다.

# WARM UP ② 다이내믹 스트레칭

## 앉아 양팔 S자 만들기
**SEATED 'S'**

이완 부위
견관절 가동성, 흉부 가동성

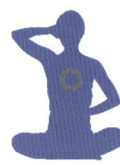

난이도 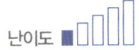　횟수 양손 위치 바꿔서 10회

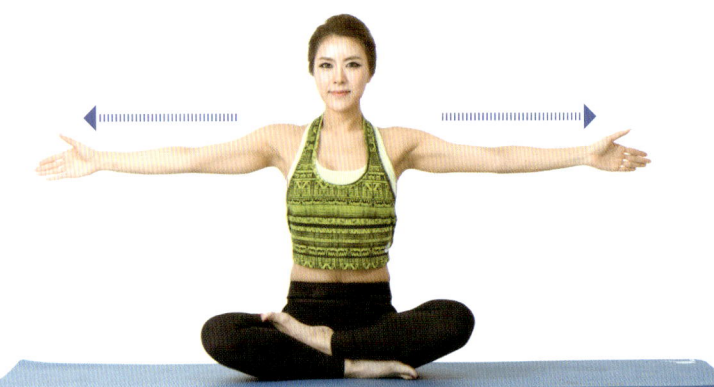

**1**
양반다리를 하고 정면을 보고 앉는다. 등과 허리는 곧게 펴고 양손이 멀어지게 팔을 측면으로 든다.

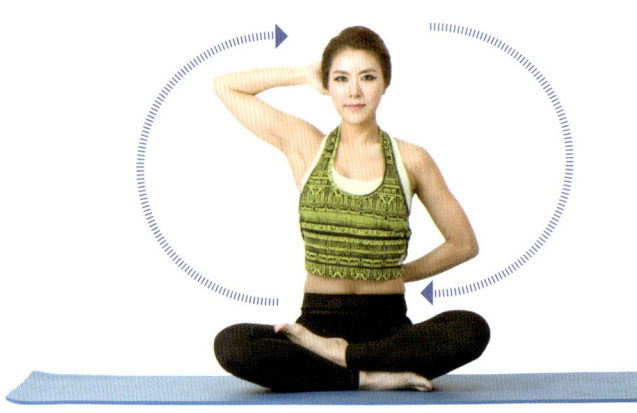

**2**
양팔을 동시에 아래쪽과 위쪽으로 움직이며 오른손 바닥으로 뒤통수를 감싸고 왼쪽 손등은 허리에 둔다.

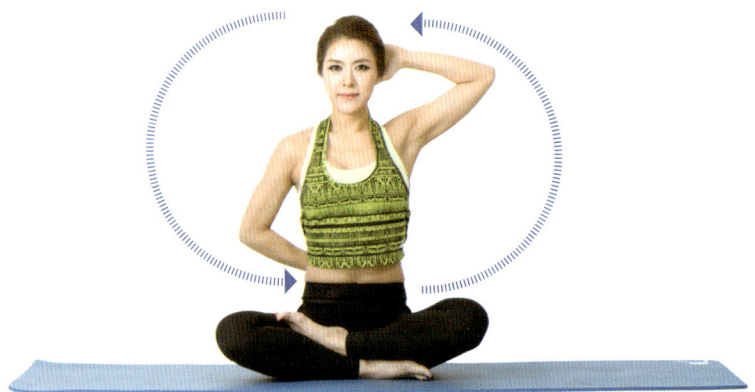

**3**
큰 원을 그리며 천천히 시작 자세로 돌아온다. 반대쪽도 같은 방법으로 실시하고 10회씩 반복한다. 뒤통수부터 꼬리뼈까지 일직선을 유지하고 어깨관절의 움직임과 흉곽의 이완을 느끼며 동작한다.

DYNAMIC STRETCH

# 발등 잡고 무릎 펴기
## KNEE EXTENSION

이완 부위
고관절 가동성, 흉부 가동성

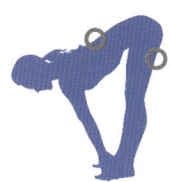

난이도 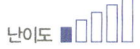   횟수 10회

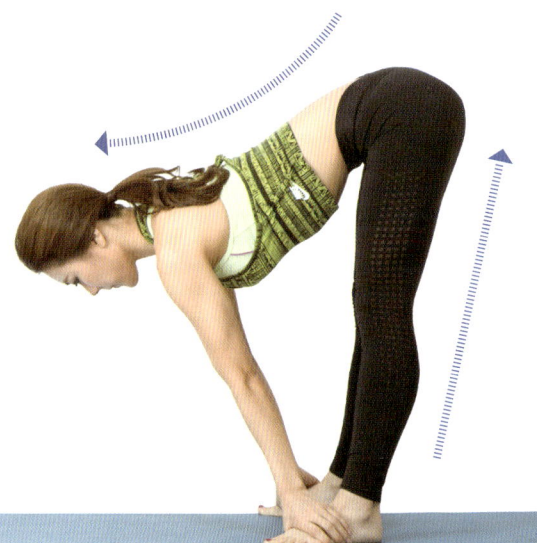

**1**
정면을 보고 서서 다리는 어깨너비로 벌리고 상체를 앞으로 숙여 손으로 발등을 잡는다. 호흡을 내쉬며 무릎을 최대한 펴 슬곡근과 둔부, 허리를 이완한다.

**2**
천천히 무릎을 굽혀 엉덩이가 발뒤꿈치와 가까워지게 앉는다. 이때 팔은 다리 내측에 위치하고 양손으로 발을 밀어 어깨와 귀가 최대한 멀어지게 한다. 같은 방법으로 가슴을 펴고 10회 동작을 반복한다. 유연성이 부족한 사람은 발목을 잡거나 무릎을 가능한 만큼 편다.

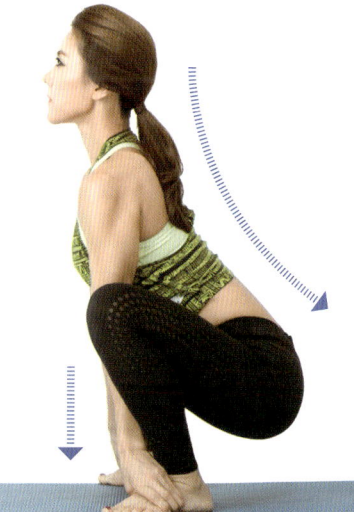

# WARM UP ② 다이내믹 스트레칭

## 무릎 잡고 몸 펴기
**KNEE HUG**

난이도 ■□□□  횟수 좌우 10회

이완 부위
힙로딩,
고관절 가동성

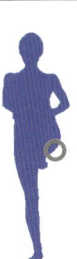

**1**

정면을 보고 서서 다리는 골반 너비로 벌리고 가볍게 앉으며 엉덩이에 체중을 실어둔다.

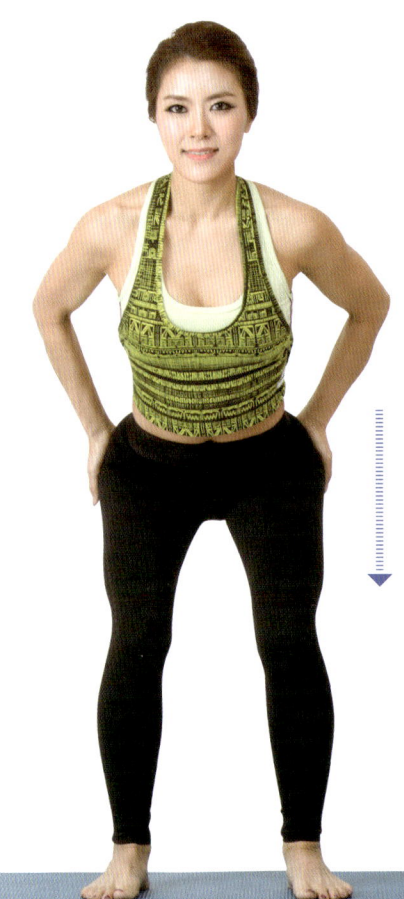

DYNAMIC STRETCH

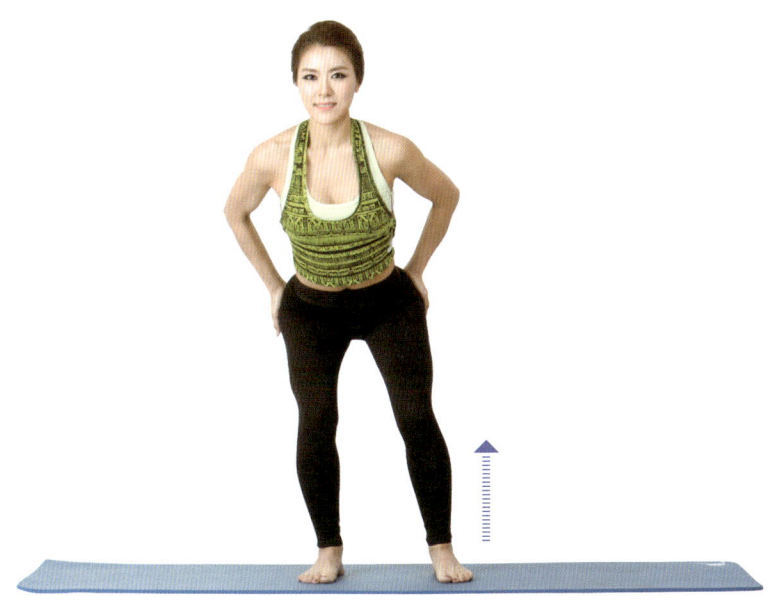

## 2
오른쪽으로 중심을 이동하며 왼발을 지면에서 떨어지게 한다.

## 3
양손으로 왼쪽 무릎을 감싸고 천천히 몸을 펴 왼쪽 무릎을 가슴 쪽으로 당기며 둔부의 이완을 느낀다. 천천히 시작 자세로 돌아가 반대쪽도 같은 방법으로 하고 좌우 10회 반복한다.

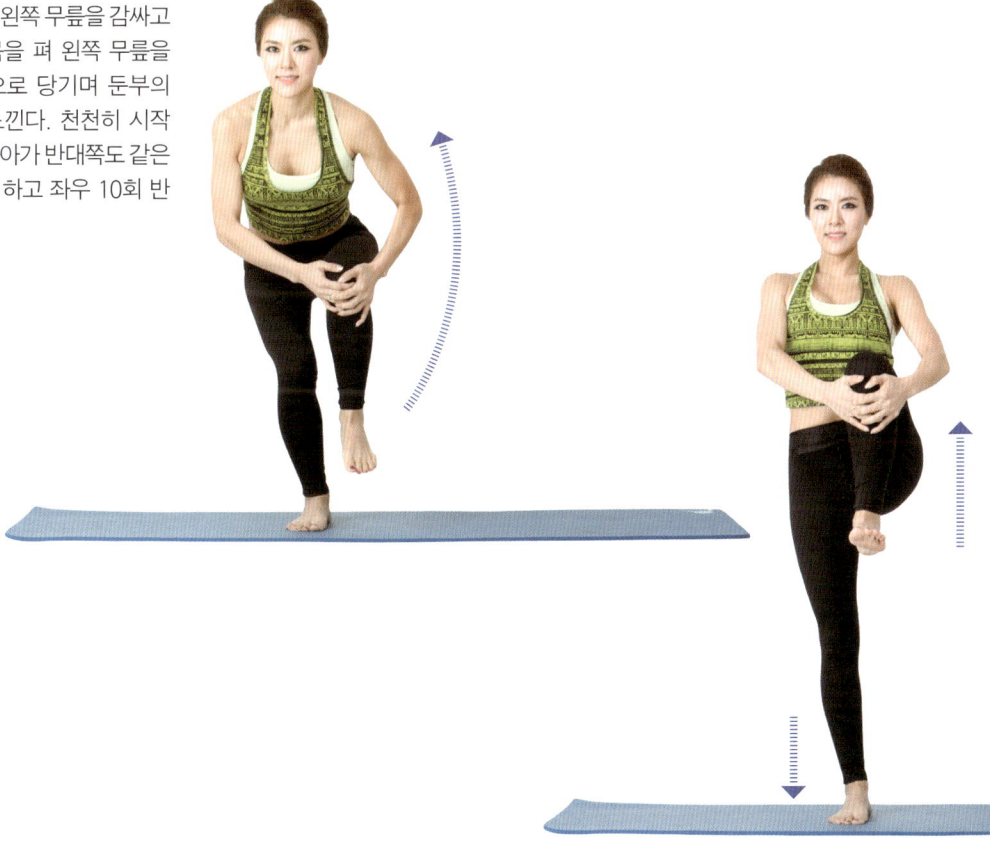

# WARM UP ② 다이내믹 스트레칭

## 손발 멀리 보내기
### SET OFF AROUND WORLD

**이완 부위**
힙로딩, 견관절 가동성, 고관절 가동성

난이도 ■□□□  횟수 좌우 10회

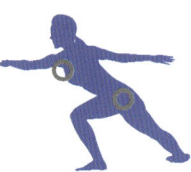

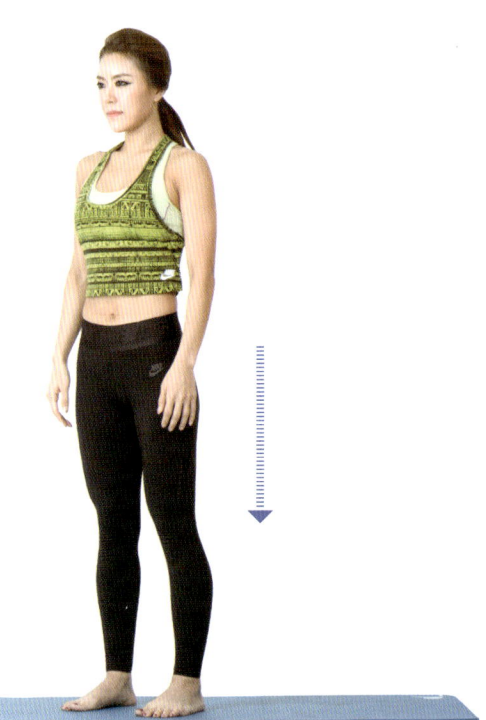

**1**

양발은 모으고 정면을 보고 서서 왼쪽 무릎을 가볍게 굽히며 왼쪽 엉덩이에 체중을 실어둔다. 몸을 왼쪽으로 비틀면서 오른손과 오른발로 반원을 그리며 뻗어준다. 이때 오른발 측면이 지면에 닿게 한다.

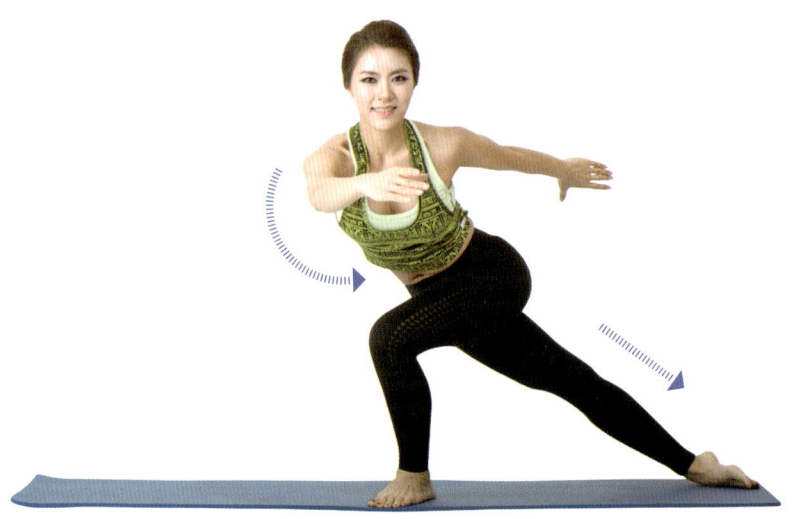

DYNAMIC STRETCH

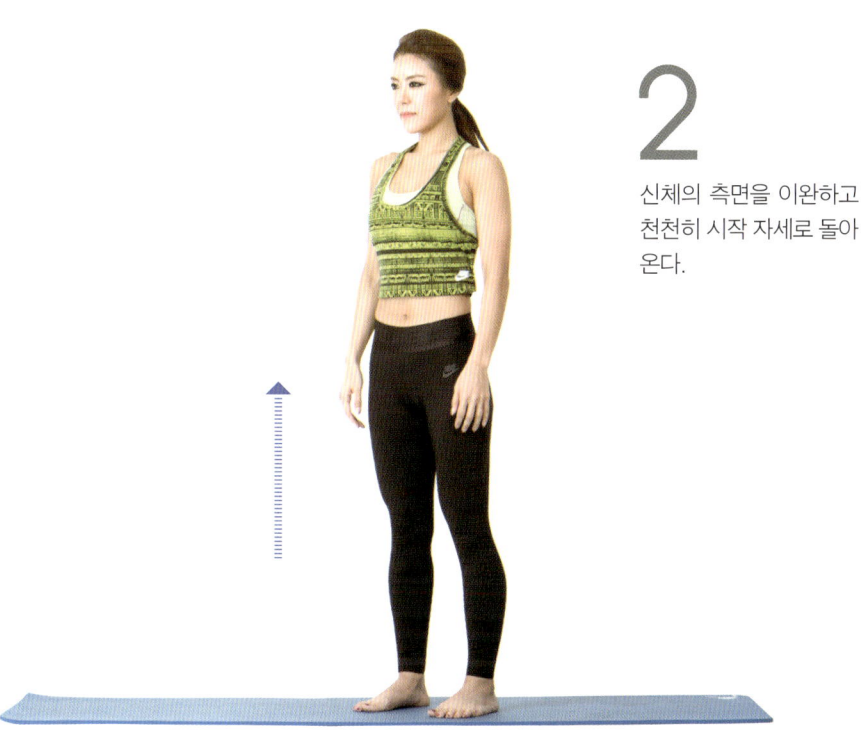

**2** 신체의 측면을 이완하고 천천히 시작 자세로 돌아온다.

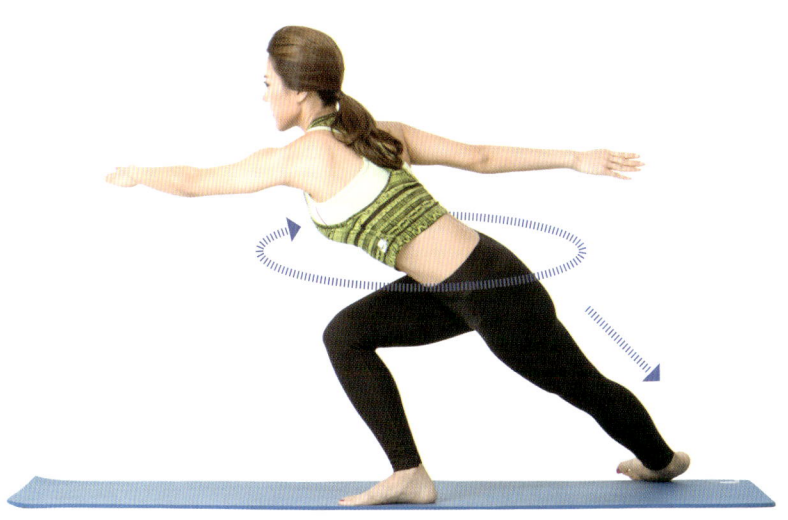

**3** 반대쪽도 같은 방법으로 좌우 10회 실시한다. 상완삼두근부터 비골근까지 이완되는 것을 느끼며 천천히 동작을 반복한다.

# WARM UP ② 다이내믹 스트레칭

## 발끝 팔꿈치 닿고 몸 비틀기
### HIGH LUNGE - ELBOW TO TOE WITH ROTATING

난이도 ■□□□□  횟수 좌우 8회

이완 부위
흉부 가동성, 고관절 가동성

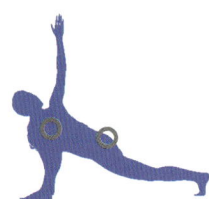

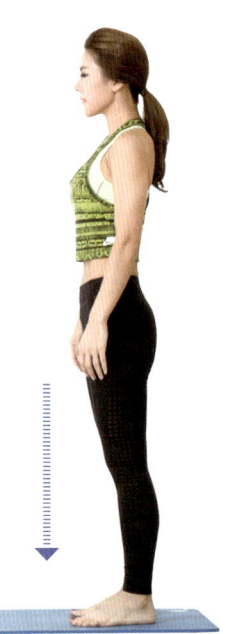

**1** 정면을 보고 서서 왼쪽 무릎을 굽히며 다리를 앞으로 크게 내딛고 오른쪽 무릎은 편다.

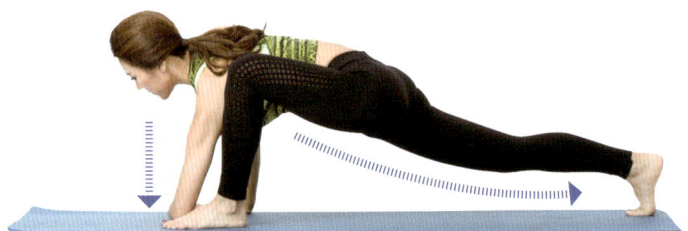

**2** 상체를 숙여 왼쪽 팔꿈치를 왼쪽 발끝에 닿게 한다. 오른쪽 고관절 굴곡근과 왼쪽 둔근, 광배근을 이완한다.

DYNAMIC STRETCH

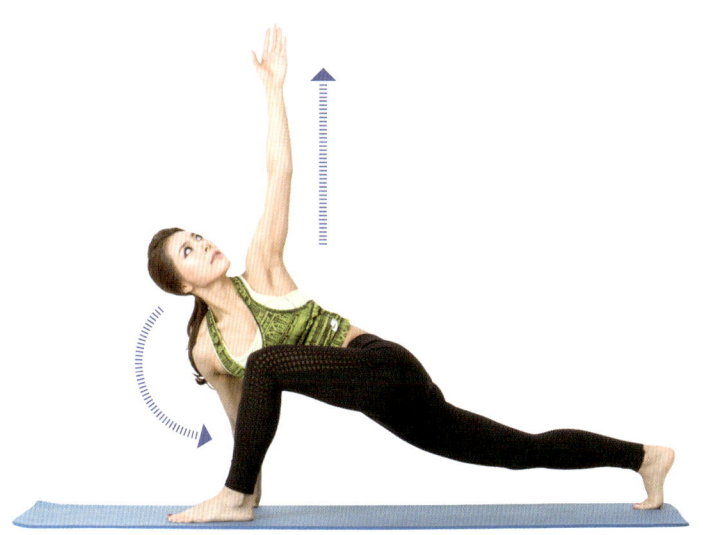

**3**
천천히 몸을 회전해 왼손이 하늘을 향하게 하여 흉곽을 이완한다.

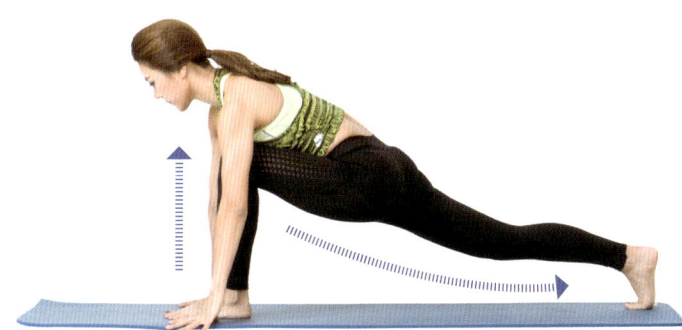

**4**
왼발로 지면을 차는 힘으로 시작 자세로 돌아온다. 반대쪽도 같은 방법으로 하고 좌우 8회 반복한다.

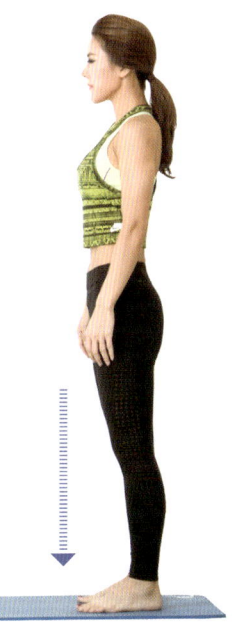

# WARM UP ② 다이내믹 스트레칭

## 손으로 걷기
### HAND WALKING

이완 부위
흉부 가동성, 고관절 가동성

난이도 ■□□□□   횟수 10회

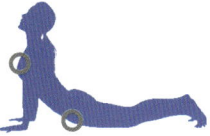

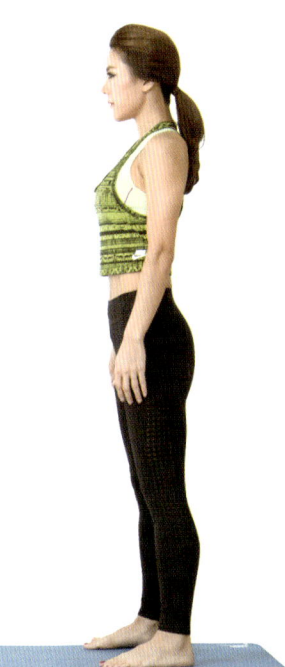

**1** 다리는 어깨보다 넓게 벌리고 정면을 보고 선다.

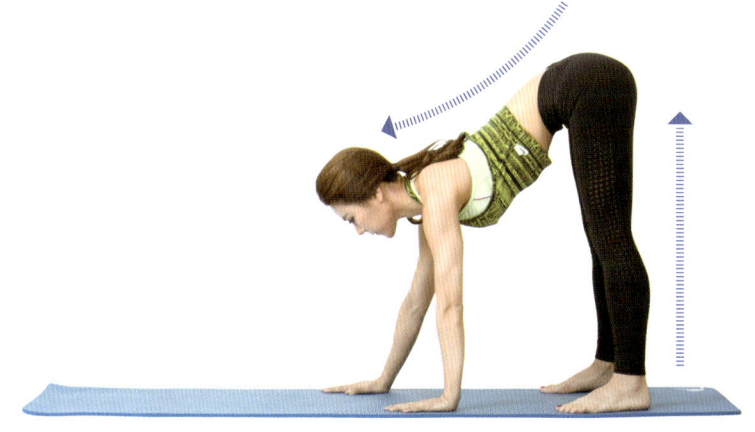

**2** 무릎은 완전히 펴고 상체를 숙여 천천히 손으로 걷는다.

DYNAMIC STRETCH

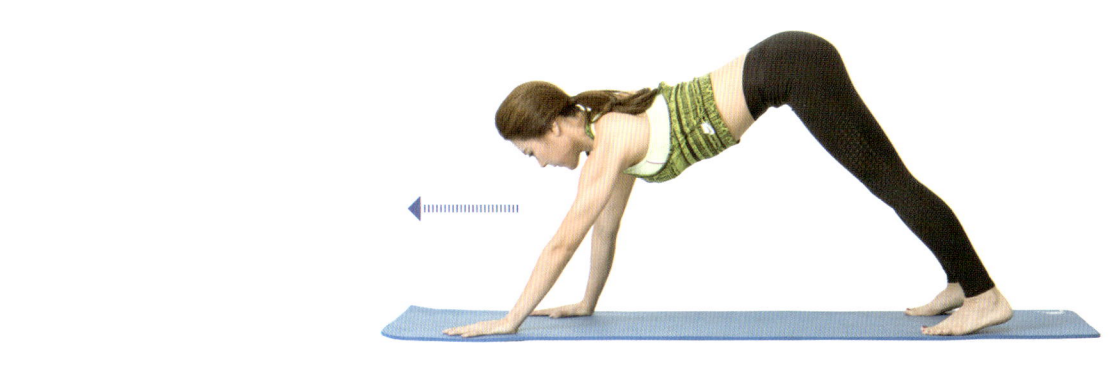

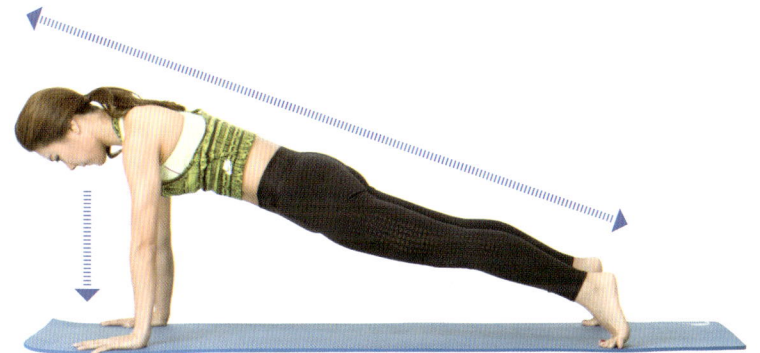

## 3
뒤통수부터 발뒤꿈치가 일직선이 되었을 때, 양손은 어깨 아래에 위치한다.

## 4
천천히 고관절 굴곡근을 이완하여 스트레칭한다.

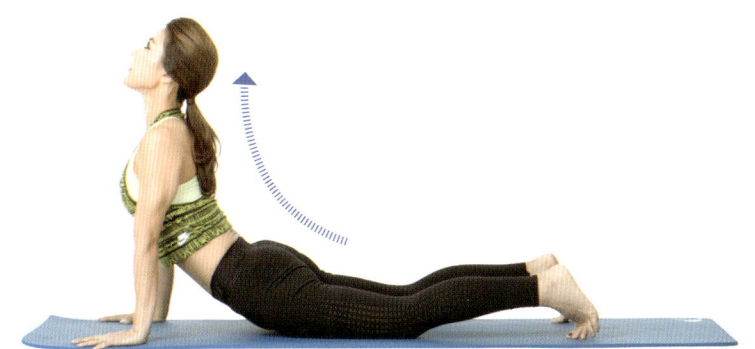

# WARM UP ② 다이나믹 스트레칭

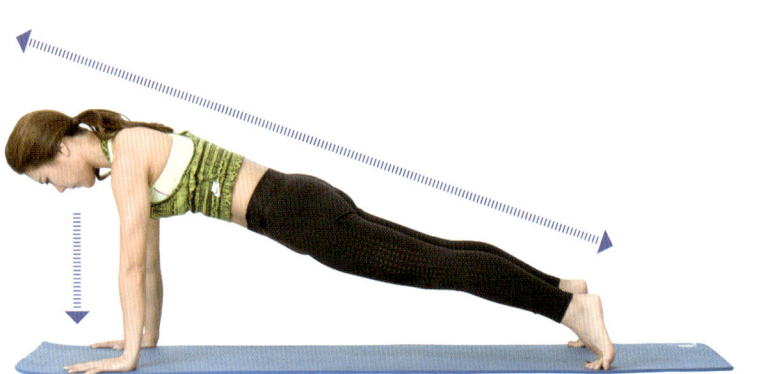

## 5

다시 무릎을 완전히 펴고 손을 이용해 천천히 뒤로 걸으며 고관절 신전근을 이완한다. 시작 자세로 돌아와 양손을 머리 위로 든다. 같은 방법으로 동작을 10회 반복한다.

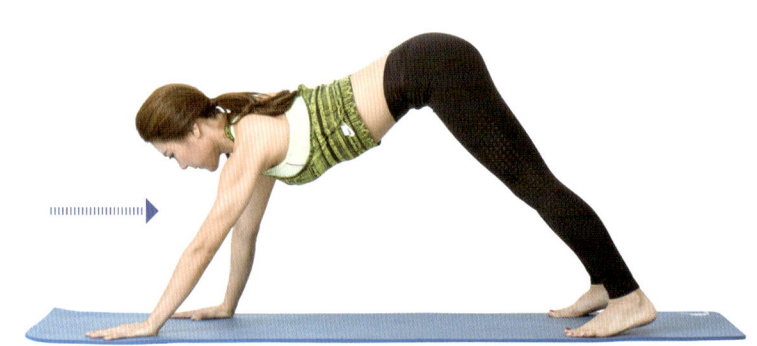

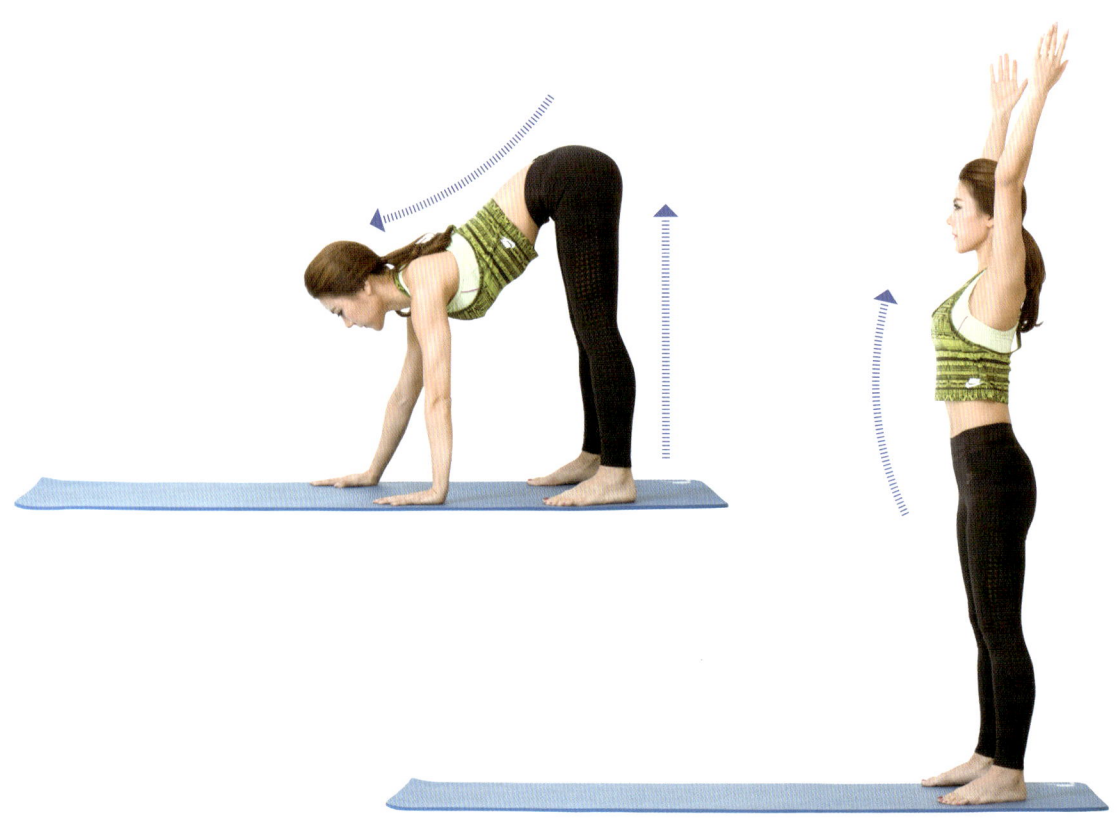

# 상체 숙여 T자 만들기
### INVERTED HAMSTRING

DYNAMIC STRETCH

이완 부위
힙로딩, 고관절 가동성

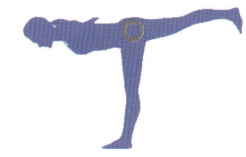

난이도 ■□□□  횟수 좌우 10회

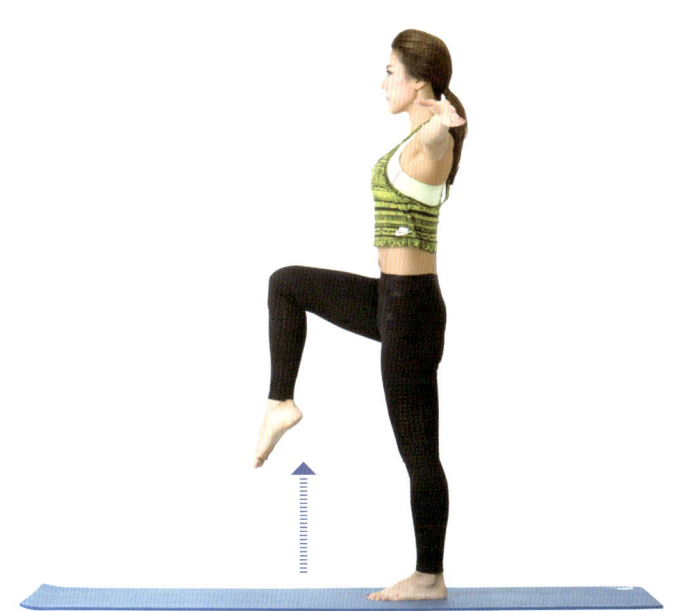

**1**
정면을 보고 서서 양손은 옆으로 뻗고 오른쪽 고관절과 무릎을 굽혀 대퇴부가 몸과 90도가 되게 한다.

**2**
몸의 중심을 잡고 천천히 상체를 숙이면서 오른쪽 다리를 펴 뒤통수부터 발뒤꿈치가 일직선이 될 때까지 상체를 숙인다. 이때 들고있는 발끝은 지면을 향하고, 슬괵근의 이완과 지지하는 엉덩이의 신장성 수축을 느끼며 동작한다. 천천히 시작 자세로 돌아와 같은 방법으로 10회 반복하고 반대쪽도 실시한다.

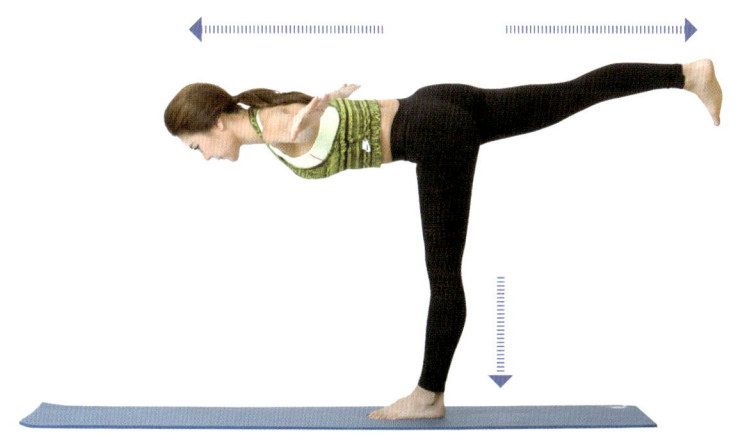

# STEP. 1

## 안정성 코어 운동

안정성 코어 근육 단련

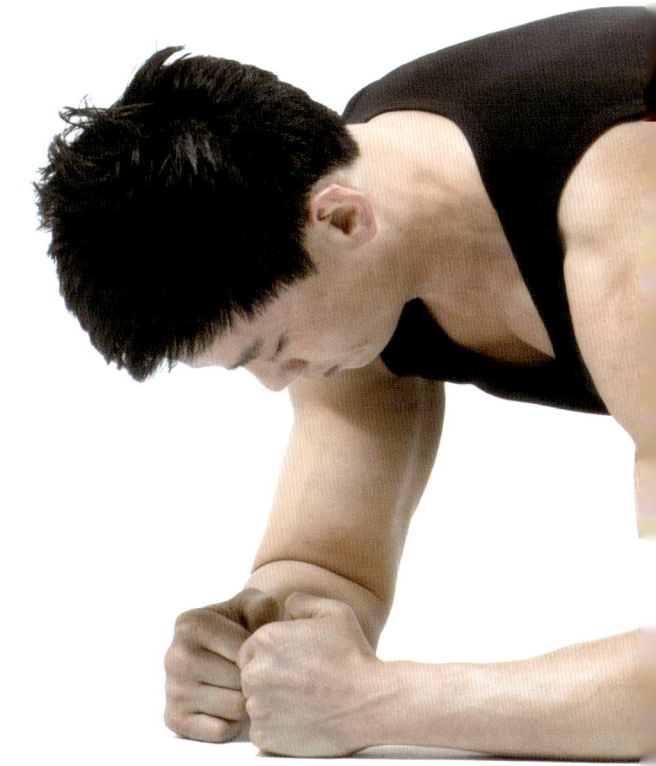

STABILITY CC

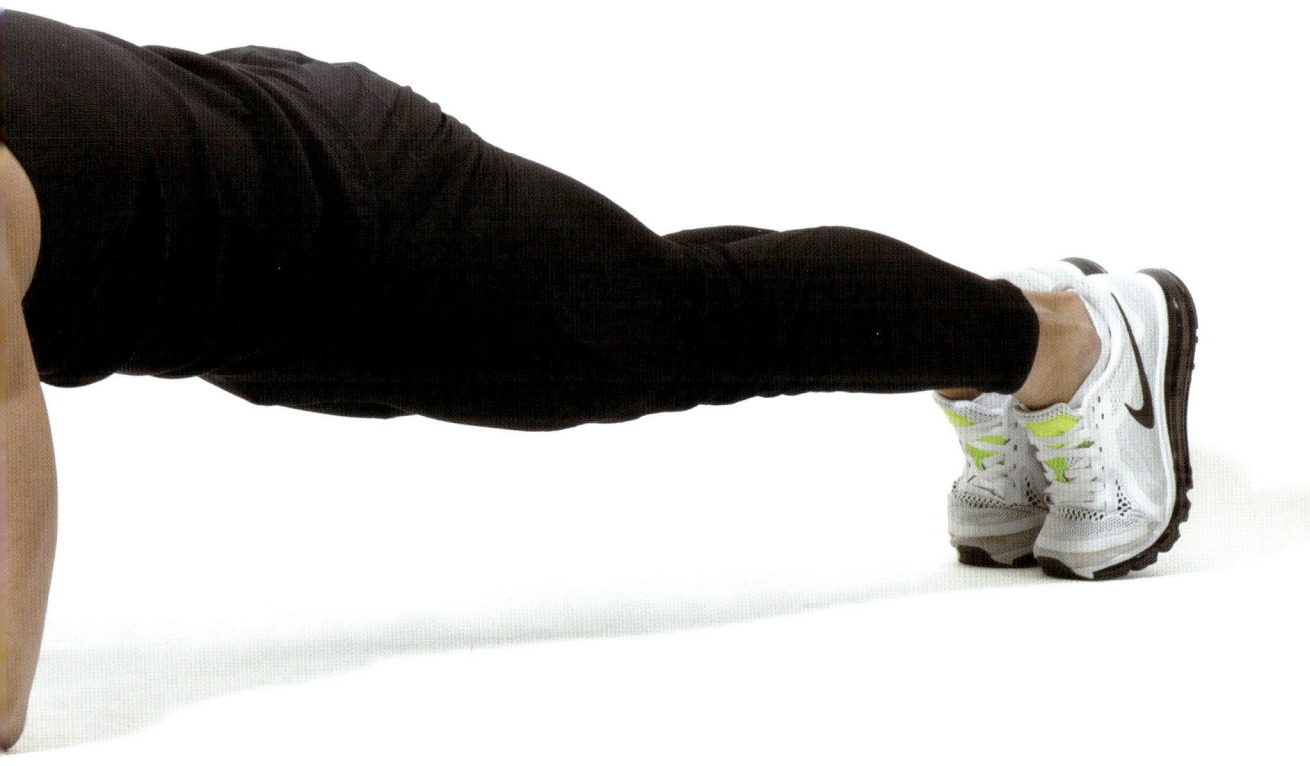

RE EXERCISES

코어 운동
1단계

# 안정성 코어 운동

STABILITY CORE EXERCISES

지금까지 몸을 풀었다면 이제부터는 본격적인 코어 운동에 들어간다. 먼저 척추를 안정시켜 자세를 유지하는 버티기 동작을 통해 안정성 근육을 강화해보자.

자가근막이완 운동으로 근육과 근막을 이완하고 다이내믹 스트레칭으로 체온 증가와 관절의 가동성을 확보하였다. 여기까지 잘 수행했다면 이제 본 운동을 시작해도 좋은 상태가 되었을 것이다.

지금부터는 본격적으로 코어 운동을 시작할 것이다. 앞서 코어에는 안정성 근육과 가동성 근육이 있다고 했는데 먼저 안정성 코어운동을 배워보자. 안정성 코어가 활성화되어야 우리 몸에서 중심을 잡는 힘이 강해지기 때문에 어떤 운동을 하더라도 부상의 위험이 줄어든다. 안정근은 외부로부터의 저항(중력, 체중, 중량)과 신체 움직임에서 척추를 안정시키고 자세를 유지, 조절하기 위해 주동근보다 빠르게 반응한다. 안정성 근육은 코어 깊은 곳에 위치해 있으며 지구성 활동에 동원되고 주로 지근섬유(ST섬유)가 사용된다. 우리가 흔히 아는 윗몸일으키기, 누워 다리 들어올리기 동작과 다르게 대부분이 버티는 동작이다. 안정성 근육의 기능이 떨어진 사람은 외부의 저항에 쉽게 무너지고 넘어지는 등 부상의 위험에 노출되어 있다.

이번 장에서는 안정성 운동으로 부상을 예방하고 신체를 효율적으로 사용하여 보다 강하게 만드는 방법을 알아본다.

코어 운동의 중요성을 알고 있는 사람들은 기본 코어 운동인 플랭크, 사이드 플랭크 동작을 많이 한다. 그러나 많은 사람이 힘을 제대로 쓰지 못하고 동작만 따라 하는 경우가 많다. 잘못된 자세로 인해 허리 강화를 위한 운동이 허리를 망치는 운동이 될 수도 있는 것이다. 안정성 코어 운동을 시작하기 전에 한 동작으로 코어에 힘을 주는 방법을 배워보자.

운동선수들을 자세히 살펴보면 힘을 쓰기 직전이 가장 안정적이고 힘을 잘 쓸 수 있는 자세에 있다. 이 자세는 고관절과 무릎, 발목을 가볍게 굽혀 체중을 낮춘 자세이다. 한번 생각해 보자. 탁구, 농구, 배구, 테니스, 축구 등 구기 종목의 운동선수들은 공을 보며 빠르게 반응하기 위해 앞서 말한 세 관절을 가볍게 굽혀 체중을 낮추고 있지 않은가?

한겨울 지면이 얼어붙은 빙판길을 걸을 때도 우리는 자연스럽게 몸을 낮춰 걷는다. 이와 같이 운동선수들의 시작 자세로 코어에 힘을 주는 것을 배워볼 것이다. 웨이트 트레이닝 중 중량을 들어 올리거나 일상에서 물건을 들어 올릴 때 역시 마찬가지다. 이때 관절이 완전히 펴져 있으면 주위 근육이 활성화되지 못해 관절에 부담이 될 수 있다. 힘을 쓸 때는 관절을 가볍게 굽혀두는 것을 명심하자.

# STEP. 1 　안정성 코어 운동

## 애슬레틱 레디 포지션 위드 푸시
### ATHLETIC READY POSITION WITH PUSH

운동 부위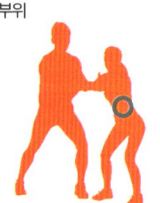

난이도 ■□□□□ ｜ 30초~1분 / 1 set + 30초 휴식 + 30초~1분 / 2 set + 30초 휴식 + 30초~1분 / 3 set

### 파트너

파트너는 좌우, 앞뒤 등 다양한 방향으로 저항을 준다. 저항은 5~8초 정도 주고 방향을 바꾼다. 저항은 운동하는 사람의 자세가 흐트러질 정도로 너무 세게 주지 않도록 한다.

**TIP**
안정성 코어 운동할 때는 항상 외부의 저항을 이길 수 있도록 전신에 힘을 주는 것을 기억하자.

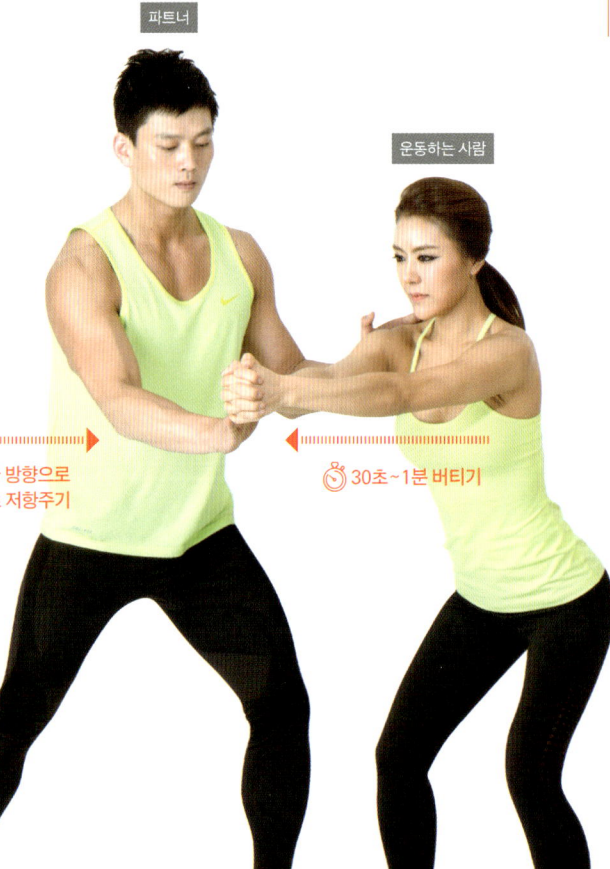

다양한 방향으로 5~8초 저항주기

30초~1분 버티기

### 운동하는 사람

다리는 어깨너비로 벌린 후 양손을 마주 잡고 가슴 앞 정면으로 든다. 고관절과 무릎, 발목을 가볍게 굽혀 체중을 낮추고 자신이 가장 안정적으로 느끼는 자세를 잡는다. 척추를 곧게 펴고 파트너가 주는 저항을 버티며 30초~1분간 자세를 유지한다.

## STABILITY CORE EXERCISES

### NG!

오른쪽 사진과 같이 외부에서 저항이 들어올 때 밀리거나 중심이 흔들리면 안 된다. 안정성 코어 운동 동작은 자세를 취했을 때 이와 같은 외부 저항을 이겨낼 수 있어야 한다. 각 동작을 흉내만 내는 것이 아니라 전신에 힘을 주어 버티는 것이 중요하고 어떻게 힘을 줘야 하는지 몸으로 느껴야 한다.

호흡은 동작이 흐트러지지 않고 복부에 긴장이 풀리지 않도록 천천히 짧게 들이마시고 내쉬도록 한다.

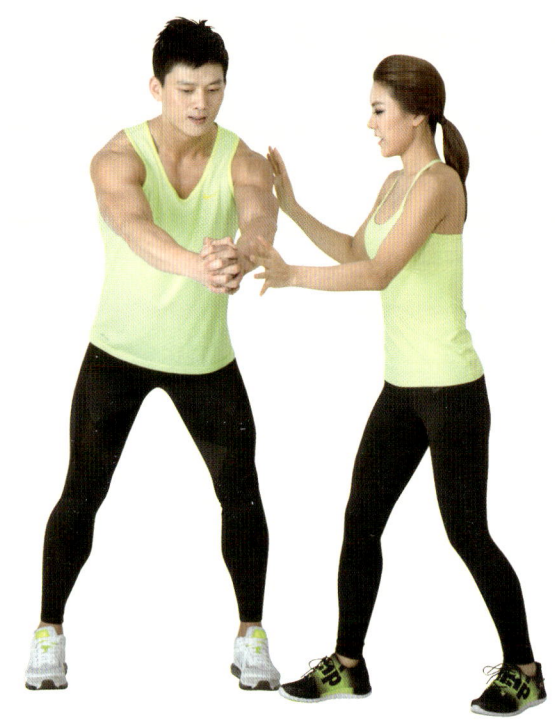

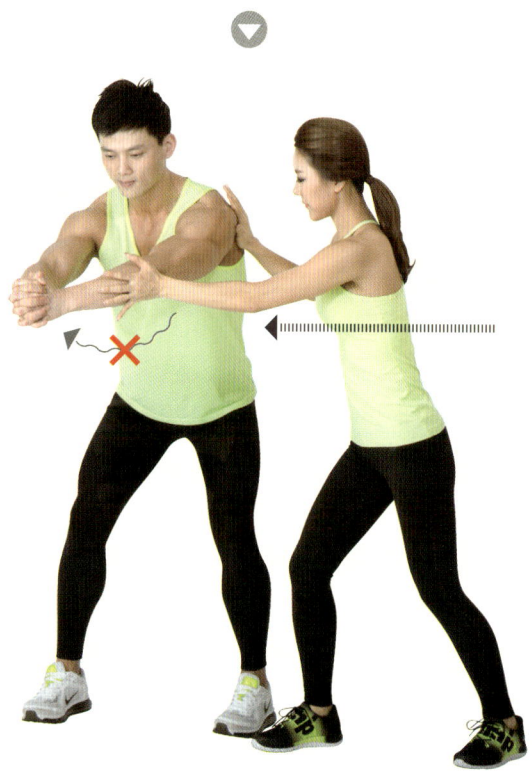

# STEP. 1  안정성 코어 운동

## 베이식 플랭크
**BASIC PLANK**

운동 부위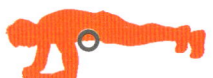

난이도 ■■□□□  |  20초~1분 / 1 set  +  30초 휴식  +  20초~1분 / 2 set  +  30초 휴식  +  20초~1분 / 3 set

### 1
팔꿈치는 어깨 아래에 두고 양다리를 뻗어서 엎드린다. 몸에 힘을 줘 골반을 들어 뒤통수부터 발뒤꿈치까지 일직선이 되게 한다. 이때 턱을 당겨 시선은 바닥을 향하게 하고 머리를 들거나 숙이지 않도록 한다.

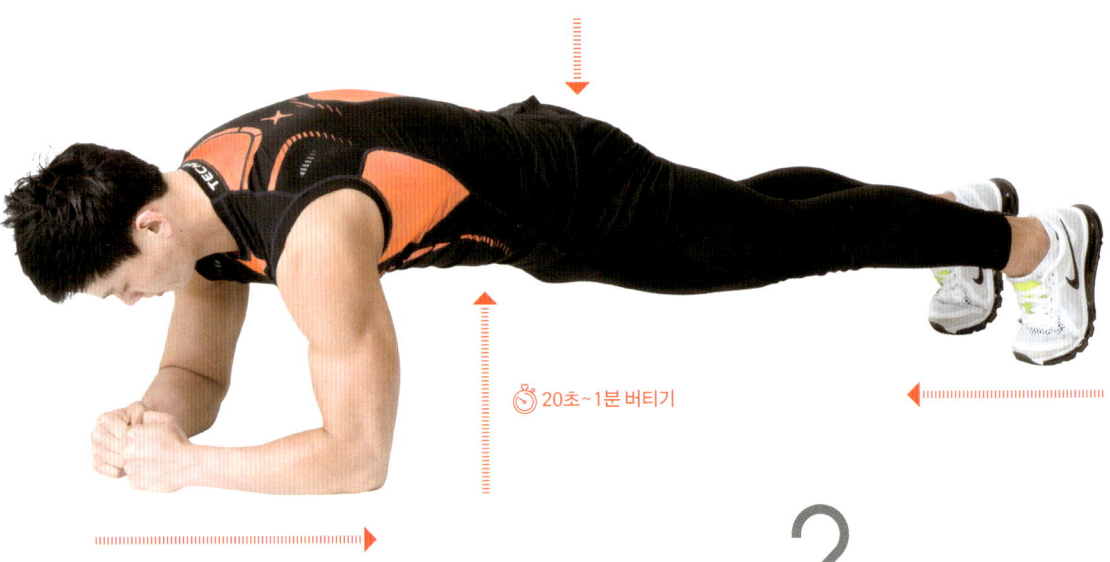

20초~1분 버티기

### 2
복부와 둔근, 광배근, 대퇴사두근을 수축하여 자세를 유지하며 버틴다. 양팔과 양발이 몸의 중심 쪽으로 당기는 듯이 힘이 들어가야 한다. 개인의 체력에 따라 20초~1분간 바른 자세를 유지하고 버틴다.

**TIP**
동작할 때 괄약근에 힘을 주고 외부의 저항이 있어도 흔들리지 않는다는 생각으로 버틴다.

STABILITY CORE EXERCISES

# 네발 엎드려 버티기
QUADRUPED KNEE LIFT

운동 부위

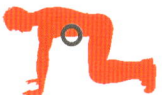

난이도 ■□□□   30초~1분 / 1 set   +   30초 휴식   +   30초~1분 / 2 set   +   30초 휴식   +   30초~1분 / 3 set

**1**

양손은 어깨 아래에 두고, 양 무릎은 골반 아래에 두고 엎드린다. 귀와 어깨는 서로 붙지 않게 하고 견갑골도 붙지 않게 양손으로 바닥을 밀어준다.

**TIP**
머리부터 꼬리뼈까지 일직선이 된다는 생각으로 자세를 유지하고 복부를 항상 긴장한다.

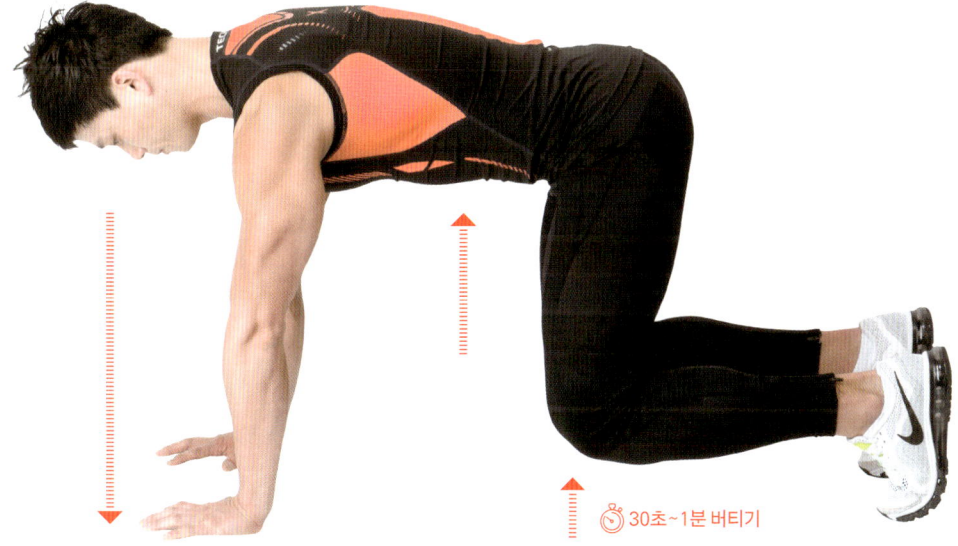

30초~1분 버티기

**2**

복부에 긴장을 하고 무릎을 바닥으로부터 약간 들어 올린다. 개인의 체력에 따라 30초~1분간 바른 자세를 유지한다.

# STEP. 1 안정성 코어 운동

## 무릎 대고 엎드려 손발 엇갈려 들기
### OPPOSITE ARM LEG LIFT

운동 부위

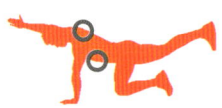

난이도 ■■□□□ | 30초~1분 / 1 set + 30초 휴식 + 30초~1분 / 2 set + 30초 휴식 + 30초~1분 / 3 set

**1**
양손은 어깨 아래에 두고, 무릎은 골반 아래에 두고 엎드린다.

**TIP**
동작할 때 몸이 흔들리지 않게 주의하고 손과 발의 높이가 같도록 유지한다.

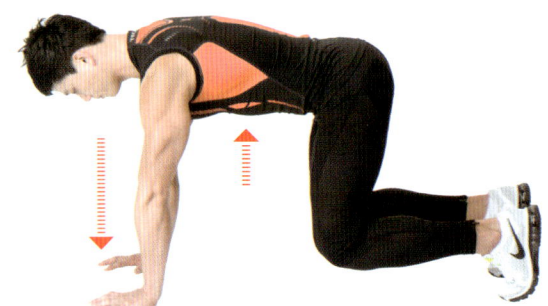

**2**
오른손과 왼쪽 다리를 지면과 수평이 되게 들어 올린다. 이때 엄지손가락은 하늘을 향하게 하고 발끝은 몸 쪽으로 당겨준다.

30초~1분 버티기

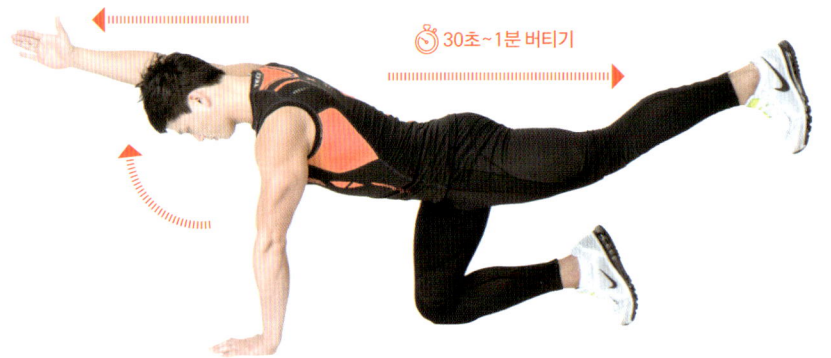

**3**
개인의 체력에 따라 30초~1분간 바른 자세를 유지하고 반대쪽도 같은 방법으로 한다.

30초~1분 버티기

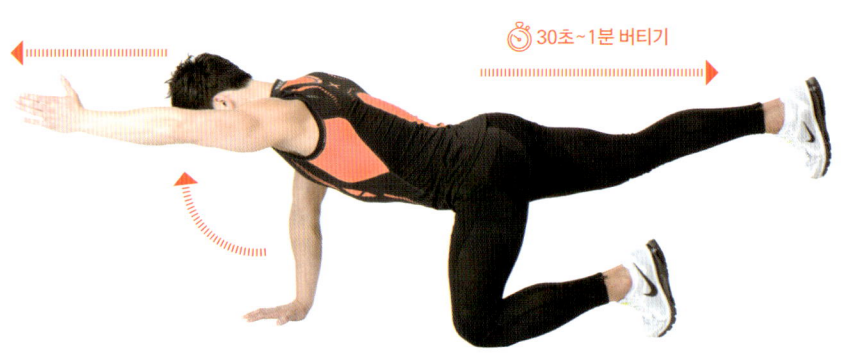

# STABILITY CORE EXERCISES

# 사이드 플랭크
## SIDE PLANK

운동 부위

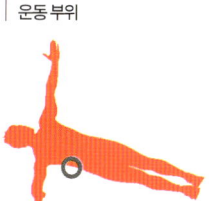

난이도 ■■□□ | 30초~1분 / 1 set + 30초 휴식 + 30초~1분 / 2 set + 30초 휴식 + 30초~1분 / 3 set

## 1
팔꿈치는 어깨 아래에 두고 측면으로 누워 양발은 겹쳐둔다. 몸에 힘을 줘 복사뼈부터 어깨까지 일직선이 되도록 만든다.

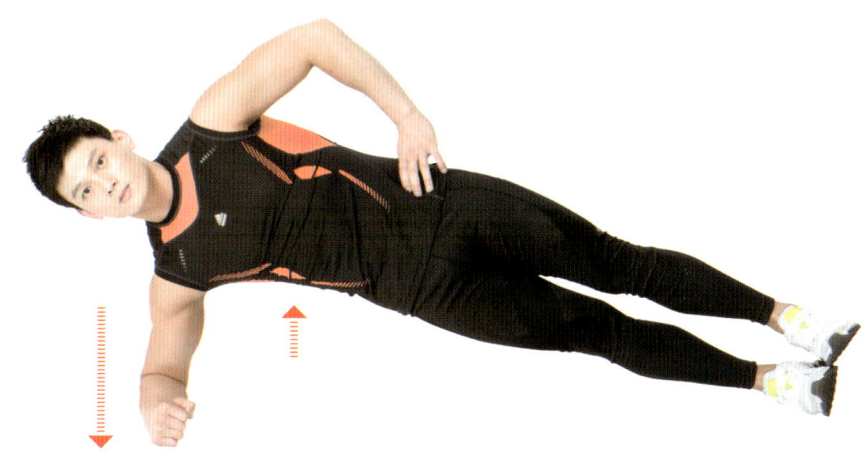

## 2
왼팔은 하늘을 향하게 뻗고 시선은 손끝을 본다. 이때 지지하는 팔의 어깨와 귀가 붙지 않도록 주의하고, 턱은 몸쪽으로 당긴다. 몸 아래쪽 측면에 자극을 느끼며 버틴다.

30초~1분 버티기

## 3
개인의 체력에 따라 30초~1분간 바른 자세를 유지하고 반대쪽도 같은 방법으로 한다.

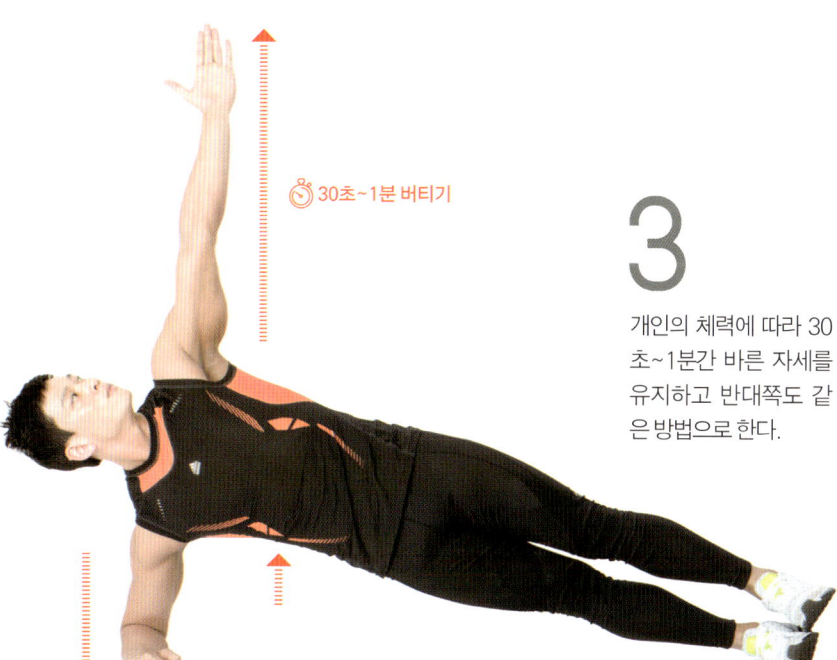

**TIP**
동작할 때 엉덩이가 아래로 떨어지지 않게 주의하고, 동작이 힘든 경우 무릎을 90도 굽혀 무릎으로 지면을 지지하여 동작한다.

# STEP. 1  안정성 코어 운동

# 리버스 플랭크
## REVERSE PLANK

운동 부위

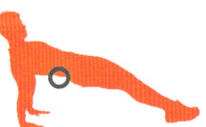

난이도 ■■□□

🏋 30초~1분 / 1 set + 💓 30초 휴식 + 🏋 30초~1분 / 2 set + 💓 30초 휴식 + 🏋 30초~1분 / 3 set

**1**
바닥에 엉덩이를 대고 앉아 다리를 붙여 앞으로 뻗고 양손은 엉덩이 뒤 지면에 둔다.

**2**
둔부와 허리에 힘을 줘 골반을 들어 올려 발등부터 가슴까지 일직선을 만든다. 이때 발바닥은 지면에 붙인다.

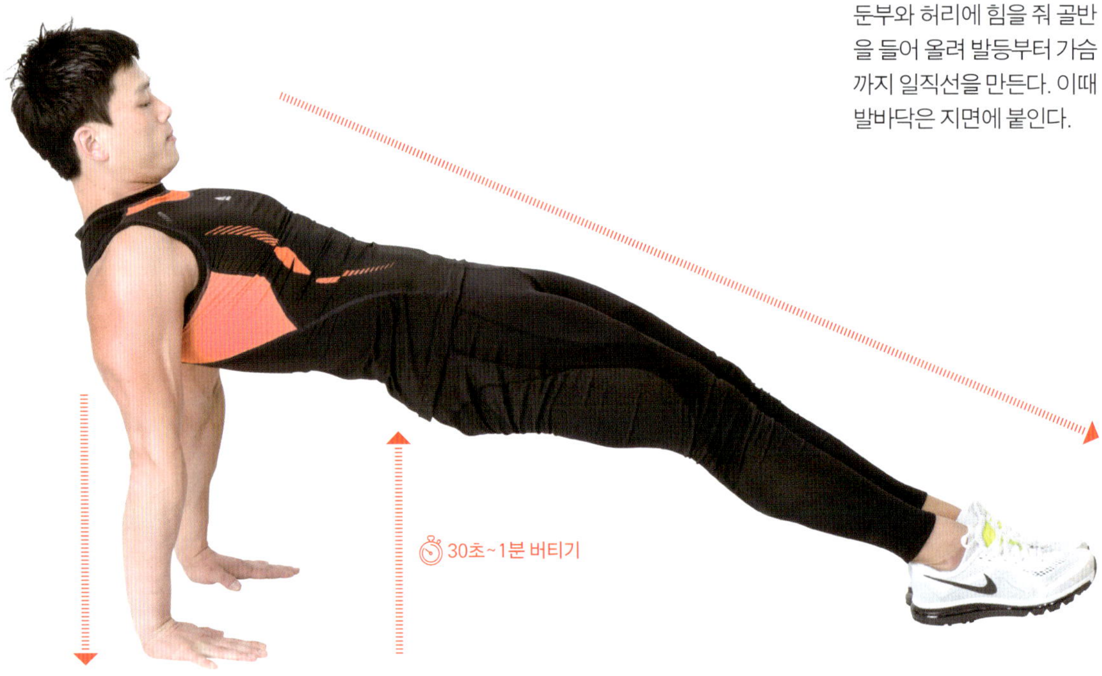

⏱ 30초~1분 버티기

**3**
개인의 체력에 따라 30초~1분 바른 자세를 유지한다.

**TIP**
손목에 통증을 느끼거나 동작이 힘든 경우 팔을 90도 굽혀 팔꿈치를 지면에 두고 동작한다.

STABILITY CORE EXERCISES

# 레그 업도미널 프레스 홀드
LEG ABDOMINAL PRESS HOLD

운동 부위

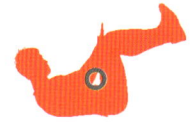

난이도 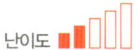　　20초~1분 / 1 set　+　30초 휴식　+　20초~1분 / 2 set　+　30초 휴식　+　20초~1분 / 3 set

**TIP**
동작 시 복부를 지면 쪽으로 누른다는 느낌으로 버티고 허리가 지면에 완전히 붙어 땅을 누르는 느낌으로 동작한다.

**1**
바닥에 등을 대고 누워 무릎은 90도 굽혀 대퇴부와 몸이 90도가 되게 들어 올린다.

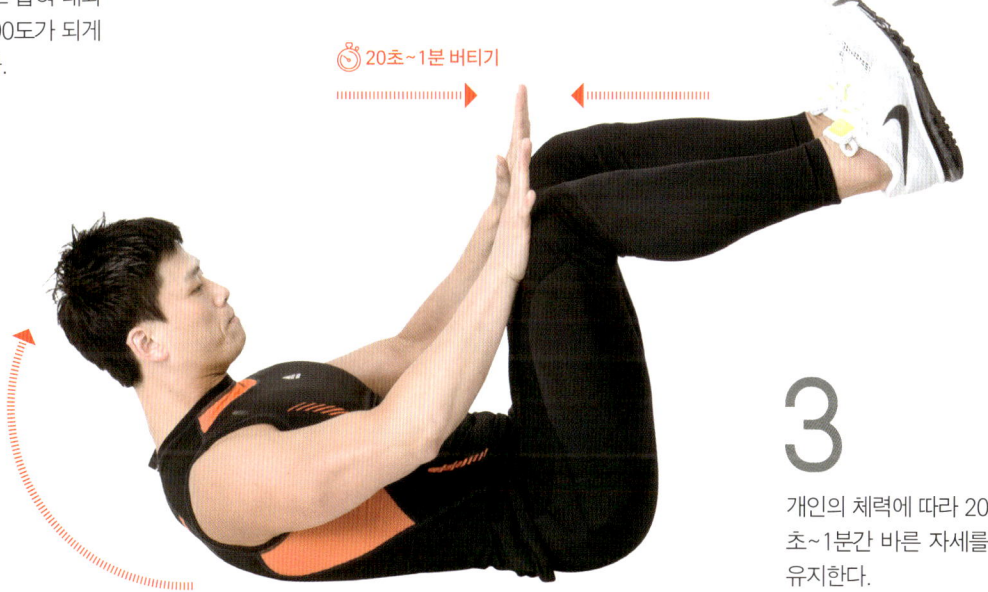

20초~1분 버티기

**3**
개인의 체력에 따라 20초~1분간 바른 자세를 유지한다.

**2**
턱은 당기고 상체를 든다. 이때 양손은 무릎에 두고 무릎과 양손을 서로 밀며 버티기를 한다.

# STEP. 1   안정성 코어 운동

# 힙 브릿지
**HIP BRIDGE**

운동 부위

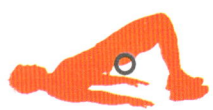

난이도 ■□□□□    🏋 30초~1분 / 1 set   +   💓 30초 휴식   +   🏋 30초~1분 / 2 set   +   💓 30초 휴식   +   🏋 30초~1분 / 3 set

**1**
양발은 어깨너비로 벌리고 바닥에 등을 대고 누워 양손은 엉덩이 옆에 둔다. 발은 골반 너비로 벌리고 무릎을 90도 굽혀 발을 몸 쪽으로 가져온다.

**2**
둔근에 힘을 줘 골반을 들어 몸과 대퇴부가 일직선이 되게 한다. 이때 발뒤꿈치로 지면을 밀어 엉덩이의 수축에 집중한다.

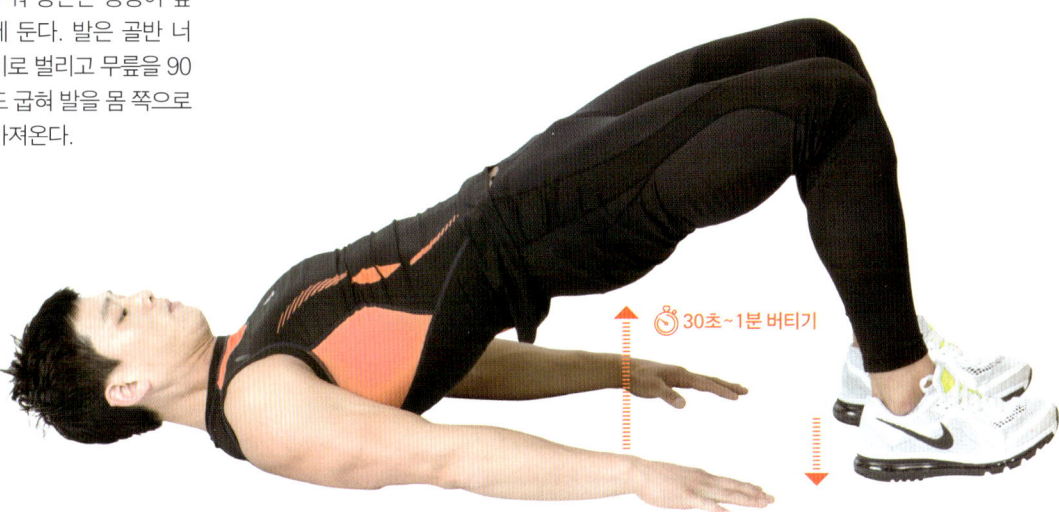

⏱ 30초~1분 버티기

**3**
개인의 체력에 따라 30초~1분간 바른 자세를 유지한다.

**TIP**
버티기 동작 시 엉덩이의 수축에 집중하고 허벅지 뒤쪽에는 가능하면 힘이 들어가지 않도록 한다.

STABILITY CORE EXERCISES

# 무릎 대고 상체 기울이기
## THIGH ROCK-BACK

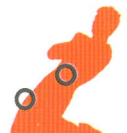
운동 부위

난이도 ▮▮▯▯ | 20초~1분 / 1 set + 30초 휴식 + 20초~1분 / 2 set + 30초 휴식 + 20초~1분 / 3 set

**1**
양손은 가슴 앞에 두고 무릎을 굽혀 지면에 앉는다.

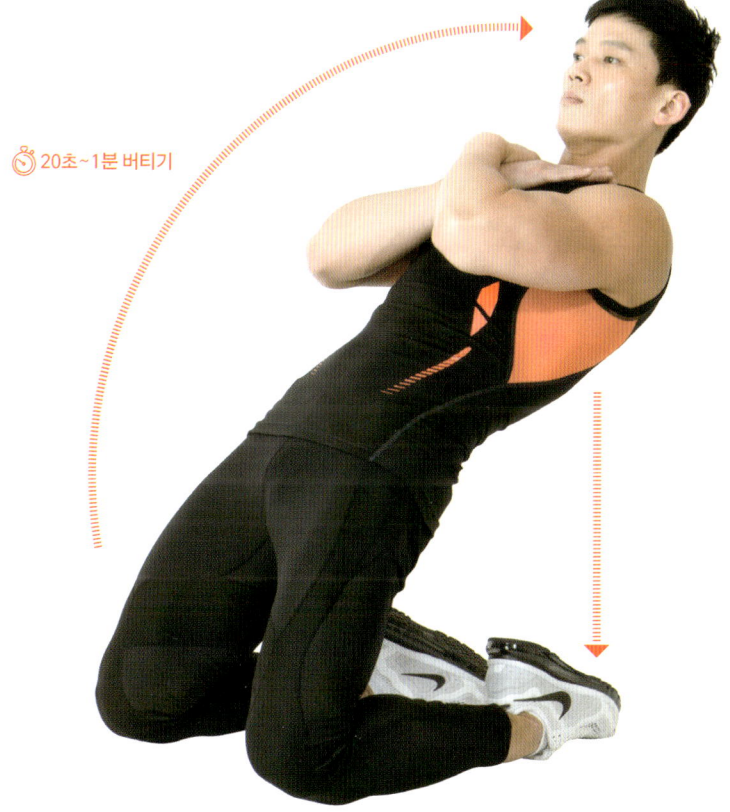

20초~1분 버티기

**2**
허벅지와 몸이 지면과 90도 되게 하고 몸에 힘을 줘 상체를 뒤로 기울인다.

**3**
대퇴부 전면과 복부에 자극을 느끼며 20초~1분간 자세를 유지한다.

**TIP**
버티기 동작 시 고관절이 굽혀지지 않게 유지하고 허리에 부담이 되는 사람은 상체의 기울기를 조절해 동작한다.

# STEP. 1    안정성 코어 운동

## 머리로 서기
**SUPPORTED HEADSTAND**

운동 부위

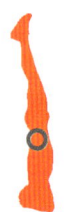

난이도 ▰▰▰▰▱    🏋 20초~1분 / 1 set  +  💓 30초 휴식  +  🏋 20초~1분 / 2 set  +  💓 30초 휴식  +  🏋 20초~1분 / 3 set

**1**

양손과 전완부는 지면에 두고 머리는 손과 가깝게 지면에 둔다.

**TIP**

동작 시 양 팔꿈치와 머리에 체중을 분산해 중심을 잡고 몸이 흔들리지 않게 허리, 복부, 엉덩이에 힘을 줘 버틴다. 동작이 어려운 경우 벽에 등을 대고 실시하도록 한다.

⏱ 20초~1분 버티기

**2**

몸 중심을 상체에 두고 천천히 발을 들어 올린다. 이때 견갑골 주위 근육을 활성화한다. 몸과 대퇴부에 힘을 줘 20초~1분간 바른 자세를 유지한다.

STABILITY CORE EXERCISES

# 어깨로 서기
**SHOULDER STAND**

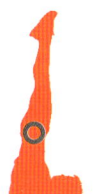
운동 부위

난이도 ■■■□□  🏋 20초~1분 / 1 set  +  ♥ 30초 휴식  +  🏋 20초~1분 / 2 set  +  ♥ 30초 휴식  +  🏋 20초~1분 / 3 set

## 1
지면에 등을 대고 누워 무릎을 굽혀 발은 엉덩이와 가깝게 당긴다. 몸을 굴리며 다리를 들어 올려서 어깨에 체중을 싣고 몸을 일직선으로 만든다. 이때 양손으로 허리를 받쳐준다.

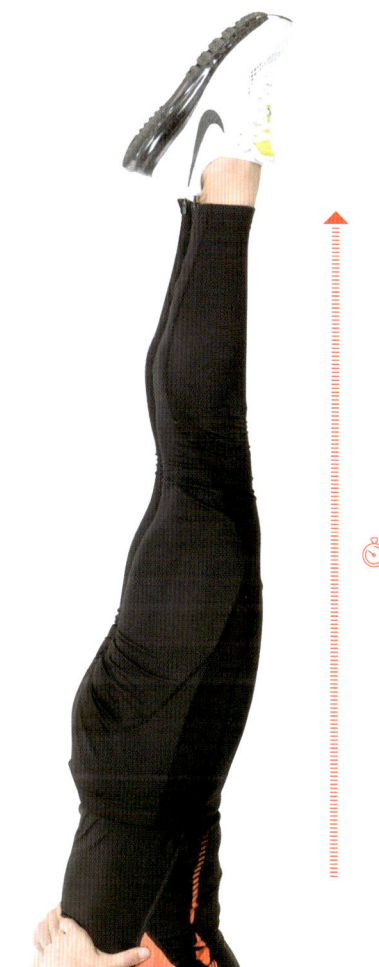

⏱ 20초~1분 버티기

**TIP**
조금 더 강도를 높이기 위해서는 양손을 지면에 두고 버티기를 한다.

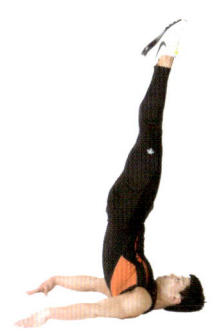

## 2
몸과 엉덩이, 허벅지에 힘을 줘 몸을 곧게 펴서 20초~1분간 자세를 유지한다.

# STEP. 1  안정성 코어 운동

# 두루미 자세
CRANE POSE

운동 부위

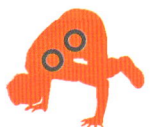

난이도 ▮▮▮▮▯

10~30초 / 1 set + 30초 휴식 + 10~30초 / 2 set + 30초 휴식 + 10~30초 / 3 set

## 1
지면에 손바닥을 두고 등을 둥글게 말아 무릎을 상완에 올리고 발뒤꿈치를 든다.

## 2
천천히 중심을 앞으로 향하게 하고 발이 지면에서 떨어지게 한다. 이때 시선은 바닥을 향한다.

⏱ 10~30초 버티기

## 3
견갑대와 몸에 힘을 줘 양 손바닥으로 체중을 들고 10~30초간 바른 자세를 유지하며 버틴다.

**TIP**
동작할 때 견갑골이 모이지 않게 주의하고 귀와 어깨는 멀어지게 한다.

# STABILITY CORE EXERCISES

# 물구나무서기
## HANDSTAND

난이도   |  10~20초 / 1 set  +  30초 휴식  +  10~20초 / 2 set  +  30초 휴식  +  10~20초 / 3 set

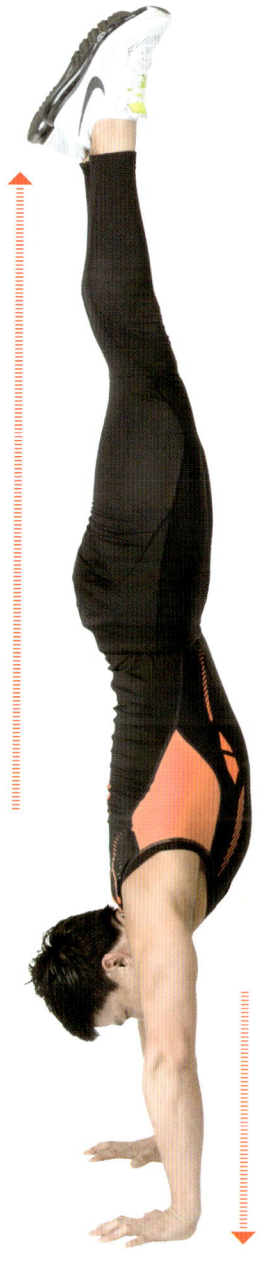

**1**
정면을 보고 서서 양팔이 귀 옆에 오도록 머리 위로 뻗는다. 양팔이 귀 옆에 붙어 있는 자세는 물구나무서기 마지막 동작까지 유지한다.

**2**
왼발을 한 발 크게 내딛으며 상체를 숙이고 양손은 어깨너비로 지면을 짚는다. 이때 오른쪽 다리로 지면을 참과 동시에 왼쪽 다리도 같이 지면을 밀어준다.

10~20초 버티기

### TIP
물구나무서기는 처음부터 쉽게 따라할 수는 없는 동작이다. 그렇기 때문에 벽을 이용해 다리를 차는 연습을 먼저 하고 다리 차기가 잘 된다면 벽에 다리를 대고 물구나무서기를 한다.
그다음에 배가 벽과 마주 보게 해서 벽을 밟아 올라가면서 물구나무서기를 연습한다. 이때 배가 벽과 최대한 가까워지게 한다. 항상 허리가 과신전되지 않게 허리와 복부, 엉덩이에 힘을 주고 동작을 실시한다. 벽에 배를 대고 물구나무서기가 1분 정도 가능하면 그냥 물구나무서기를 연습한다.

**3**
물구나무서기 동작에서 시선은 양손 끝의 중앙을 보고 이때 어깨가 무너지지 않게 양손으로 지면을 계속 밀어준다.

**4**
전신에 힘을 줘 자세가 무너지지 않게 유지하고 특히 허리와 복부에 힘을 줘 허리가 과신전되지 않게 주의한다.

# STEP. 2

# 움직임 코어 운동

안정성 코어 근육의 강화

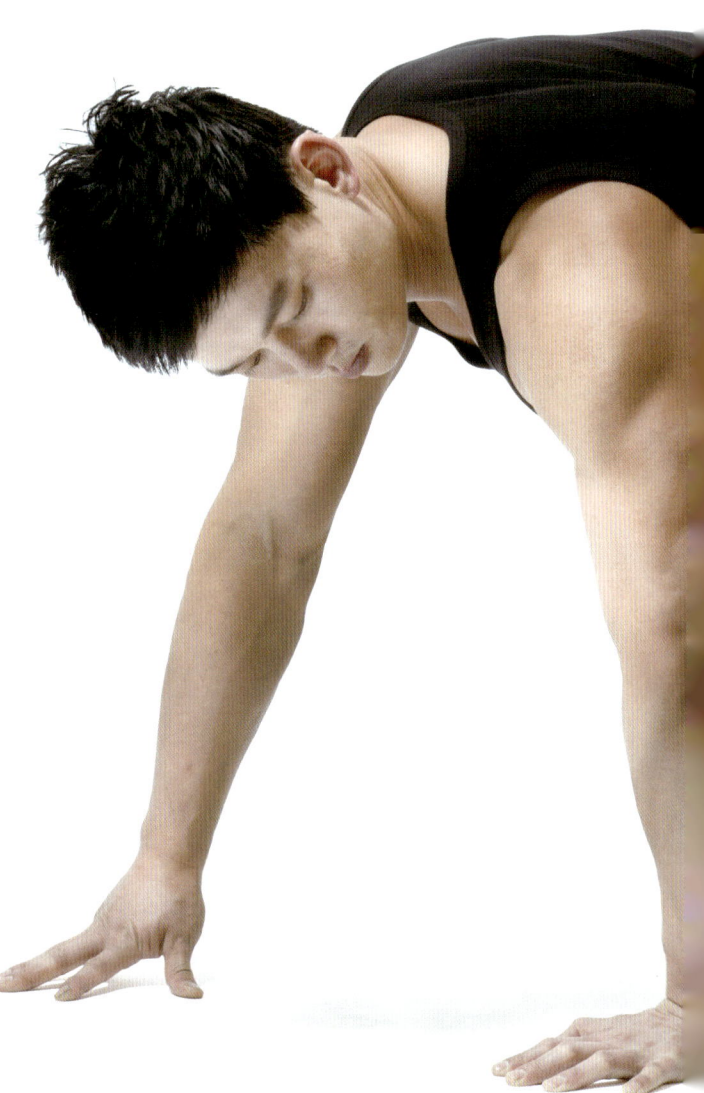

MOVEMENT CO

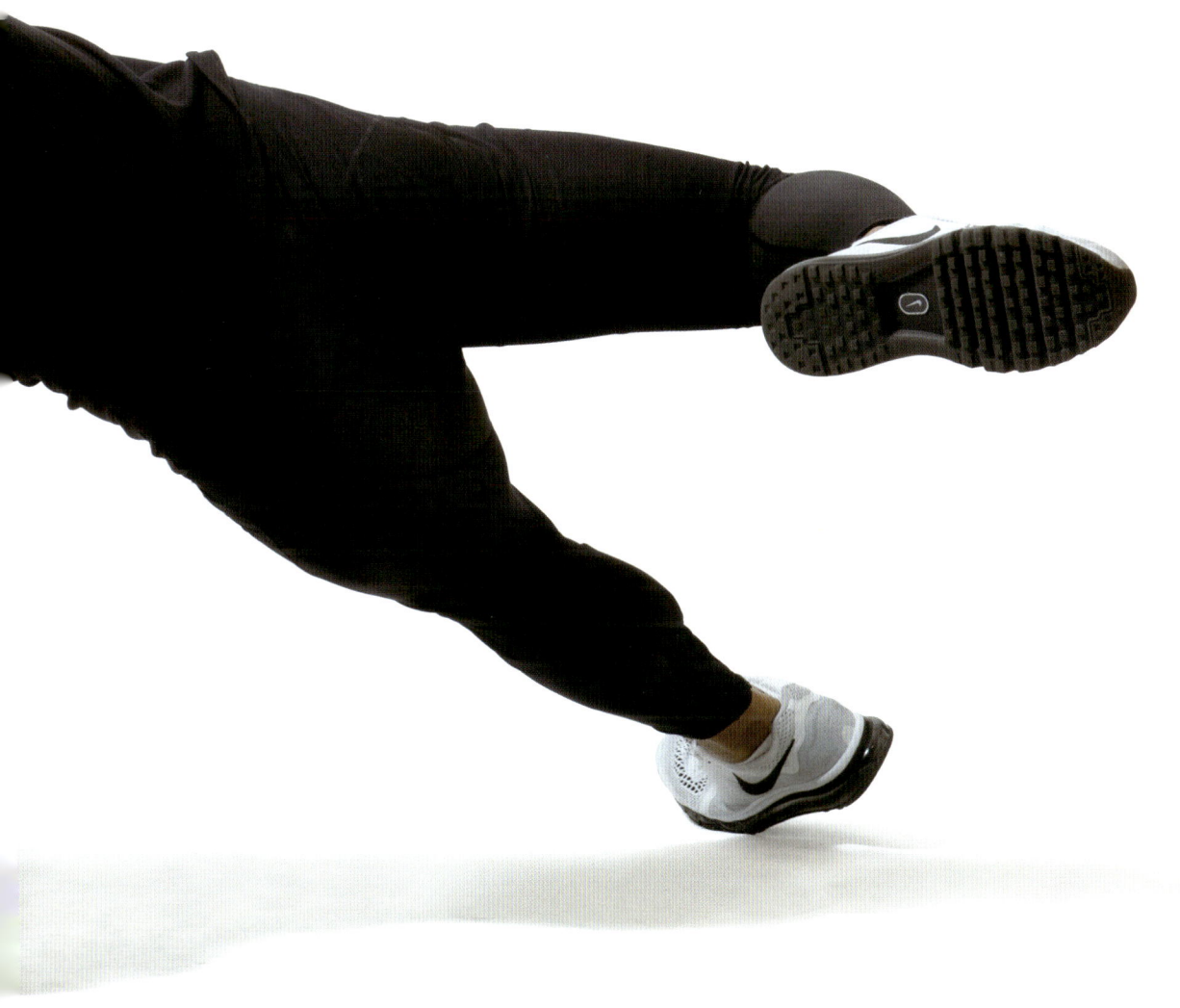

코어 운동
2단계

# 움직임 코어 운동

## MOVEMENT CORE EXERCISES

앞에서 단련한 안정성 코어 근육을 더 강하게 단련하는 단계이다. 신체를 움직여서 더 많은 자극을 주어 코어를 활성화시키자.

앞 장의 안정성 코어 운동을 바탕으로 이번 장에서는 자세를 바르게 유지하면서 신체를 움직여 난이도를 높이고 코어에 더 많은 자극을 주는 동작들을 배울 것이다. 코어를 안정화시킨 상태에서 천천히 팔과 다리를 움직이면 안정성 코어 운동과는 다른 새로운 자극을 느끼게 될 것이다.

안정성 코어 운동 단계에서 몸 전체에 힘을 느끼며 동작을 시행했다면 이번에는 몸의 나선형 근육의 활성화를 느끼며 동작을 한다. 한 손 또는 한 발이 지면에서 떨어지면 불안정한 상황이 되어 더 많은 코어 근육이 활성화되고, 중심을 잡기 위해 나선형으로 힘이 전달되어 밸런스 능력도 향상될 것이다.

움직임 코어 운동은 코어의 안정화를 유지하면서 견관절과 고관절의 움직임을 만들어 코어 근육의 더 많은 활성화를 이끌어내는 것이 목적이다. 각 동작은 천천히 시행하는 것이 효과적이며 팔, 다리를 들고 내릴 때 최소 2~5초 정도 천천히 동작한다.

개인의 체력에 따라 동작을 1회 시행하는데 걸리는 시간이 달라질 수 있다. 호흡은 자세가 흐트러지지 않는 범위에서 자연스럽게 실시한다.

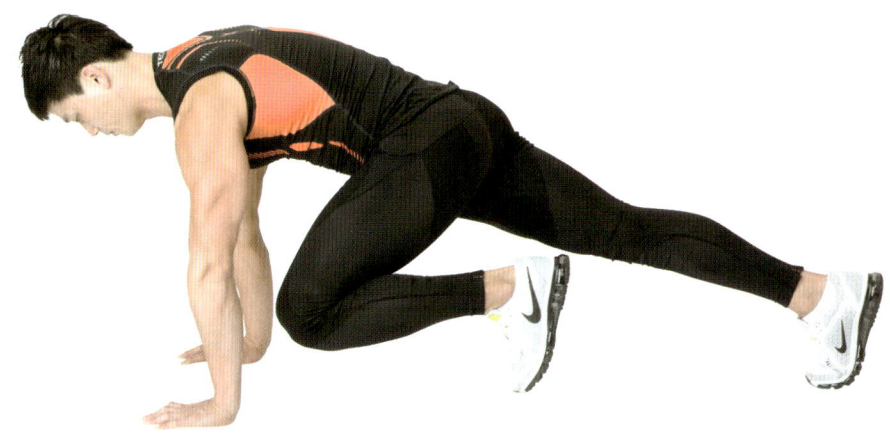

# STEP. 2 움직임 코어 운동

# 베이식 플랭크 포지션 운동
## BASIC PLANK POSITION EXERCISE

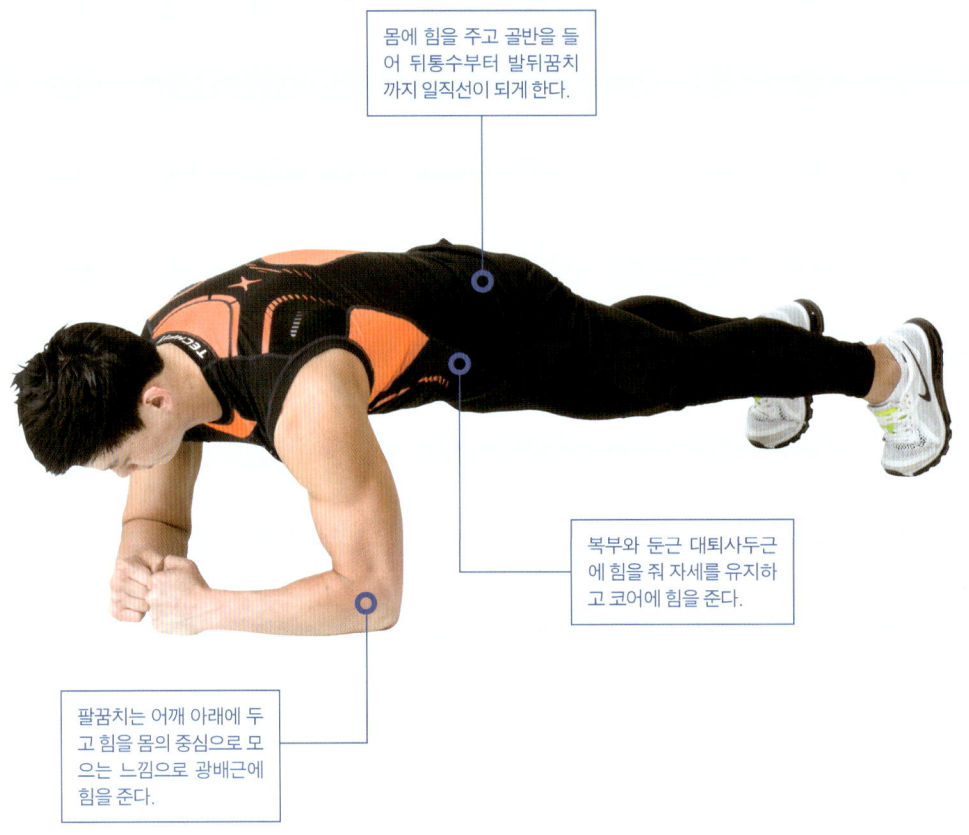

몸에 힘을 주고 골반을 들어 뒤통수부터 발뒤꿈치까지 일직선이 되게 한다.

복부와 둔근 대퇴사두근에 힘을 줘 자세를 유지하고 코어에 힘을 준다.

팔꿈치는 어깨 아래에 두고 힘을 몸의 중심으로 모으는 느낌으로 광배근에 힘을 준다.

### 베이식 플랭크 포지션 운동 시 주의 사항

1 동작 시 복부에 힘을 줘 허리가 아래로 처지지 않도록 주의한다.
2 동작 시 견갑골이 들리지 않게 주의한다.
3 턱은 몸 쪽으로 당기고 귀와 어깨가 붙지 않도록 한다.
4 팔과 다리의 힘이 몸의 중심으로 모아지는 느낌으로 힘을 줘야 한다.

# MOVEMENT CORE EXERCISES

## 플랭크 위드 숄더 탭
### PLANK WITH SHOULDER TAP

운동 부위

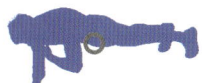

난이도 | 좌우 8~12회 / 1 set + 30초 휴식 + 좌우 8~12회 / 2 set + 30초 휴식 + 좌우 8~12회 / 3 set

**1** 플랭크 포지션을 잡고 자세를 유지하면서 왼손으로 오른쪽 어깨를 터치한다.

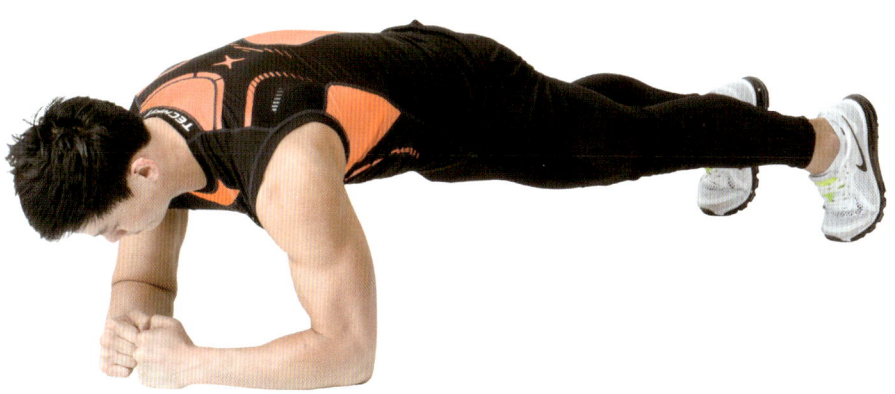

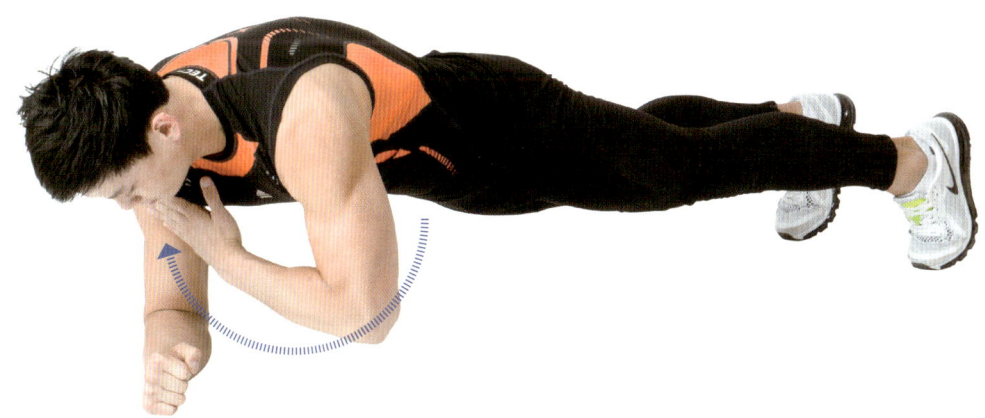

# STEP. 2  움직임 코어 운동

## 2

다시 천천히 시작 자세로 돌아가 오른손으로 왼쪽 어깨를 터치한 후 좌우 8~12회 동작을 반복한다.
동작할 때 몸이 흔들리지 않게 주의하고 지면을 지지하고 있는 팔에서 반대쪽 다리로 연결되는 힘을 느끼며 동작한다.

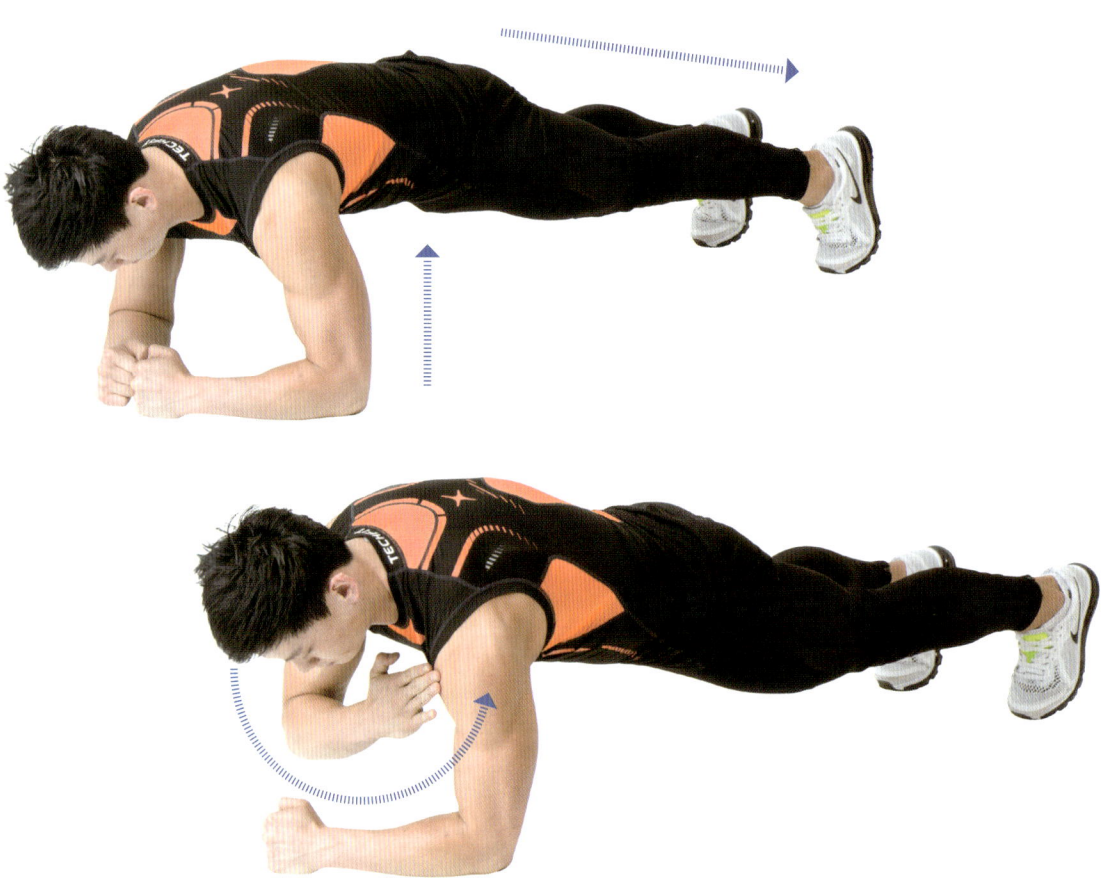

## 3

개인의 체력에 따라 좌우 8~12회씩 반복한다.

MOVEMENT CORE EXERCISES

# 플랭크 위드 원 암 레이즈
PLANK WITH ONE ARM RAISE

운동 부위

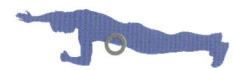

| 난이도 ■■□□ | 좌우 8~12회 / 1 set | + 30초 휴식 + | 좌우 8~12회 / 2 set | + 30초 휴식 + | 좌우 8~12회 / 3 set |

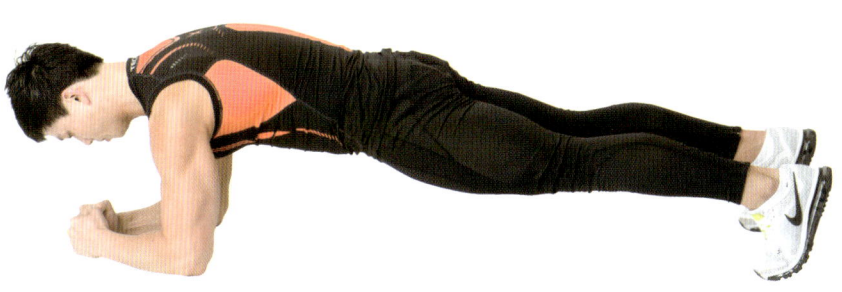

**1**
플랭크 포지션에서 왼팔을 귀 옆까지 천천히 들어 올린다. 지면을 지지하고 있는 오른팔에서 왼쪽 다리까지 힘이 전달되는 것을 느낀 후 천천히 시작 자세로 돌아온다.

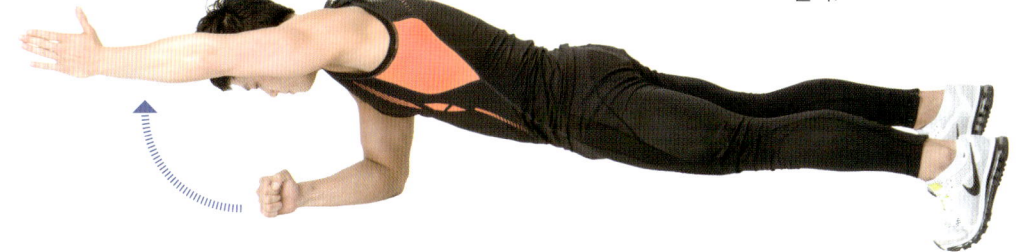

**2**
오른팔을 귀 옆까지 천천히 들어 올려 지면을 지지하고 있는 왼팔에서 오른쪽 다리까지 힘이 전달되는 것을 느끼며 시작 자세로 돌아온다. 같은 방법으로 개인의 체력에 따라 좌우 8~12회 동작을 반복한다.

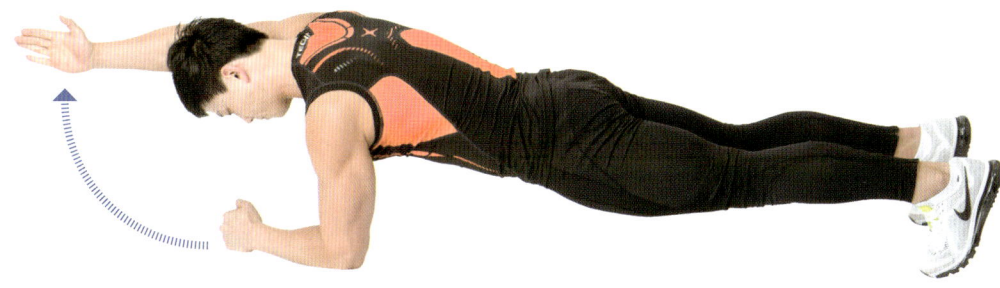

# STEP. 2  움직임 코어 운동

# 플랭크 위드 레그 리프트
## PLANK WITH LEG LIFT

운동 부위

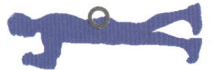

난이도 ▪▪▫▫ | 좌우 8~12회 / 1 set + 30초 휴식 + 좌우 8~12회 / 2 set + 30초 휴식 + 좌우 8~12회 / 3 set

**1**

플랭크 포지션에서 복부와 둔근, 대퇴사두근에 힘을 줘 자세를 유지하고 왼쪽 다리를 천천히 든다. 다리를 들 때 발끝은 몸 쪽으로 당기고 무릎은 완전히 편다.

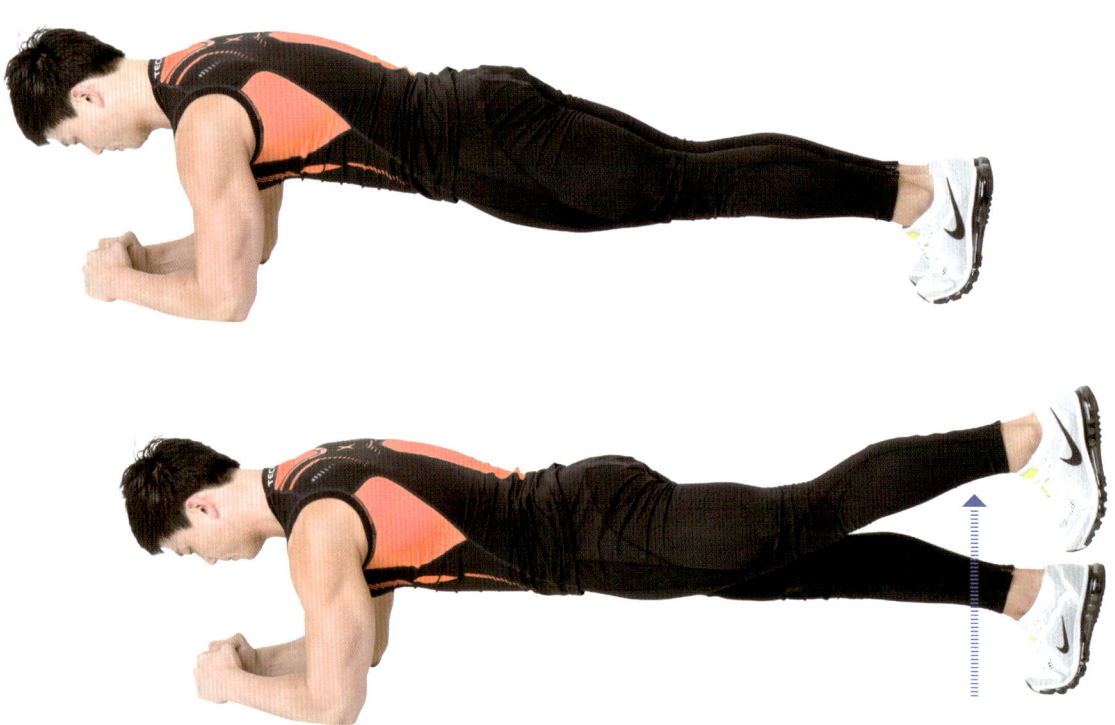

## MOVEMENT CORE EXERCISES

**2**
둔부에 충분한 수축을 느낀 후 천천히 시작 자세로 돌아가 반대쪽도 같은 방법으로 동작을 한다. 개인의 체력에 따라 좌우 8~12회 동작을 반복한다.

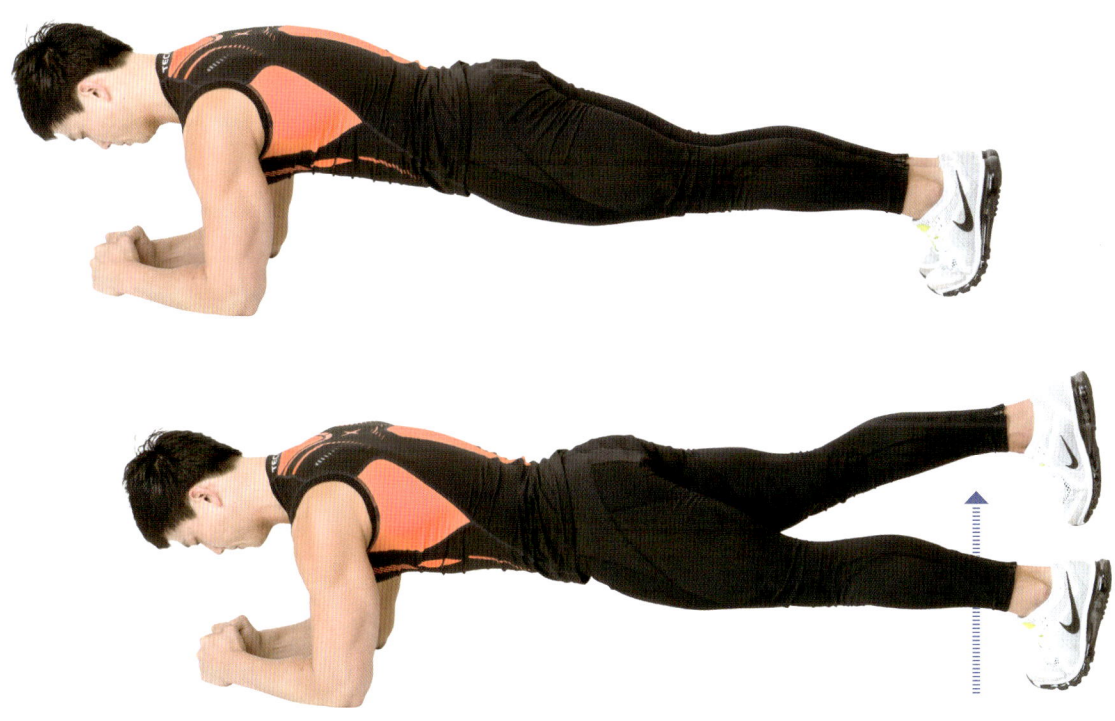

# STEP. 2　움직임 코어 운동

## 플랭크 위드 아웃워드 니 킥
### PLANK WITH OUTWARD KNEE KICK

운동 부위

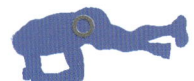

난이도 ■■□□　|　좌우 8~12회 / 1 set　+　30초 휴식　+　좌우 8~12회 / 2 set　+　30초 휴식　+　좌우 8~12회 / 3 set

**1** 플랭크 포지션에서 자세를 유지하고 왼쪽 다리를 든다.

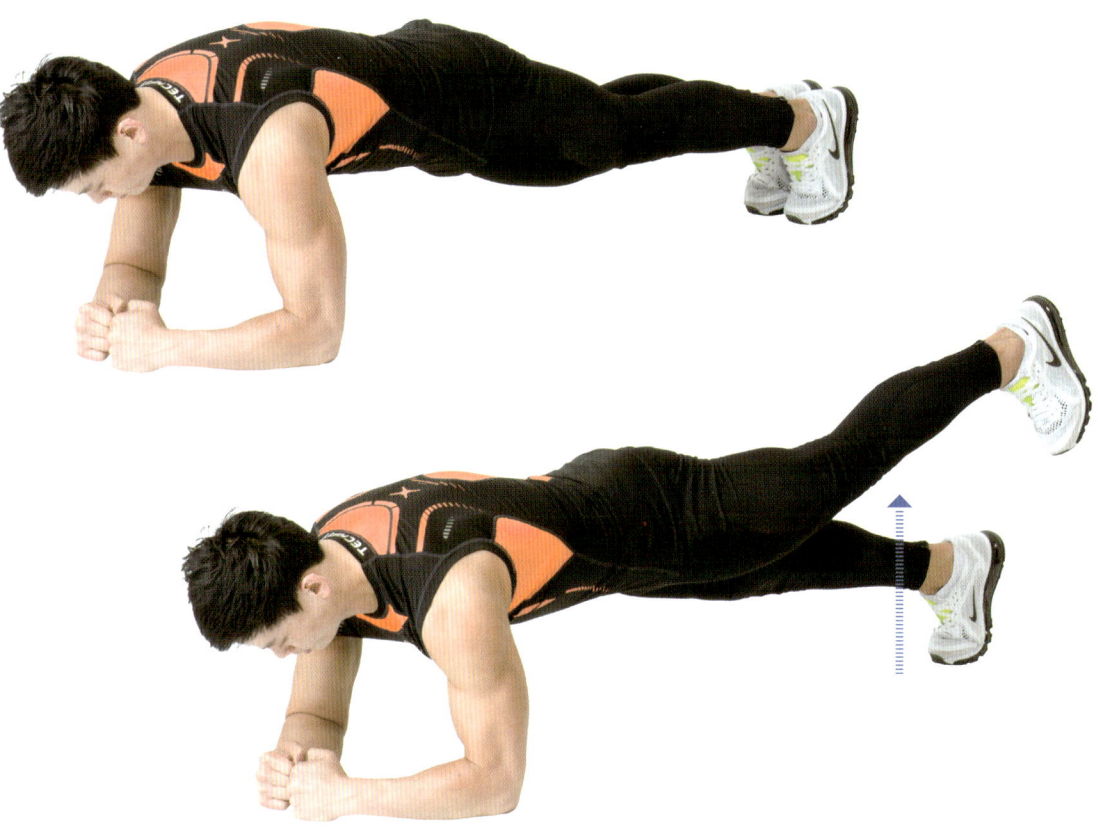

# MOVEMENT CORE EXERCISES

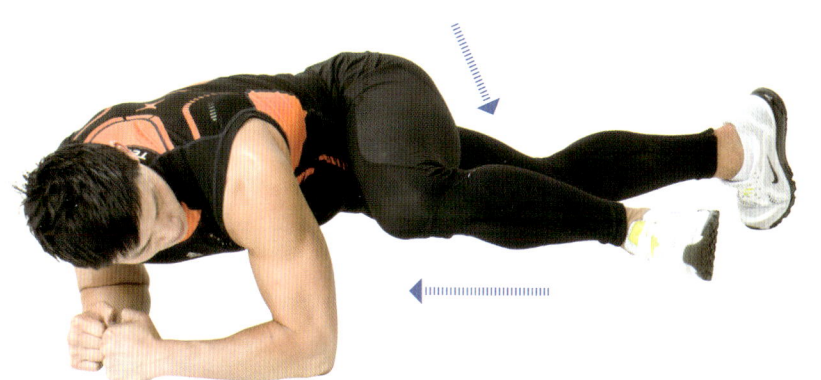

**2** 들어올린 왼쪽 다리를 굽히면서 천천히 왼쪽 팔꿈치 쪽으로 당긴다. 발끝은 몸 쪽으로 당긴다.

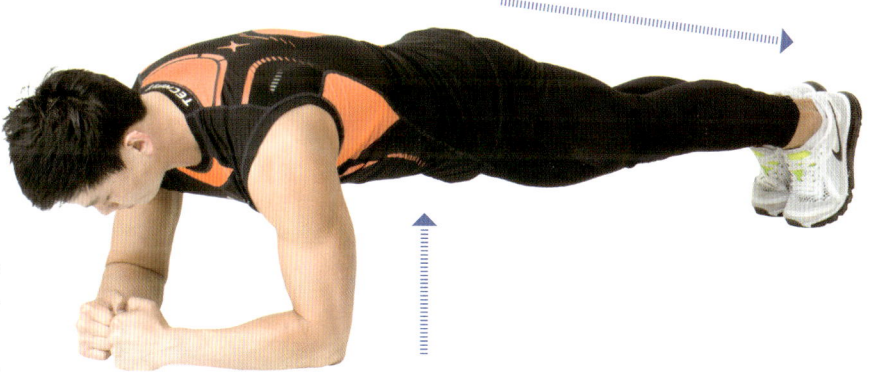

**3** 둔부와 복부 측면에 수축을 느끼고 천천히 시작 자세로 돌아와 다리를 지면에 둔다. 오른쪽도 같은 방법으로 동작을 하고 개인의 체력에 따라 8~12회 반복한다.

## STEP. 2　움직임 코어 운동

# 플랭크 위드 힙 드롭
## PLANK WITH HIP DROP

운동 부위

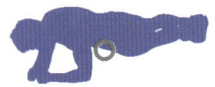

난이도 ■■□□　|　좌우 8~12회 / 1 set　+　30초 휴식　+　좌우 8~12회 / 2 set　+　30초 휴식　+　좌우 8~12회 / 3 set

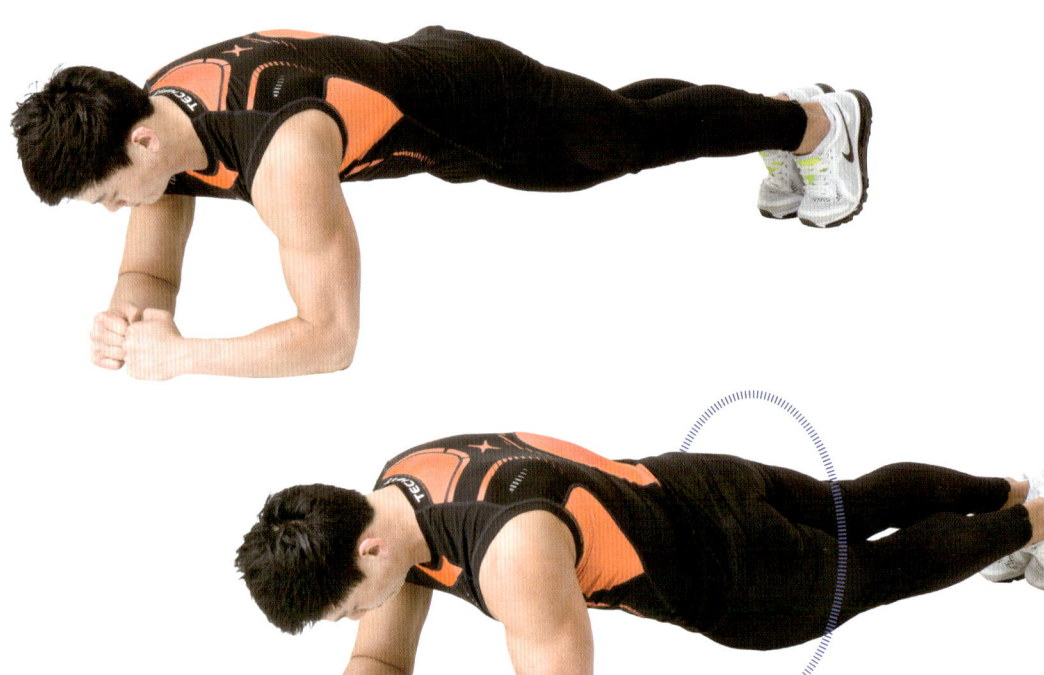

**1**
플랭크 포지션에서 자세를 유지하고 몸을 왼쪽으로 비튼다.

## MOVEMENT CORE EXERCISES

### 2
복사근에 수축과 이완을 느끼고 천천히 시작 자세로 돌아온다.

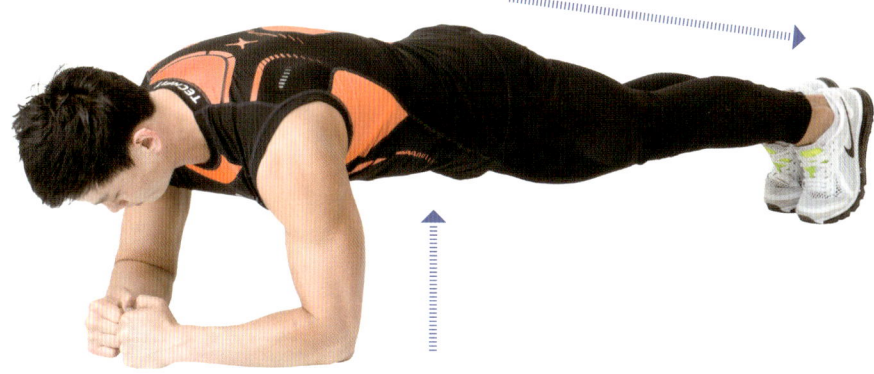

### 3
다시 몸을 오른쪽으로 비틀어서 복사근의 수축과 이완을 느끼고 천천히 시작 자세로 돌아온다. 개인의 체력에 따라 좌우 8~12회 반복한다.

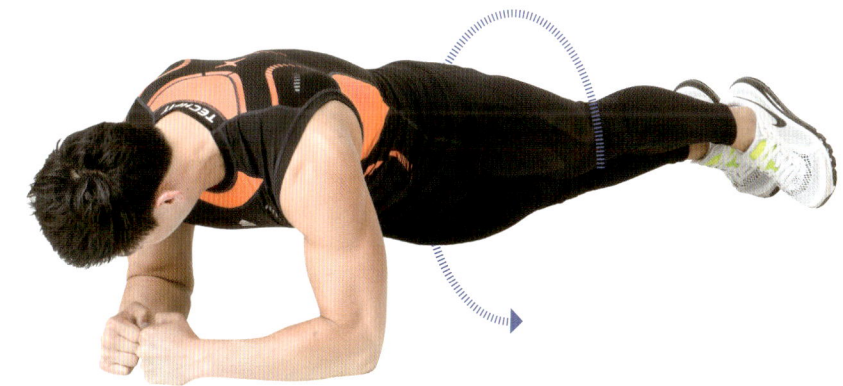

# STEP. 2  움직임 코어 운동

# 플랭크 위드 힙 로테이션
PLANK WITH HIP ROTATION

운동 부위

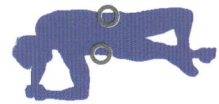

난이도 ▮▮▮▯▯ | 좌우 8~12회 / 1 set + 30초 휴식 + 좌우 8~12회 / 2 set + 30초 휴식 + 좌우 8~12회 / 3 set

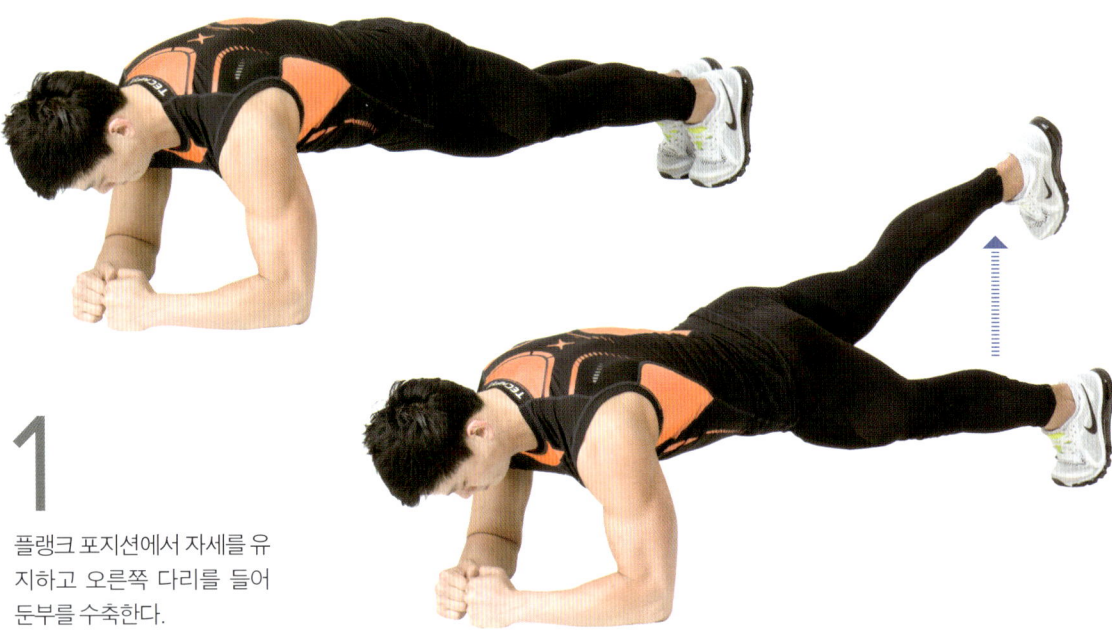

**1**
플랭크 포지션에서 자세를 유지하고 오른쪽 다리를 들어 둔부를 수축한다.

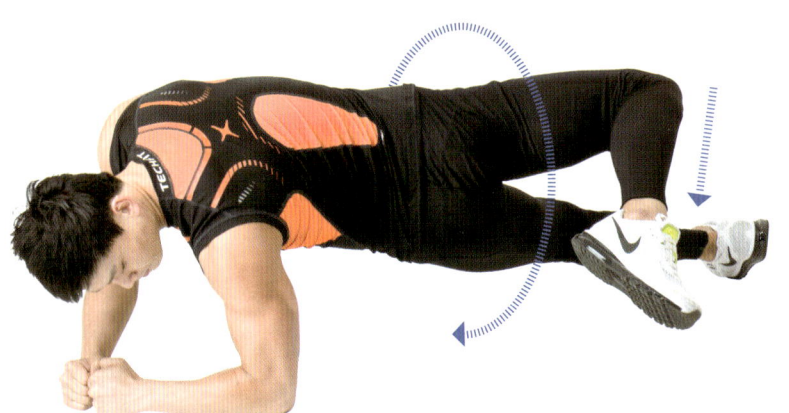

**2**
그다음 몸과 골반을 왼쪽으로 회전해 오른발이 왼쪽 무릎 옆 지면을 향하게 한다. 다시 천천히 시작 자세로 돌아와 반대쪽도 같은 방법으로 실시한다. 개인의 유연성에 따라 가동범위를 조절해 운동하고 몸에 항상 힘을 줘 동작한다. 개인의 체력에 따라 좌우 8~12회 반복한다.

# MOVEMENT CORE EXERCISES

## 플랭크 투 푸시업
**PLANK TO PUSH UP**

운동 부위

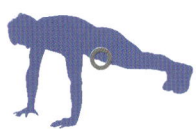

난이도 ▪▪▪▫▫ | 좌우 8~12회 / 1 set + 30초 휴식 + 좌우 8~12회 / 2 set + 30초 휴식 + 좌우 8~12회 / 3 set

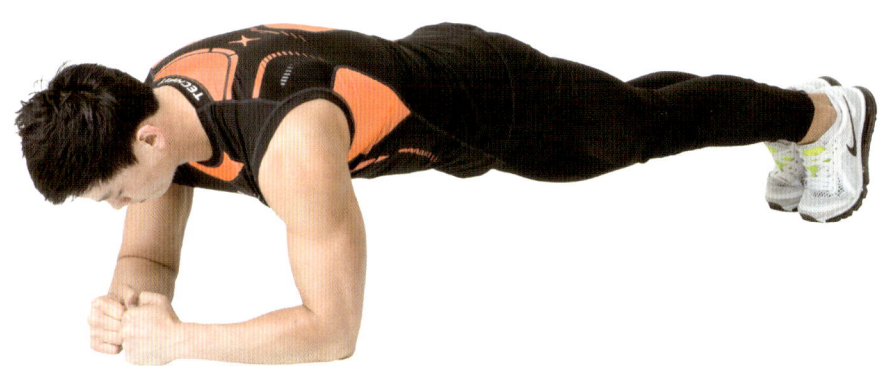

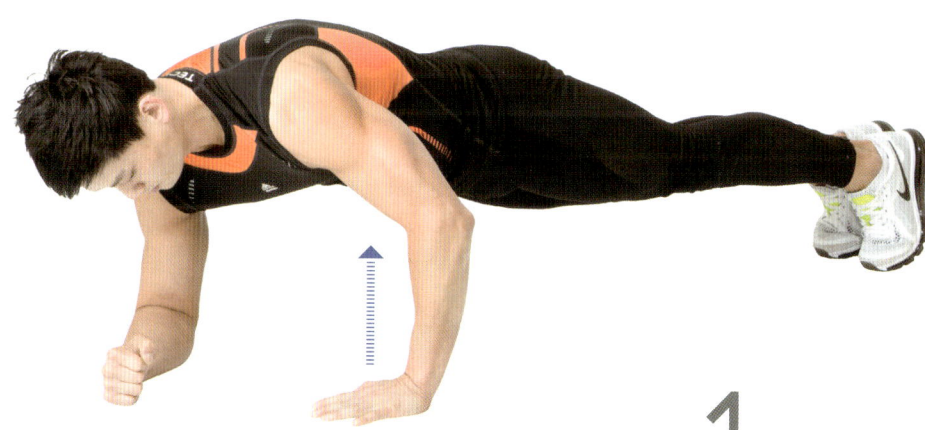

**1**
플랭크 포지션에서 자세를 유지하고 왼손으로 팔꿈치가 있던 지면을 짚으면서 팔꿈치를 편다.

# STEP. 2　움직임 코어 운동

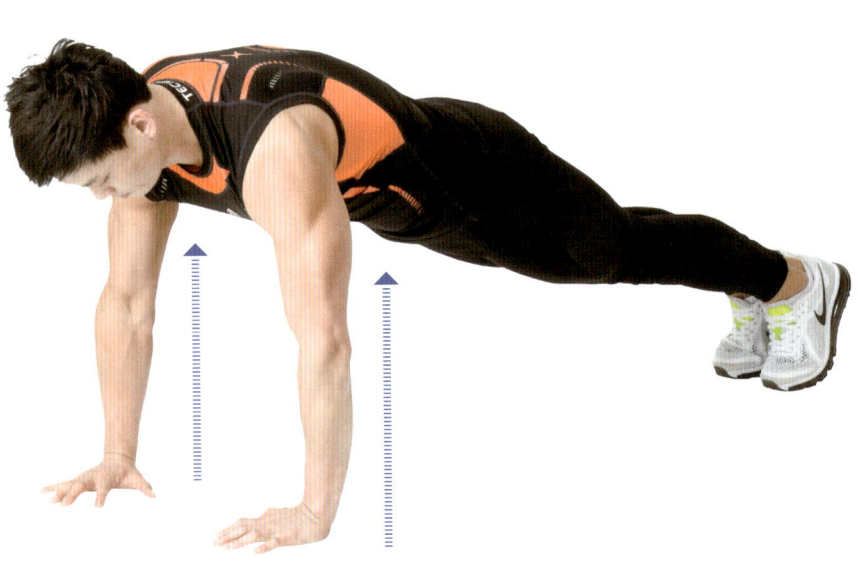

## 2
오른손도 팔꿈치가 있던 지면을 짚으면서 팔꿈치를 펴 하이 플랭크 동작을 만든다.

## 3
다시 왼쪽 팔꿈치를 굽혀 지면에 두고 이어서 오른쪽 팔꿈치를 굽혀 지면에 둔 다음 시작 자세로 돌아간다. 동작할 때 몸에 힘을 줘서 골반이 아래로 떨어지거나 흔들리지 않게 주의한다. 개인의 체력에 따라 좌우 8~12회 반복한다.

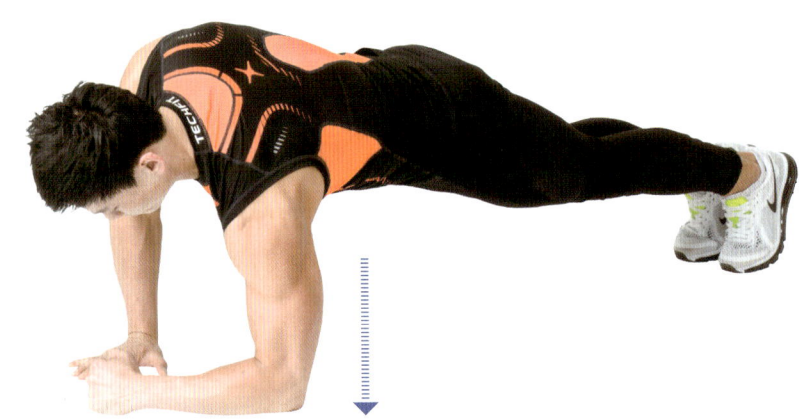

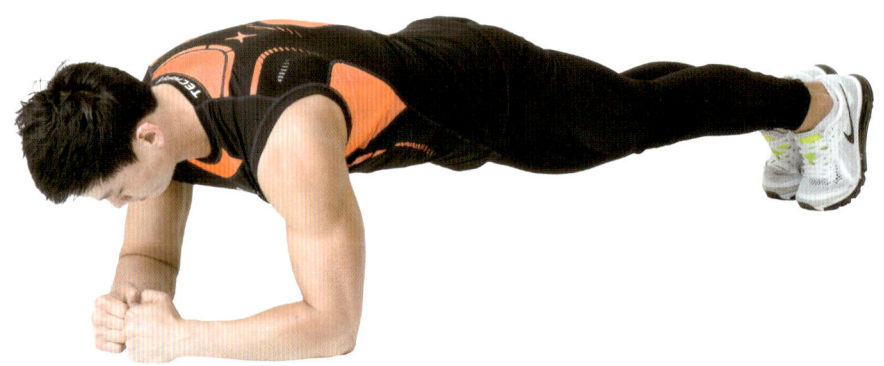

MOVEMENT CORE EXERCISES

# 하이 플랭크 포지션 운동
## HIGH PLANK POSITION EXERCISE

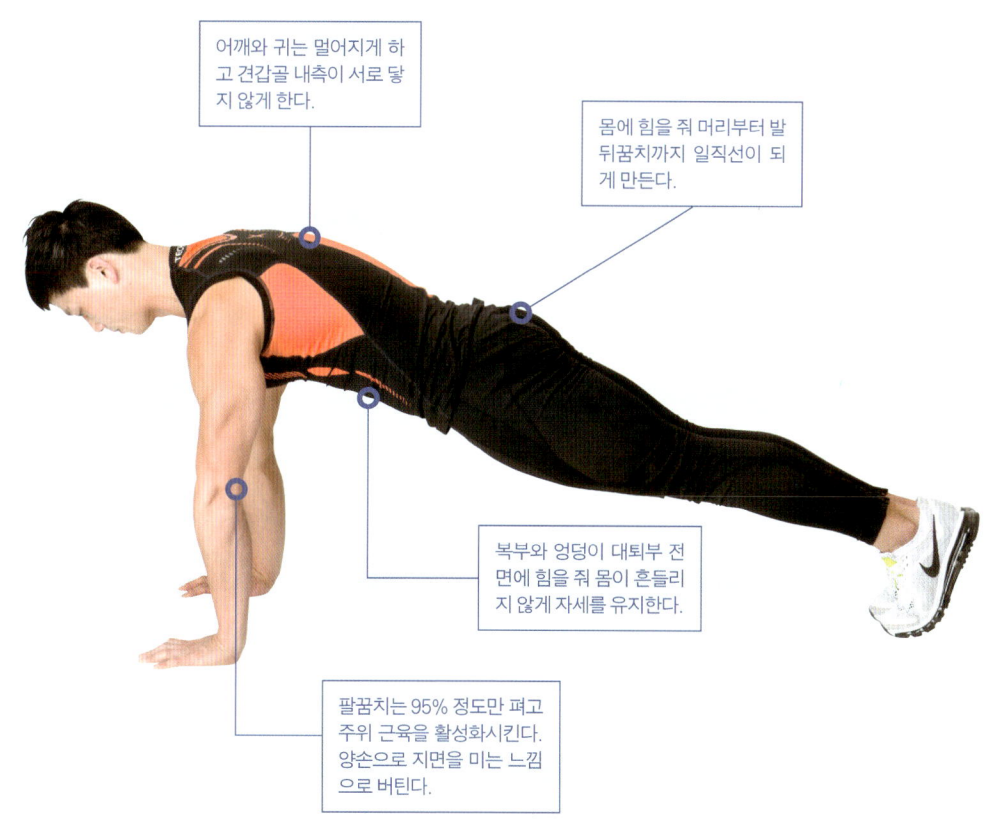

어깨와 귀는 멀어지게 하고 견갑골 내측이 서로 닿지 않게 한다.

몸에 힘을 줘 머리부터 발뒤꿈치까지 일직선이 되게 만든다.

복부와 엉덩이 대퇴부 전면에 힘을 줘 몸이 흔들리지 않게 자세를 유지한다.

팔꿈치는 95% 정도만 펴고 주위 근육을 활성화시킨다. 양손으로 지면을 미는 느낌으로 버틴다.

### 하이 플랭크 포지션 운동 시 주의 사항

1 동작 시 복부에 힘을 줘 허리가 아래로 처지거나 엉덩이가 들리지 않게 한다.
2 운동 중 견갑골이 들리지 않게 주의한다.
3 턱은 몸 쪽으로 당기고 귀와 어깨가 붙지 않도록 한다.
4 체력이 약해 정확한 동작을 시행하기 힘든 경우 무릎을 지면에 두고 같은 방법으로 동작을 실시한다.

# STEP. 2 움직임 코어 운동

## 하이 플랭크 위드 니 투 엘보
### HIGH PLANK WITH KNEE TO ELBOW

운동 부위

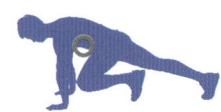

난이도 | 좌우 10~12회 / 1 set + 30초 휴식 + 좌우 10~12회 / 2 set + 30초 휴식 + 좌우 10~12회 / 3 set

**1**
하이 플랭크 포지션에서 자세를 유지하고 양 발은 붙인다.

**2**
몸에 힘을 줘 엉덩이가 아래로 떨어지지 않게 주의하고 왼쪽 다리를 왼쪽 팔꿈치 쪽으로 당겨 고관절 굴곡근을 수축한다.

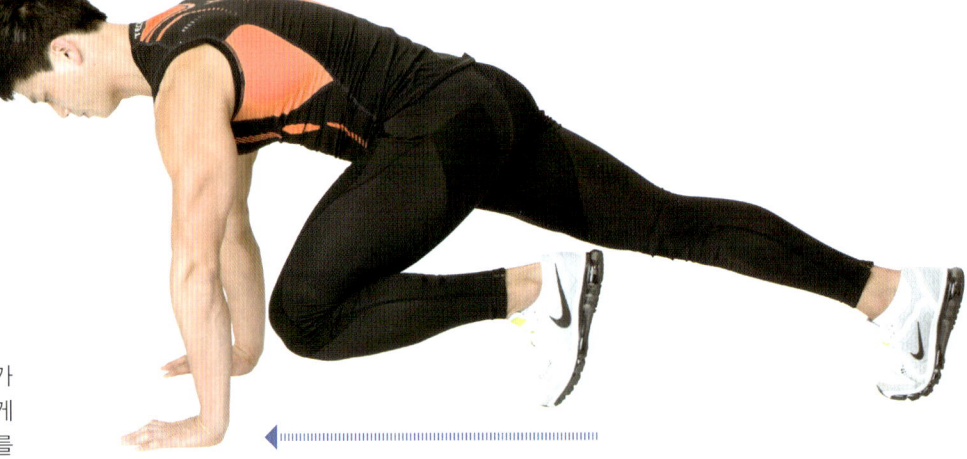

MOVEMENT CORE EXERCISES

# 3

천천히 왼쪽 다리를 원래 자리로 가져가면서 엉덩이에 힘을 줘 발뒤꿈치를 머리 높이까지 들고 천천히 시작 자세로 돌아간다. 반대쪽도 같은 방법으로 하고 개인의 체력에 따라 좌우 10~12회 반복한다.

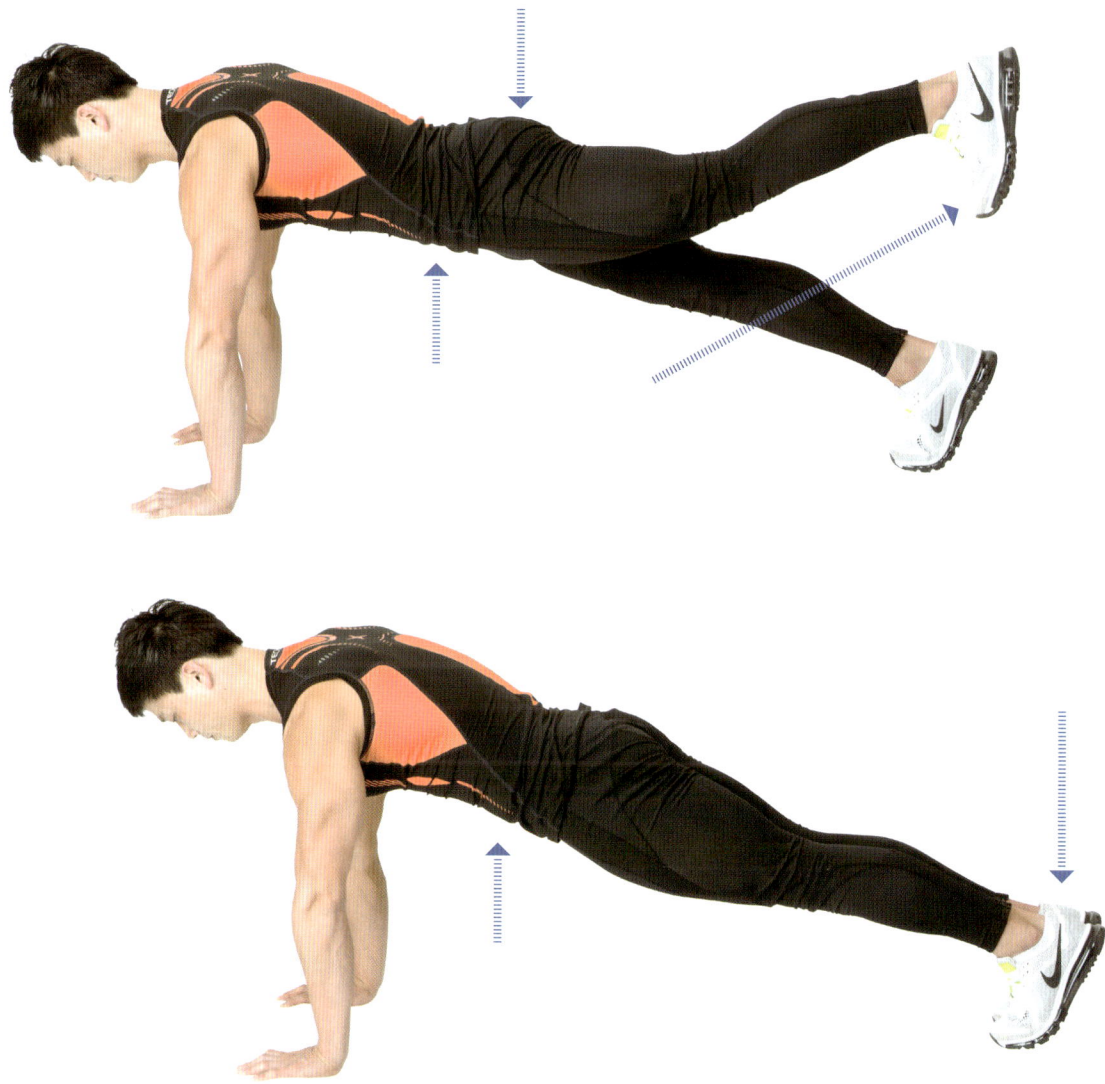

# STEP. 2 움직임 코어 운동

## 하이 플랭크 위드 트위스트 니 투 엘보
### HIGH PLANK WITH TWIST KNEE TO ELBOW

운동 부위

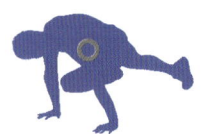

난이도 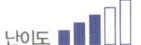　좌우 10~12회 / 1 set ＋ 30초 휴식 ＋ 좌우 10~12회 / 2 set ＋ 30초 휴식 ＋ 좌우 10~12회 / 3 set

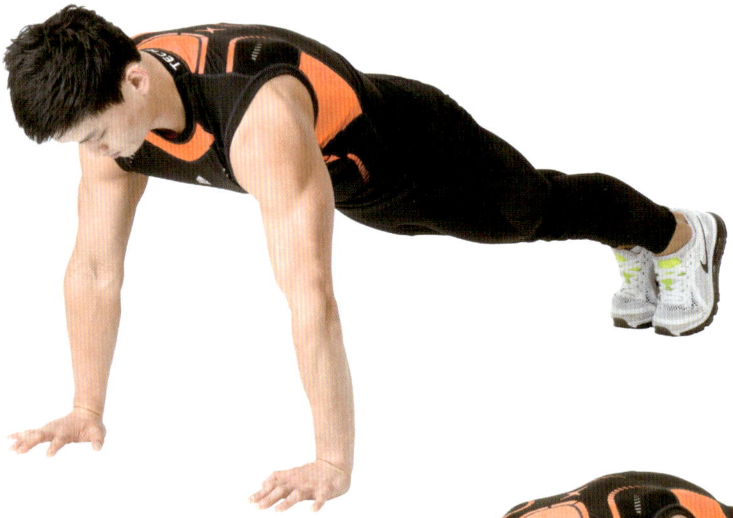

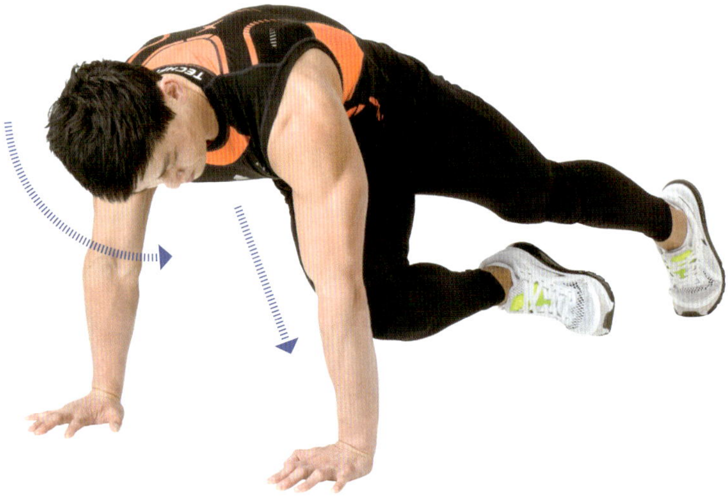

**1** 하이 플랭크 포지션에서 자세를 유지하고 호흡을 내쉬며 오른쪽 다리를 왼쪽 팔꿈치 쪽으로 당긴다.

# MOVEMENT CORE EXERCISES

## 2

고관절 굴곡근과 복부의 수축을 느끼고 천천히 시작 자세로 돌아간다.

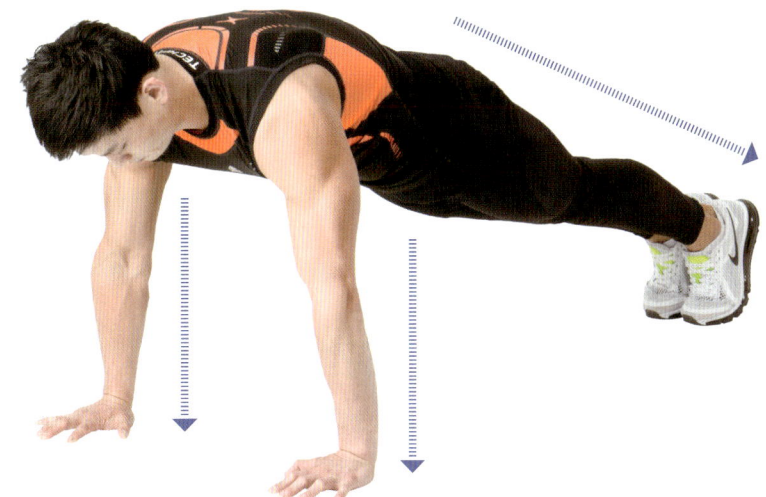

## 3

다시 왼쪽 다리를 오른쪽 팔꿈치 쪽으로 당겨 근육의 수축을 느끼고 돌아간다. 개인의 체력에 따라 좌우 10~12회 반복한다.

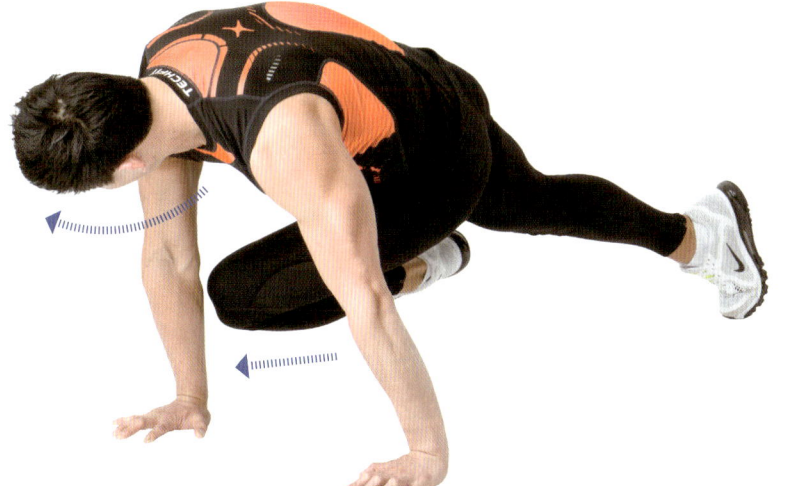

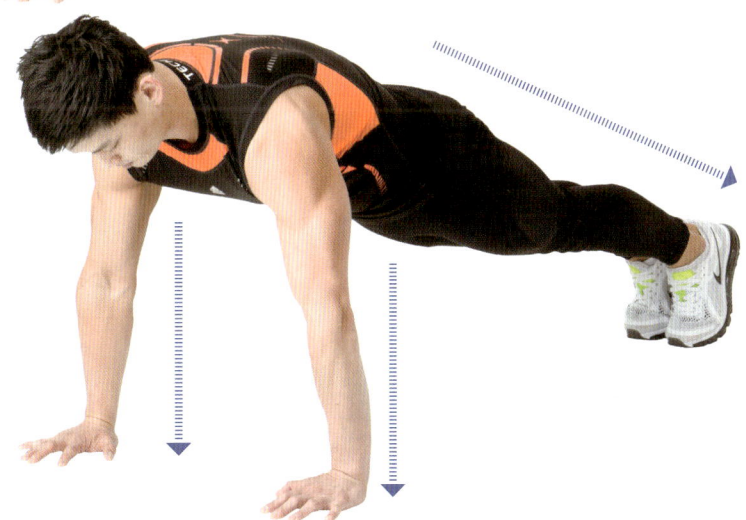

**STEP. 2** 움직임 코어 운동

# 하이 플랭크 위드 점핑 잭
## HIGH PLANK WITH JUMPING JACKS

운동 부위

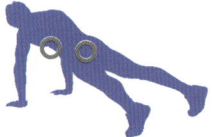

난이도 ■■□□ | 15~20회 / 1 set + 30초 휴식 + 15~20회 / 2 set + 30초 휴식 + 15~20회 / 3 set

**1**
하이 플랭크 포지션에서 자세를 유지하고 양발을 동시에 어깨너비보다 넓게 벌렸다 모은다.

**2**
다리를 좌우로 벌렸다 모으기 동작을 할 때, 엉덩이가 아래로 떨어지지 않게 주의한다. 개인의 체력에 따라 15~20회 반복한다.

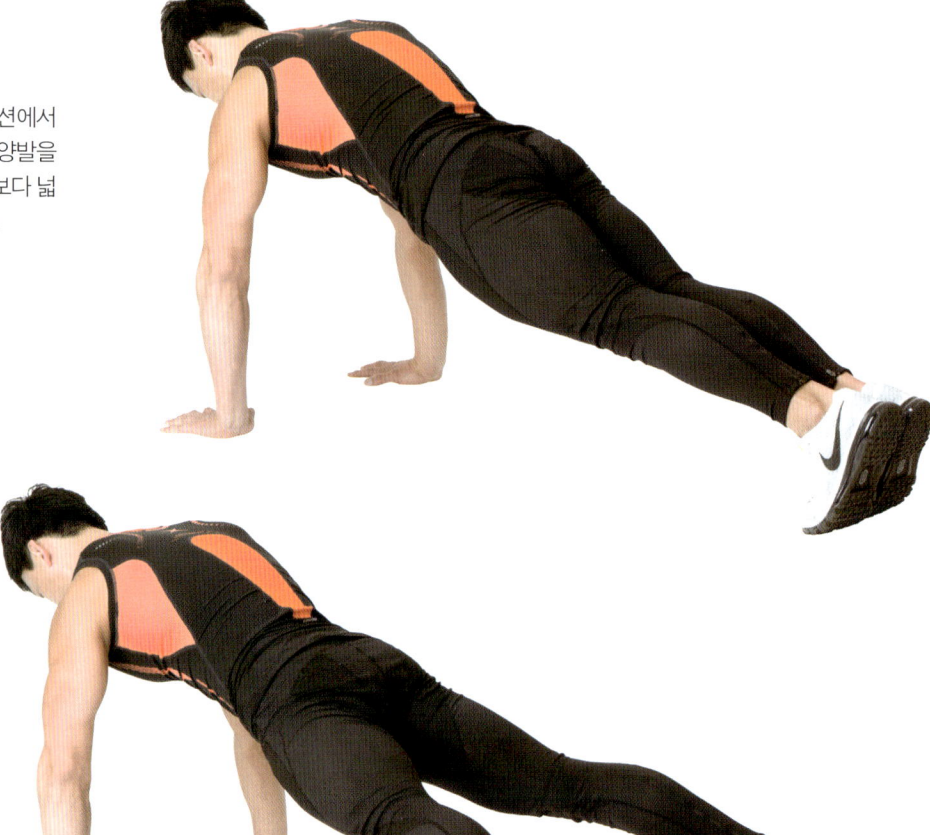

MOVEMENT CORE EXERCISES

# 하이 플랭크 위드 트렁크 로테이션
## HIGH PLANK WITH TRUNK ROTATION

운동 부위

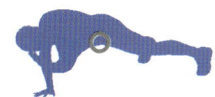

난이도 ▪▪▪▫▫ | 좌우 8~12회 / 1 set + 30초 휴식 + 좌우 8~12회 / 2 set + 30초 휴식 + 좌우 8~12회 / 3 set

**1**
하이플랭크 포지션에서 오른손은 지면에 두고 왼손은 측면으로 든다.

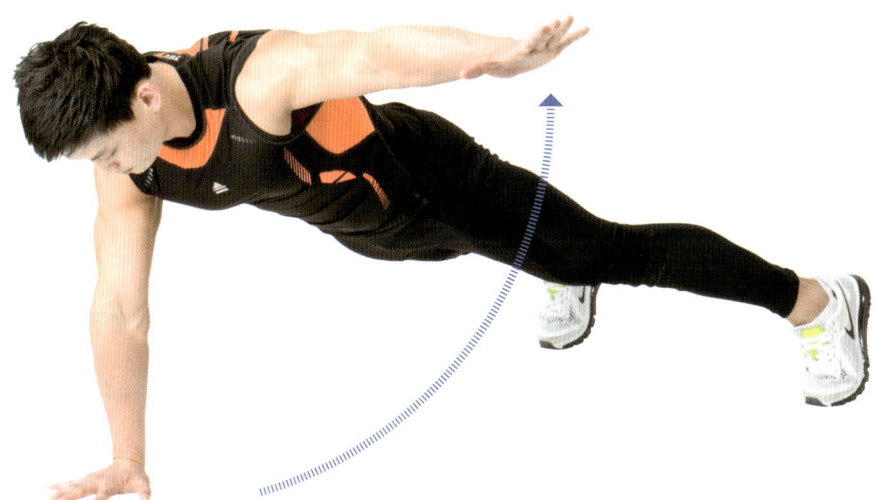

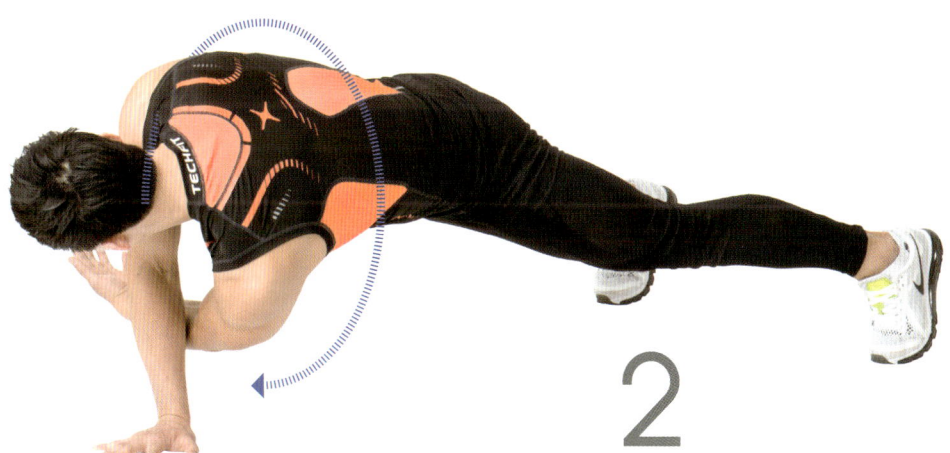

**2**
다리는 고정하고 몸을 회전해 왼손을 오른쪽 겨드랑이 사이로 깊게 넣는다. 호흡을 내쉬며 다시 시작 자세로 돌아와 동작을 반복하고 반대쪽도 같은 방법으로 한다. 골반이 틀어지지 않게 주의하고 개인의 체력에 따라 8~12회 반복한다.

# STEP. 2 　움직임 코어 운동

## 하이 플랭크 위드 원암 레이즈 풋 터치
### HIGH PLANK WITH ONE-ARM RAISE FOOT TOUCH

운동 부위

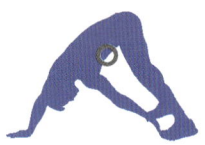

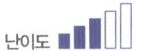

난이도 | 좌우 8~12회 / 1 set + 30초 휴식 + 좌우 8~12회 / 2 set + 30초 휴식 + 좌우 8~12회 / 3 set

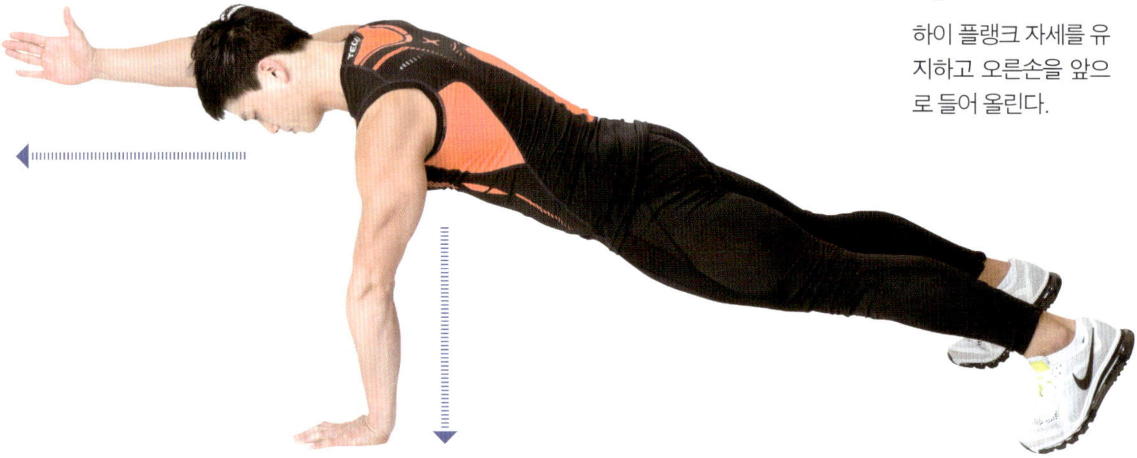

**1** 하이 플랭크 자세를 유지하고 오른손을 앞으로 들어 올린다.

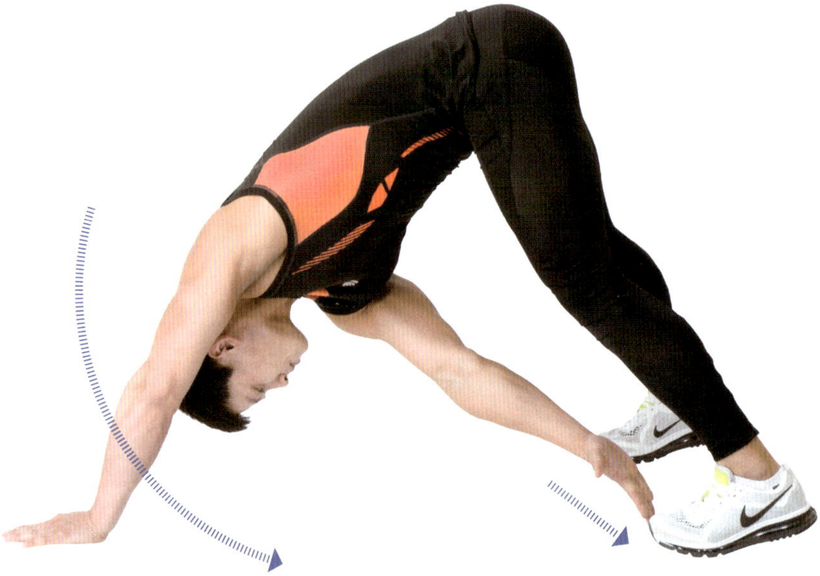

**2** 천천히 엉덩이를 들어 오른손으로 왼발을 터치한다. 시작 자세로 돌아가 동작을 8~12회 반복하고 반대쪽도 같은 방법으로 한다.

MOVEMENT CORE EXERCISES

# 하이 플랭크 니 서클
HIGH PLANK WITH KNEE CIRCLE

운동 부위

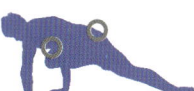

난이도 ■■□□ | 좌우 8~12회 / 1 set + 30초 휴식 + 좌우 8~12회 / 2 set + 30초 휴식 + 좌우 8~12회 / 3 set

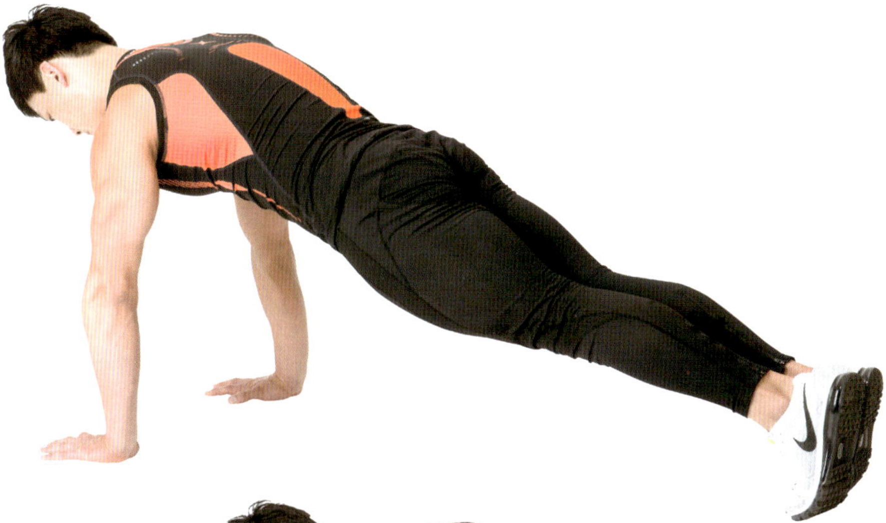

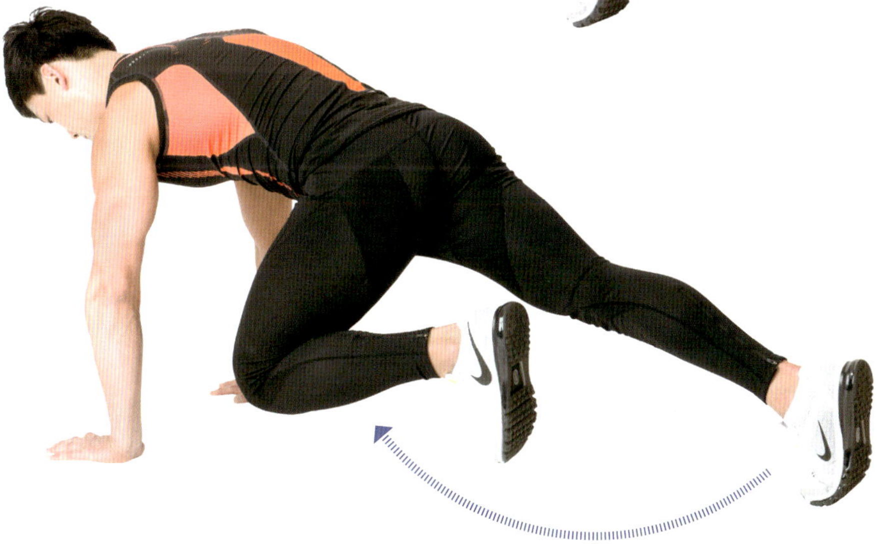

## 1

하이 플랭크 포지션에서 자세를 유지하고 왼쪽 무릎을 몸 쪽으로 당긴다. 이어서 고관절을 외측으로 회전해 원을 그리며 천천히 시작 자세로 돌아와 동작을 반복한다.

# STEP. 2　움직임 코어 운동

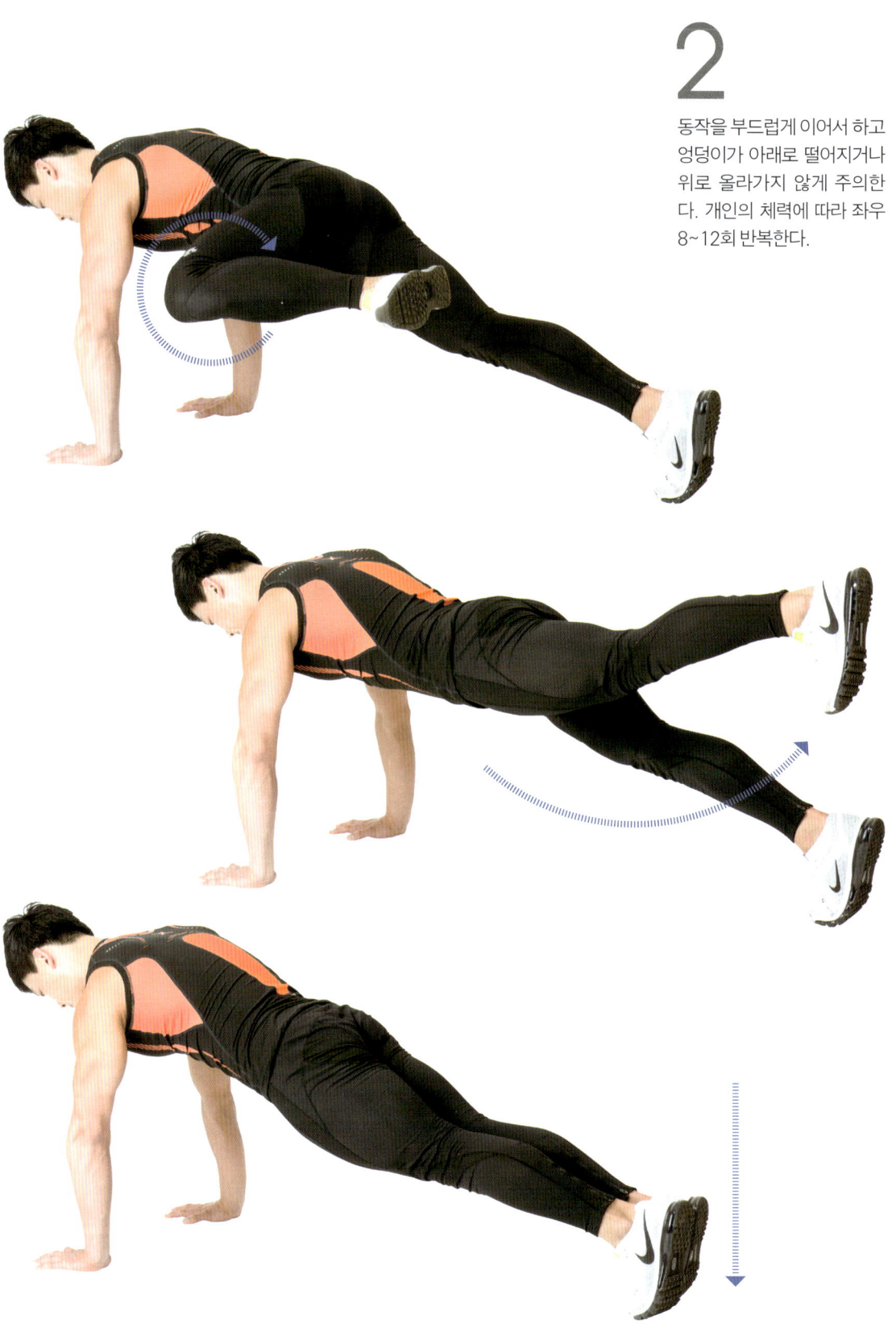

**2**
동작을 부드럽게 이어서 하고 엉덩이가 아래로 떨어지거나 위로 올라가지 않게 주의한다. 개인의 체력에 따라 좌우 8~12회 반복한다.

# 사이드 플랭크 포지션 운동
## SIDE PLANK POSITION EXERCISE

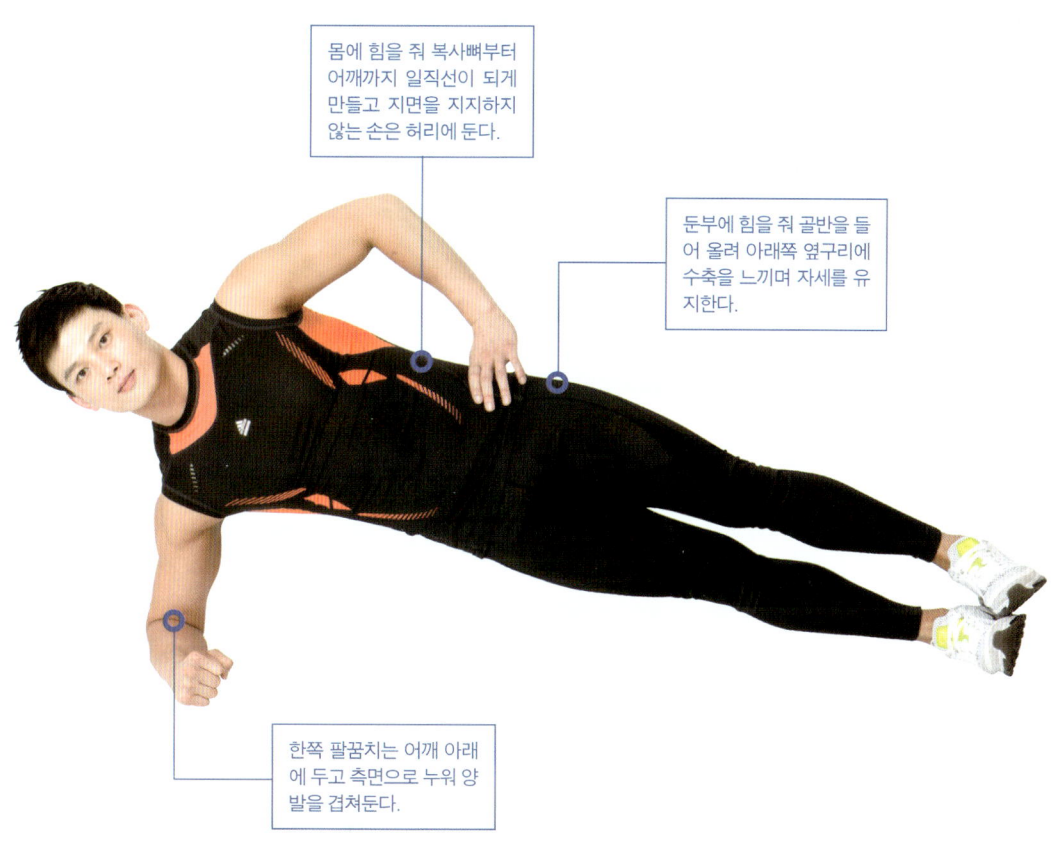

몸에 힘을 줘 복사뼈부터 어깨까지 일직선이 되게 만들고 지면을 지지하지 않는 손은 허리에 둔다.

둔부에 힘을 줘 골반을 들어 올려 아래쪽 옆구리에 수축을 느끼며 자세를 유지한다.

한쪽 팔꿈치는 어깨 아래에 두고 측면으로 누워 양발을 겹쳐둔다.

### 사이드 플랭크 포지션 운동 시 주의 사항

1 측면으로 누웠을 때 몸이 일직선이 되었는지 확인한다.
2 지지하는 팔의 어깨와 귀가 가까워지지 않게 팔꿈치로 지면을 밀며 버티고 있는지 확인한다.
3 체력이 약해 정확한 동작을 시행하기 힘든 경우 무릎을 90도 굽혀 지면에 두고 같은 방법으로 동작을 실시한다.

# STEP. 2  움직임 코어 운동

# 사이드 플랭크 힙 딥스
SIDE PLANK HIP DIPS

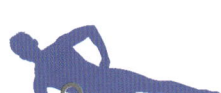
운동 부위

난이도 ▮▮▯▯ | 좌우 10~15회 / 1 set + 30초 휴식 + 좌우 10~15회 / 2 set + 30초 휴식 + 좌우 10~15회 / 3 set

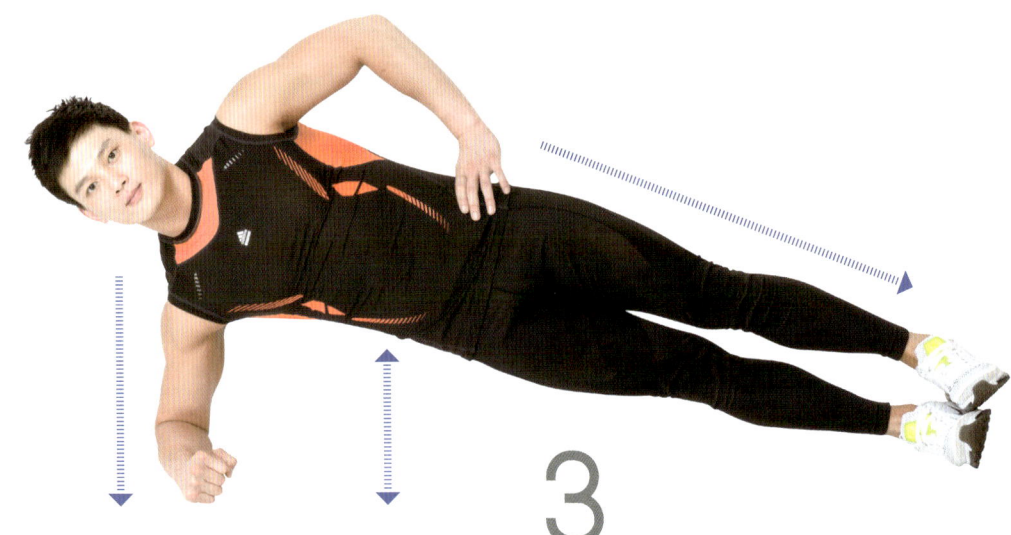

**1** 사이드 플랭크 포지션에서 둔부와 몸에 힘을 줘 골반을 들어 올린다.

**2** 아래쪽 다리와 몸 측면이 일직선이 될 때까지 골반을 들어 수축을 느낀다. 천천히 둔부가 지면에 닿기 직전까지 낮췄다가 같은 방법으로 동작을 반복한다.

**3** 반대쪽도 같은 방법으로 실시하고 동작이 쉬운 경우 지면을 지지하는 팔은 굽힌 상태를 유지하고 다리를 지면보다 더 높은 곳에 올려서 동작을 실시한다. 개인의 체력에 따라 좌우 10~15회 반복한다.

# MOVEMENT CORE EXERCISES

# 사이드 플랭크 힙 어브덕션
## SIDE PLANK HIP ABDUCTION

운동 부위

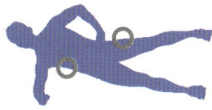

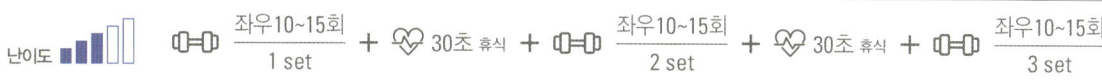

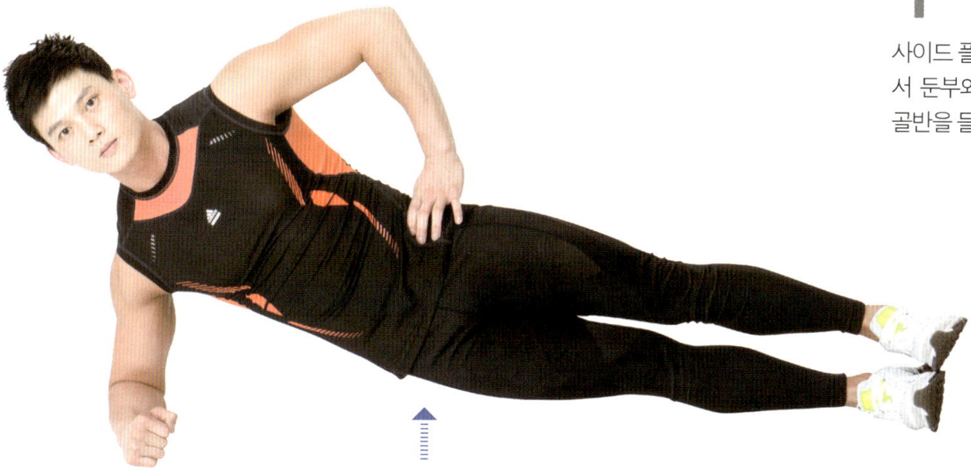

## 1
사이드 플랭크 포지션에서 둔부와 몸에 힘을 줘 골반을 들어 올린다.

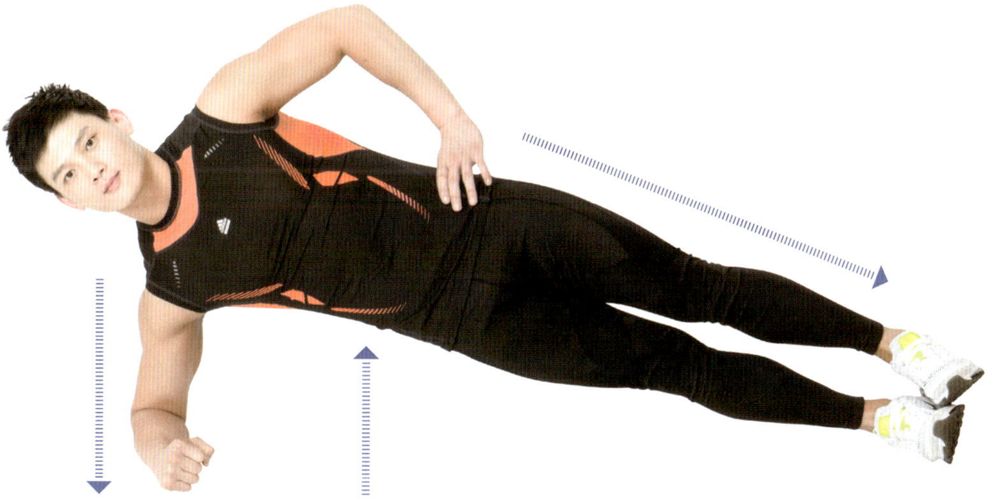

# STEP. 2　움직임 코어 운동

## 2

자세를 유지하며 왼쪽 다리를 들어 둔부 측면에 수축을 느끼고 천천히 다리를 내린다.

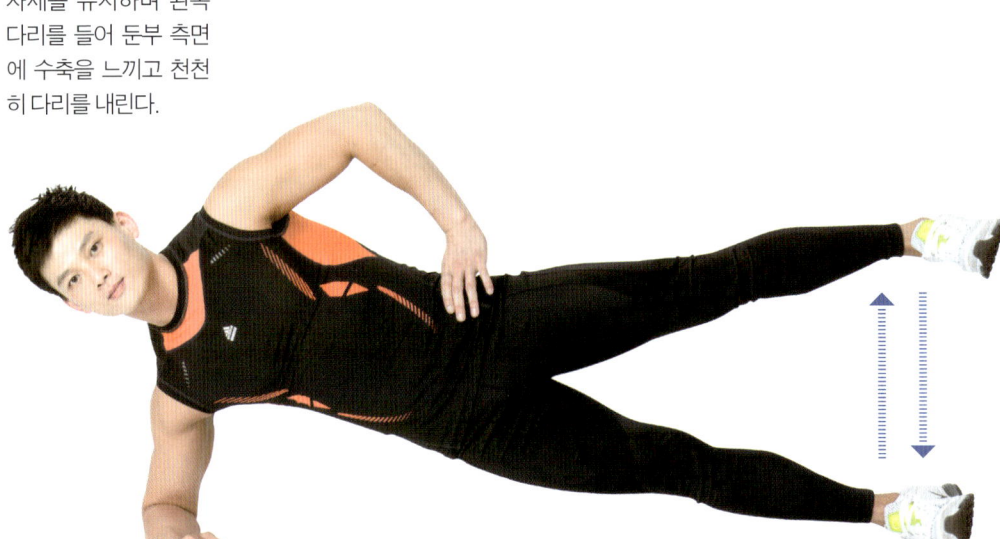

## 3

다시 엉덩이가 지면에 닿기 직전까지 골반을 낮췄다가 들어 올려 동작을 반복한다. 다리를 들 때 발끝은 정면을 향하게 하고 동작을 천천히 한다. 개인의 체력에 따라 좌우 10~15회 반복한다.

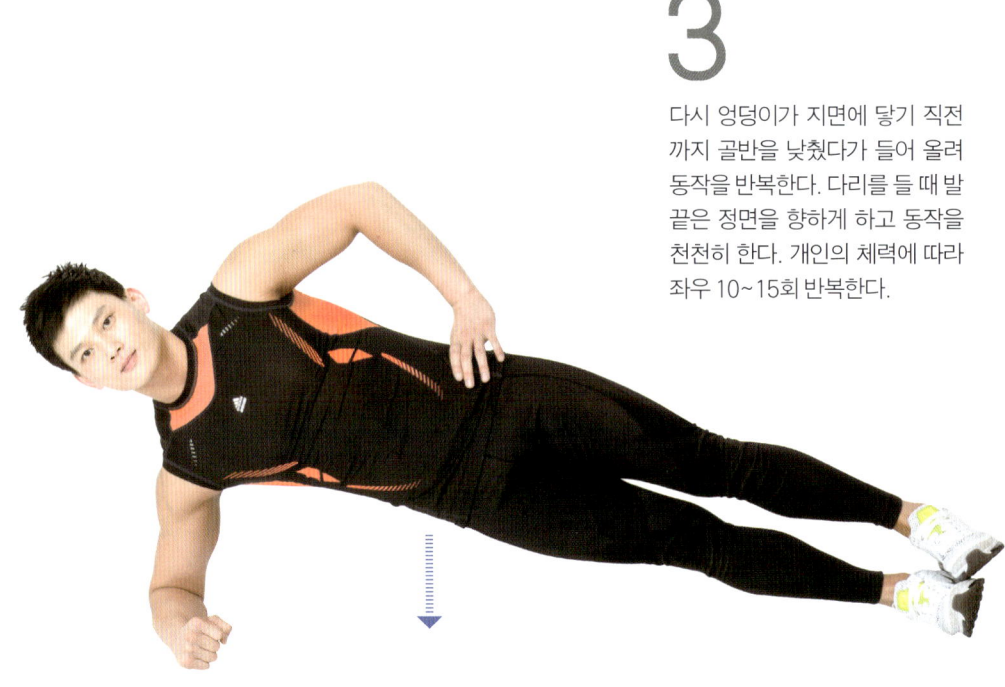

# MOVEMENT CORE EXERCISES

## 사이드 플랭크 트렁크 로테이션
### SIDE PLANK TRUNK ROTATION

운동 부위

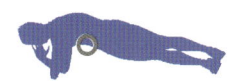

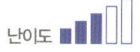

| 난이도 | 좌우 10~15회 / 1 set | + | 30초 휴식 | + | 좌우 10~15회 / 2 set | + | 30초 휴식 | + | 좌우 10~15회 / 3 set |

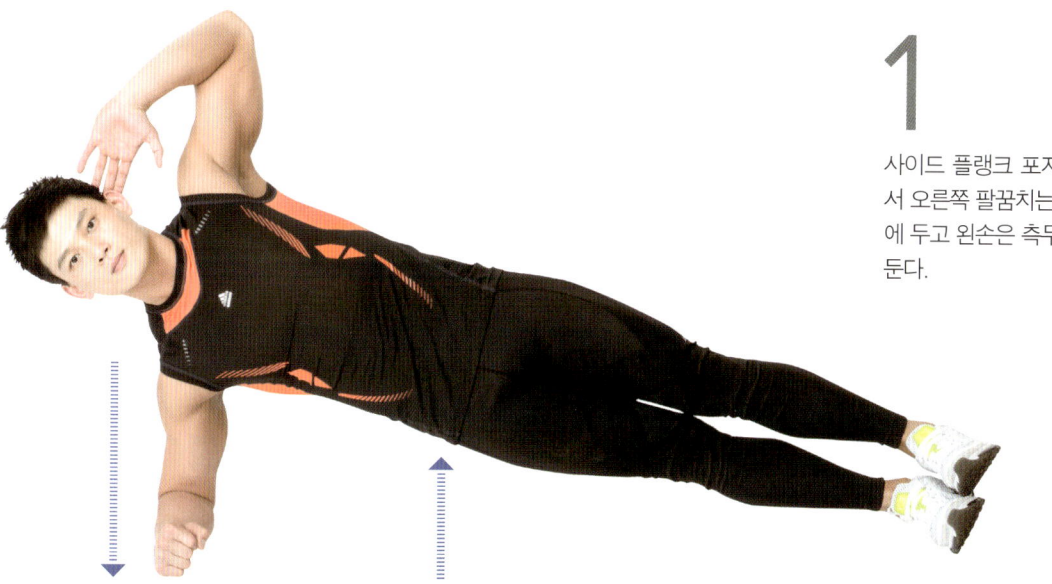

**1**
사이드 플랭크 포지션에서 오른쪽 팔꿈치는 지면에 두고 왼손은 측두부에 둔다.

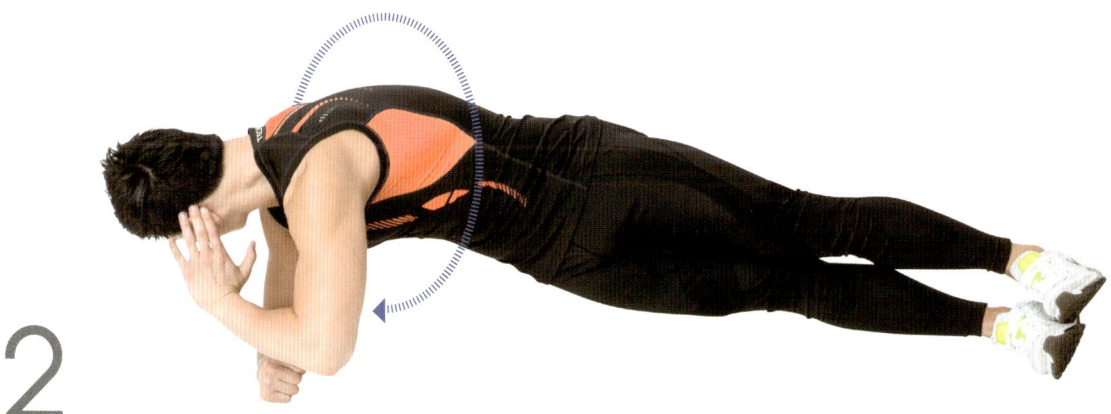

**2**
몸에 힘을 줘 자세를 유지하고 왼쪽 팔꿈치가 지면과 가까워지게 천천히 몸을 회전했다가 다시 시작 자세로 돌아온다. 개인의 체력에 따라 10~15회 동작을 반복하고 반대쪽도 같은 방법으로 한다.

# STEP. 2 　움직임 코어 운동

## 사이드 플랭크 위드 리치 언더
### SIDE PLANK WITH REACH UNDER

운동 부위

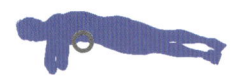

난이도 　　좌우 8~12회 / 1 set ＋ 30초 휴식 ＋ 좌우 8~12회 / 2 set ＋ 30초 휴식 ＋ 좌우 8~12회 / 3 set

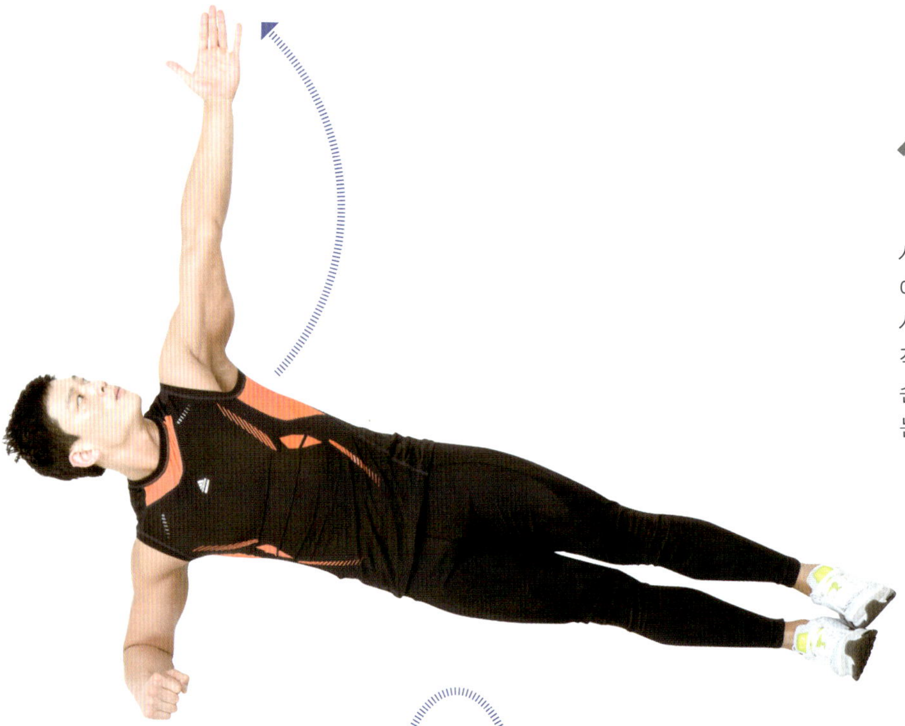

**1**
사이드 플랭크 포지션에서 몸에 힘을 줘 복사뼈부터 어깨까지 일직선이 되게 만들고 왼손은 하늘을 향하게 뻗는다.

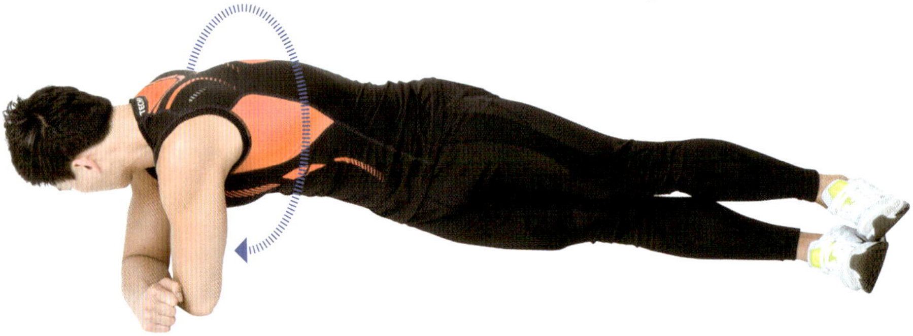

**2**
둔부와 몸에 힘을 줘 골반을 들어 올려 오른쪽 옆구리에 수축을 느끼고 몸을 회전해 왼쪽 전완이 오른쪽 전완과 수평이 되도록 깊게 넣는다. 다시 몸을 회전해 왼쪽 손끝이 하늘을 향하게 뻗으며 왼쪽 옆구리에 수축을 느낀다. 동작을 천천히 부드럽게 이어서 하고 개인의 체력에 따라 좌우 8~12회 반복한다. 동작할 때 골반이 아래로 떨어지지 않게 주의하고 몸의 측면과 복사근에 집중해 동작한다.

**TIP**
마지막 동작에서 손을 들 때 다리도 손 방향으로 같이 들면 운동 난이도가 올라간다.

# MOVEMENT CORE EXERCISES

## 사이드 플랭크 원 레그 힙 플렉션
### SIDE PLANK ONE LEG HIP FLEXION

운동 부위

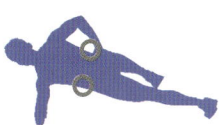

난이도 | 좌우 8~12회 / 1 set + 30초 휴식 + 좌우 8~12회 / 2 set + 30초 휴식 + 좌우 8~12회 / 3 set

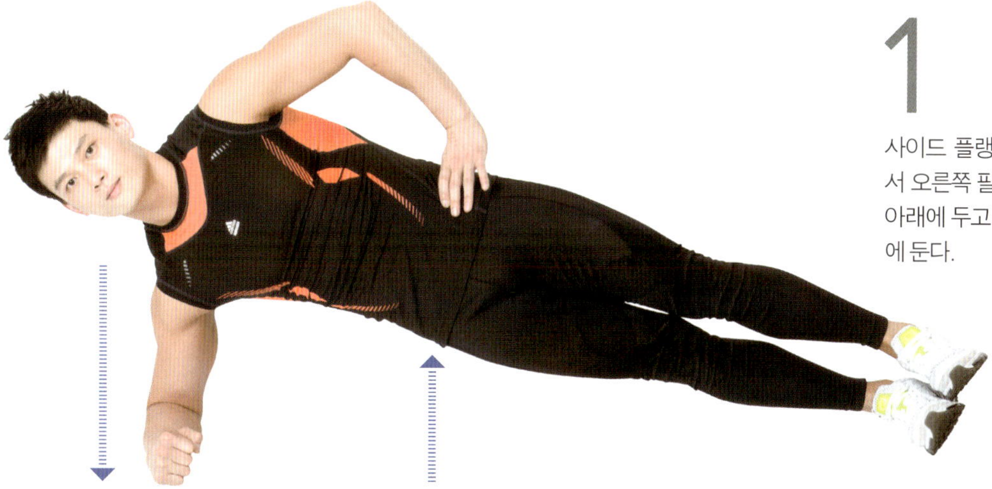

**1** 사이드 플랭크 포지션에서 오른쪽 팔꿈치는 어깨 아래에 두고 양발은 지면에 둔다.

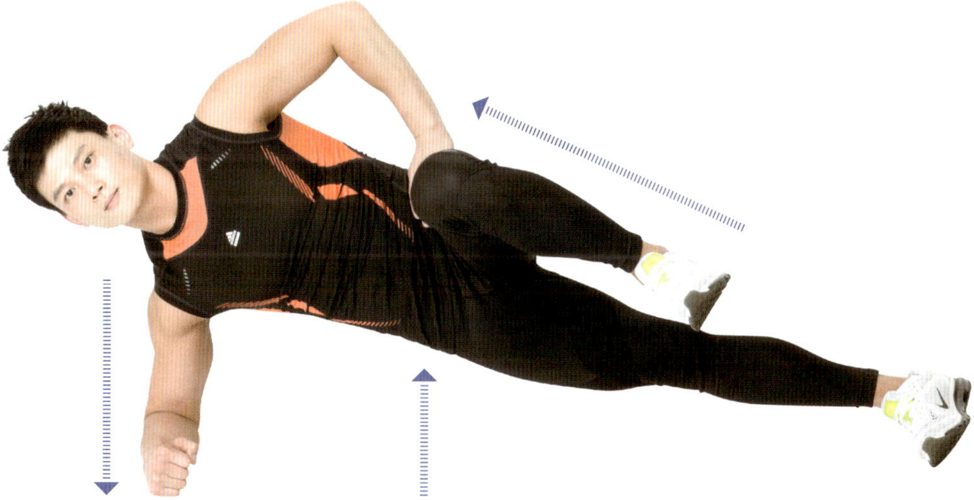

**2** 몸에 힘을 줘 자세를 유지하고 왼쪽 허벅지가 몸과 90도가 되도록 당긴다. 발끝은 몸 쪽으로 당기고 천천히 왼쪽 다리를 펴 시작 자세로 돌아간다. 개인의 체력에 따라 8~12회 동작을 반복하고 반대쪽도 같은 방법으로 동작을 한다.

# STEP. 2   움직임 코어 운동

## 사이드 플랭크 힙 딥 위드 킥
SIDE PLANK HIP DIP WITH KICK

운동 부위

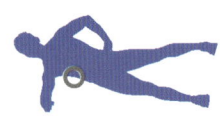

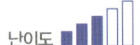 난이도 | 좌우 7~10회 / 1 set + 30초 휴식 + 좌우 7~10회 / 2 set + 30초 휴식 + 좌우 7~10회 / 3 set

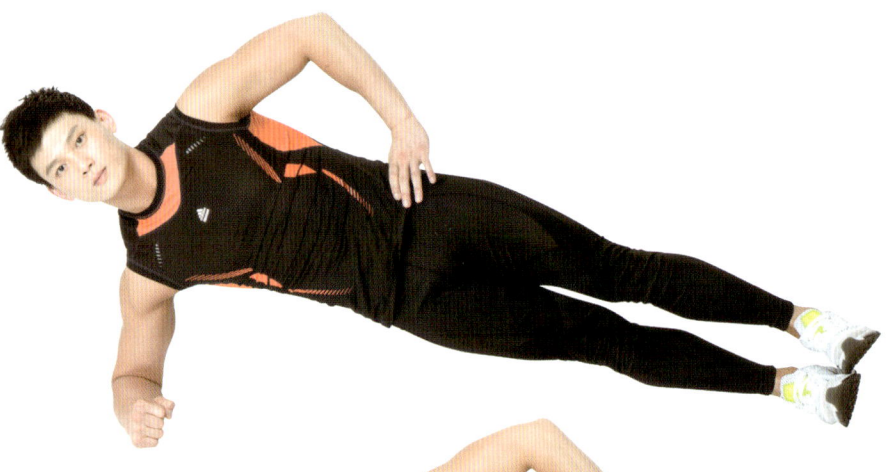

**1** 사이드 플랭크 포지션에서 오른쪽 팔꿈치는 어깨 아래에 두고 다리는 겹쳐둔다. 몸에 힘을 줘 엉덩이를 들어 옆구리에 수축을 느낀다.

**2** 자세를 유지하고 왼쪽 다리를 들어 앞으로 차면서 허리에 있던 손도 앞으로 뻗어 발끝을 터치한다.

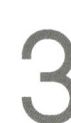
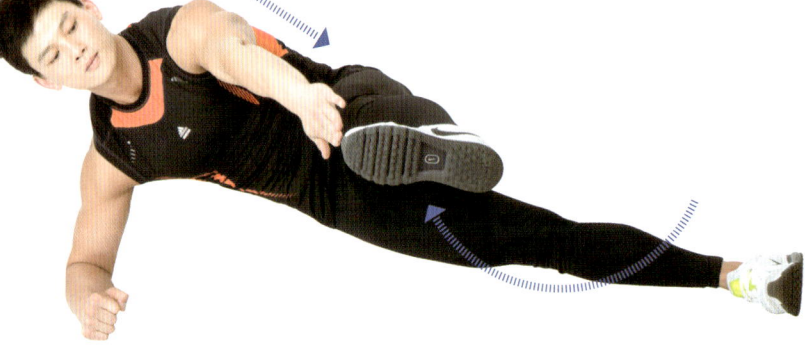

**3** 천천히 시작 자세로 돌아가 엉덩이가 지면에 닿기 직전까지 골반을 낮췄다가 다시 들어올려서 동작을 반복한다. 개인의 체력에 따라 좌우 7~10회 동작을 반복한다.

# 브릿지 포지션 운동
## BRIDGE POSITION EXERCISE

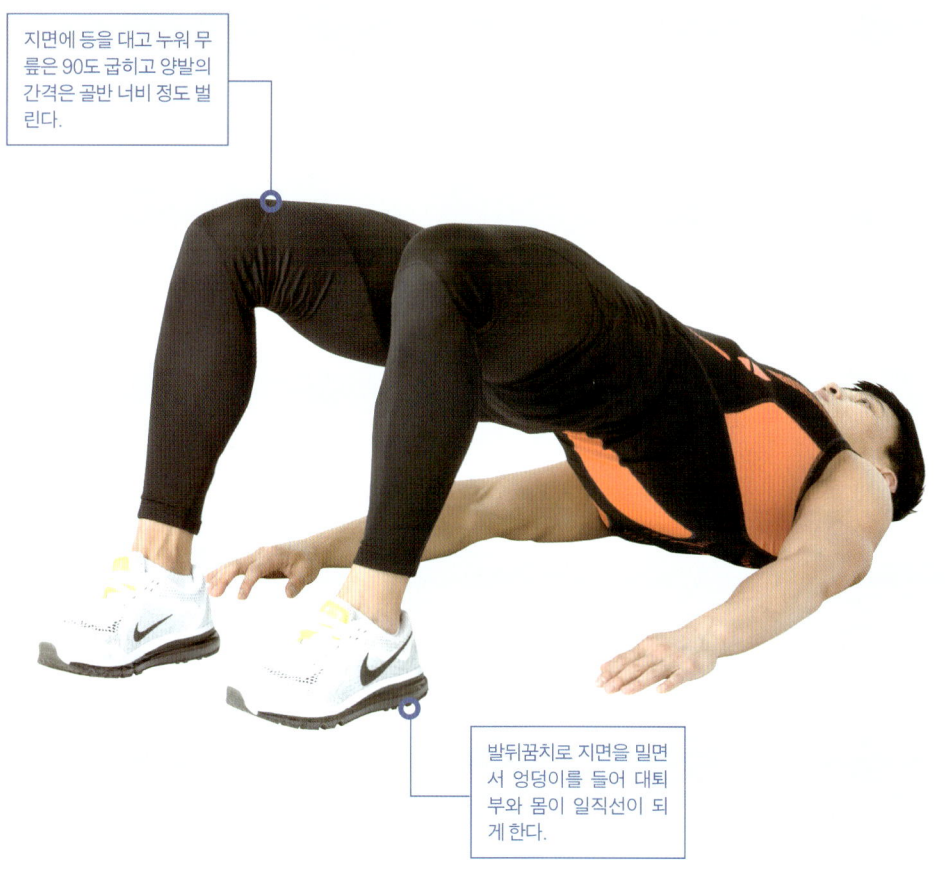

지면에 등을 대고 누워 무릎은 90도 굽히고 양발의 간격은 골반 너비 정도 벌린다.

발뒤꿈치로 지면을 밀면서 엉덩이를 들어 대퇴부와 몸이 일직선이 되게 한다.

### 브릿지 포지션 운동 시 주의 사항

1 엉덩이를 들었을 때 대퇴부 후면에 힘을 빼고 둔근에 집중한다.
2 대퇴부 전면과 몸이 일직선이 되었는지 확인한다.
3 동작 중 둔근에 힘을 풀지 않는다.

# STEP. 2  움직임 코어 운동

## 힙 브릿지 위드 원 레그 리프트
### HIP BRIDGE WITH ONE LEG LIFT

운동 부위

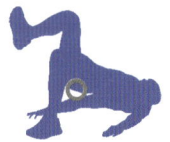

난이도 ■■□□ | 좌우 10~15회 / 1 set + 30초 휴식 + 좌우 10~15회 / 2 set + 30초 휴식 + 좌우 10~15회 / 3 set

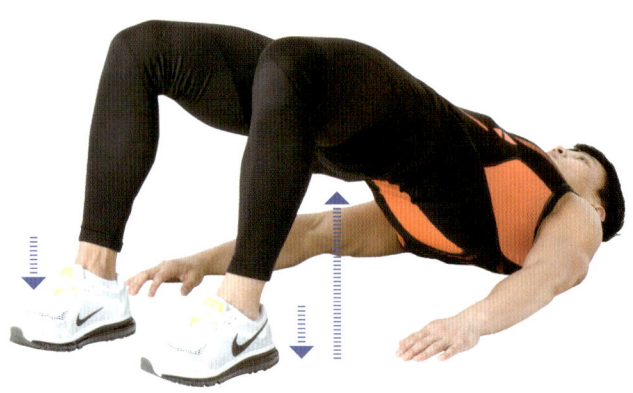

**1** 브릿지 포지션에서 발뒤꿈치로 지면을 밀어 엉덩이를 수축한다.

**2** 자세를 유지하고 오른발을 지면에서 떨어지게 고관절만 굴곡해 다리를 들고 왼쪽 엉덩이에 체중을 둔다.

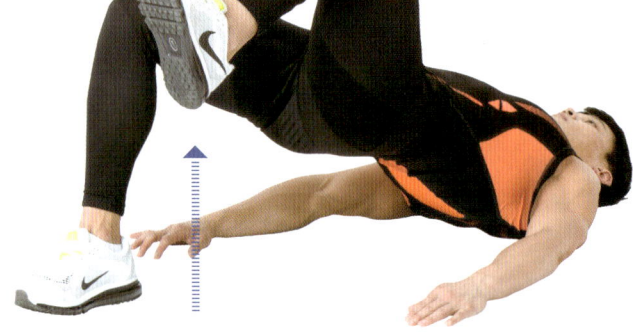

**3** 천천히 오른발을 바닥에 두고 왼쪽 다리를 들어 오른쪽 엉덩이를 수축한다. 개인 체력에 따라 좌우 10~15회 반복한다. 동작은 천천히 실시하고 동작할 때 엉덩이가 아래로 떨어지지 않도록 주의한다.

# MOVEMENT CORE EXERCISES

## 레그 크로스 브릿지
**LEG CROSS BRIDGE**

운동 부위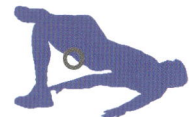

난이도 ■■□□ | 좌우 12~15회 / 1 set + 30초 휴식 + 좌우 12~15회 / 2 set + 30초 휴식 + 좌우 12~15회 / 3 set

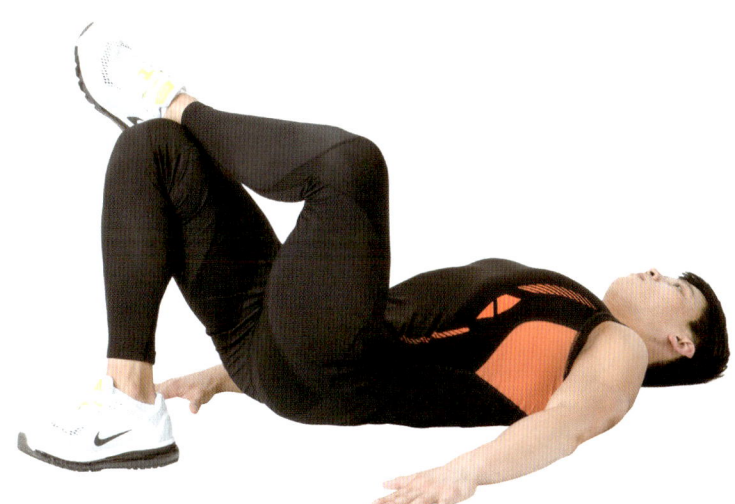

**1** 하늘을 보고 누워 양발은 엉덩이와 가깝게 당기고 왼쪽 다리는 오른쪽 무릎 위에 올린다.

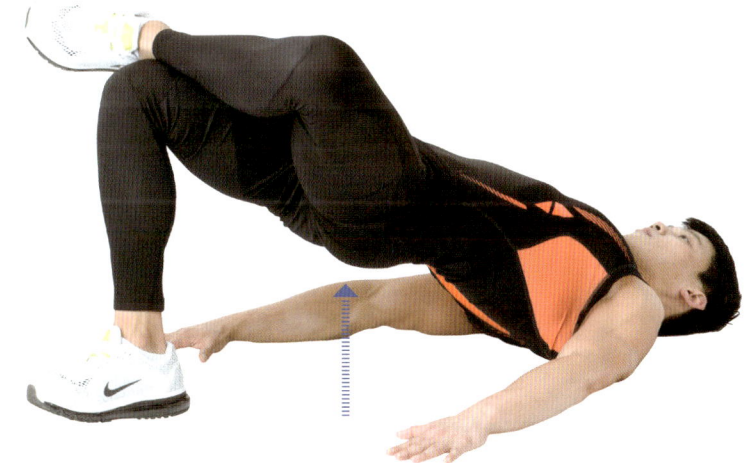

**2** 호흡을 내쉬며 천천히 골반을 들어 오른쪽 둔부에 수축을 느낀다. 이때 지지하는 오른쪽 발뒤꿈치로 지면을 밀어 엉덩이를 들었다가 지면에 닿기 직전까지 천천히 낮춘다. 개인의 체력에 따라 12~15회 동작을 반복한 후 반대쪽도 같은 방법으로 한다.

# STEP. 2　움직임 코어 운동

## 힙 브릿지 어브덕션
**HIP BRIDGE ABDUCTION**

복직근 강화

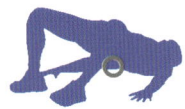

난이도 ■■□□□ | 좌우 15~20회 / 1 set + 30초 휴식 + 좌우 15~20회 / 2 set + 30초 휴식 + 좌우 15~20회 / 3 set

**1** 브릿지 포지션에서 양발은 골반 너비로 벌리고 몸이 일직선이 되게 엉덩이를 든다.

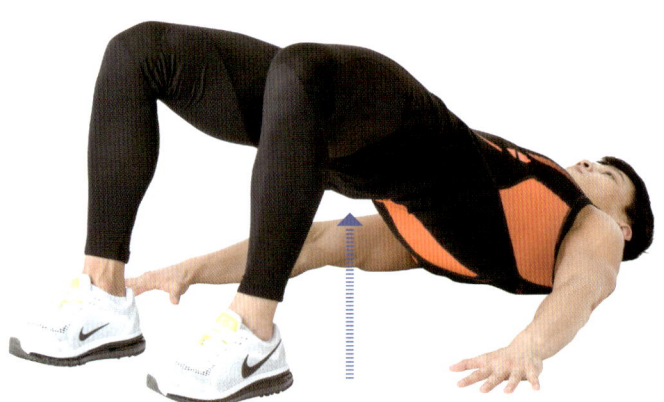

**2** 자세를 유지하며 호흡을 내쉬고 무릎을 벌려 둔부 측면에 수축을 느낀다.

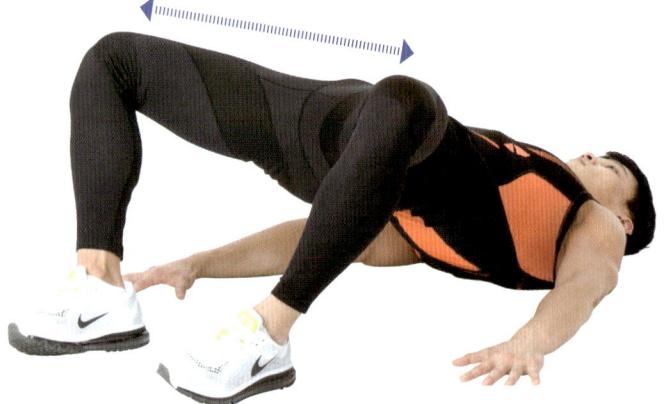

**3** 다시 다리를 모아 허벅지 내측에 힘을 준다. 동작은 천천히 실시하고 개인의 체력에 따라 좌우 15~20회 반복한다.

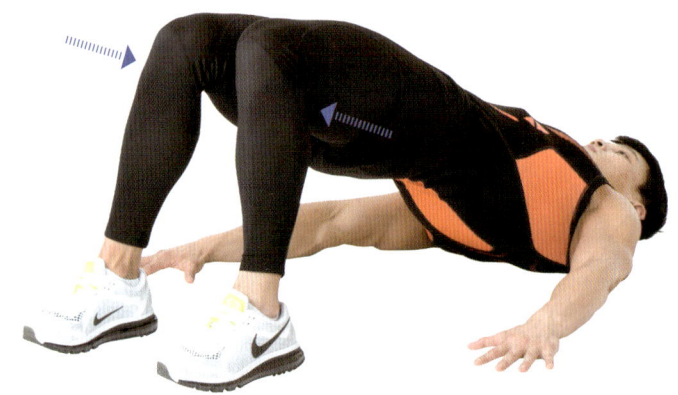

# MOVEMENT CORE EXERCISES

## 싱글 레그 힙 브릿지
### SINGLE LEG HIP BRIDGE

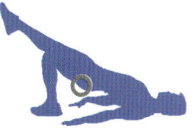

난이도 ■■■□□ | 좌우 12~15회 / 1 set + 30초 휴식 + 좌우 12~15회 / 2 set + 30초 휴식 + 좌우 12~15회 / 3 set

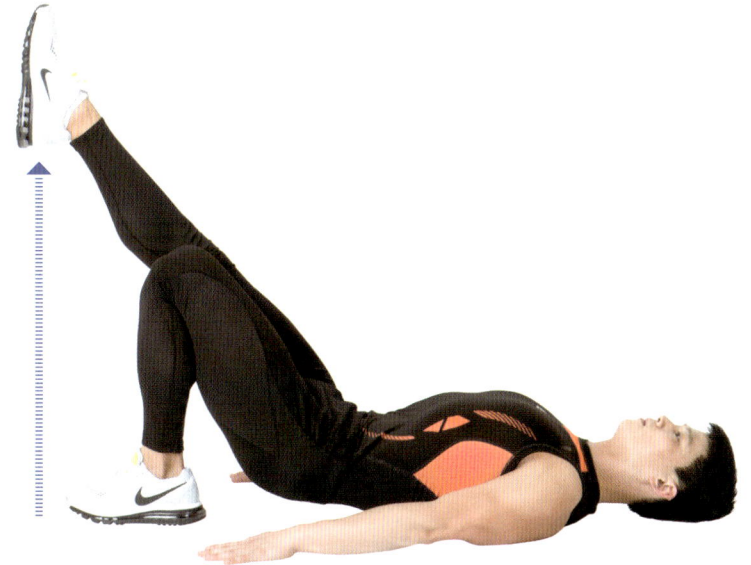

**1**
하늘을 보고 누워 양발을 엉덩이와 가깝게 당긴 다음 오른쪽 다리를 완전히 펴 왼쪽 무릎 옆에 붙인다.

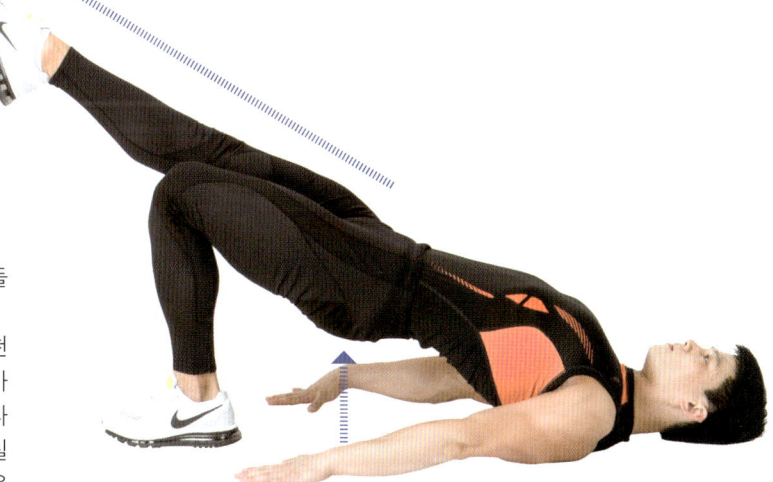

**2**
호흡을 내쉬며 천천히 엉덩이를 들어 왼쪽 둔부에 수축을 느낀다. 둔부에 충분한 수축을 느낀 후 천천히 시작 자세로 돌아가 엉덩이가 지면에 닿기 직전까지 내렸다가 다시 들어 올린다. 동작은 천천히 실시하고 개인의 체력에 따라 좌우 12~15회 반복한다.

# STEP. 2 움직임 코어 운동

# 쾨드루페드 포지션 운동
## QUADRUPED POSITION EXERCISE

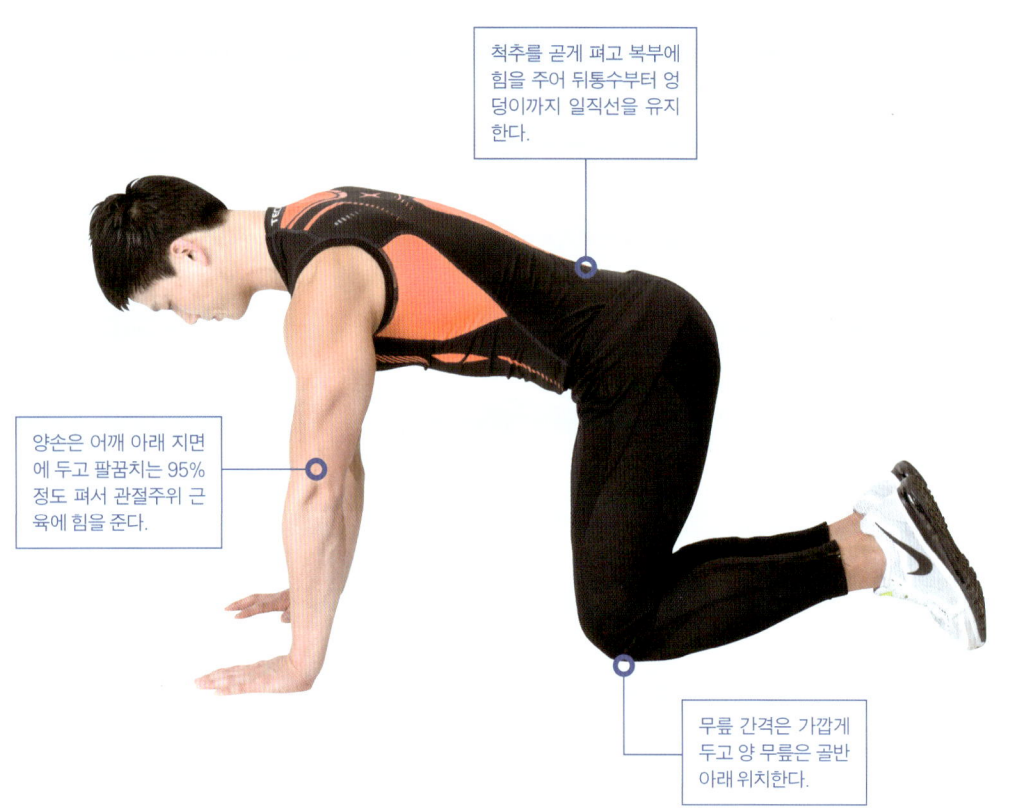

척추를 곧게 펴고 복부에 힘을 주어 뒤통수부터 엉덩이까지 일직선을 유지한다.

양손은 어깨 아래 지면에 두고 팔꿈치는 95% 정도 펴서 관절주위 근육에 힘을 준다.

무릎 간격은 가깝게 두고 양 무릎은 골반 아래 위치한다.

**쾨드루페드 포지션 운동 시 주의 사항**

1 척추는 항상 곧게 펴고 턱은 몸 쪽으로 가볍게 당겨 머리가 아래로 떨어지지 않도록 한다.
2 지면에 있는 손과 무릎에 체중을 고루 분배한다.
3 복부를 항상 긴장하고 자세를 유지한다.

MOVEMENT CORE EXERCISES

# 니 서클
KNEE CIRCLE

운동 부위

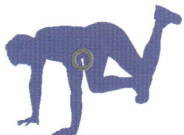

난이도 ■■□□ | 좌우 10~15회 / 1 set + 30초 휴식 + 좌우 10~15회 / 2 set + 30초 휴식 + 좌우 10~15회 / 3 set

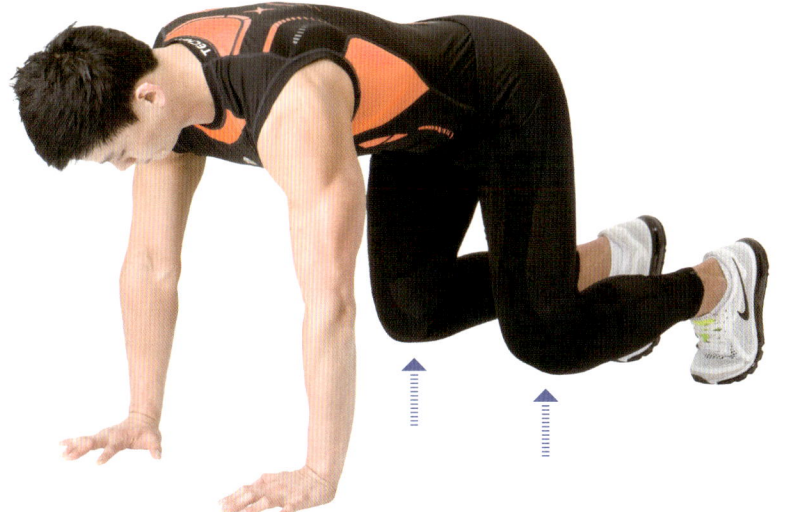

**1**
콰드루페드 자세에서 발 끝을 당겨 지면에 고정하고 몸에 힘을 줘 양 무릎을 지면과 가깝게 든다.

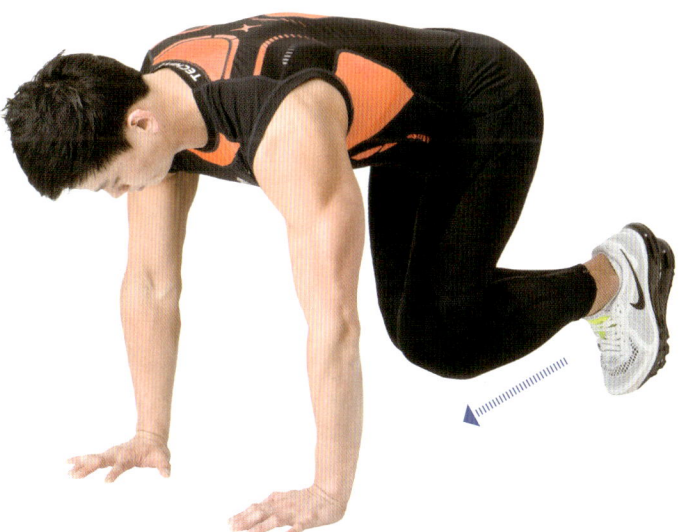

**2**
자세를 유지하고 왼쪽 무릎을 천천히 몸 쪽으로 당겨 측면으로 작은 원을 그리며 동작을 반복한다.

# STEP. 2    움직임 코어 운동

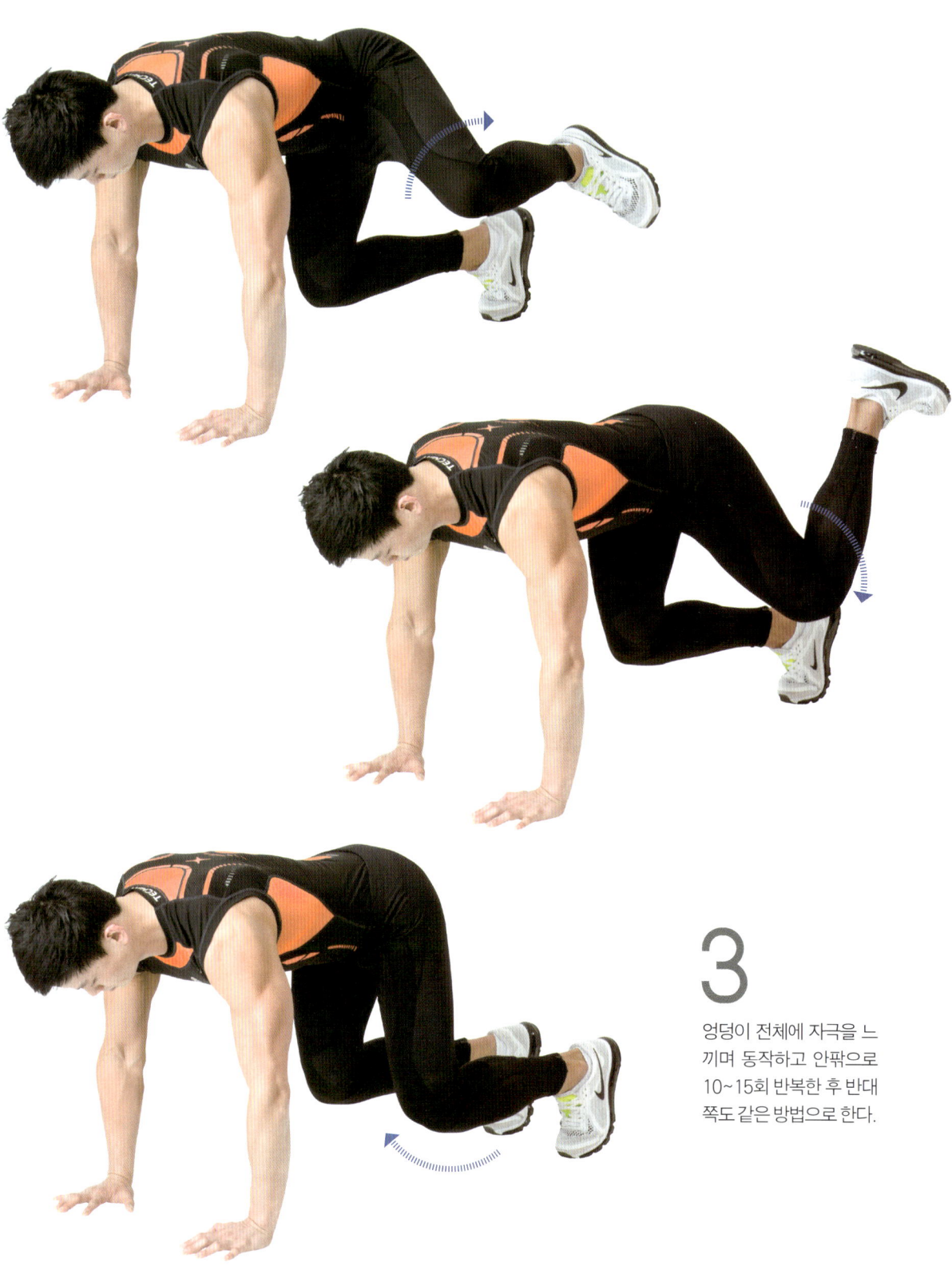

## 3
엉덩이 전체에 자극을 느끼며 동작하고 안팎으로 10~15회 반복한 후 반대쪽도 같은 방법으로 한다.

# MOVEMENT CORE EXERCISES

# 힙 익스텐션
## HIP EXTENSION

운동 부위

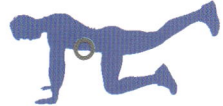

| 난이도 | 좌우 12~15회 1 set | + 30초 휴식 + | 좌우 12~15회 2 set | + 30초 휴식 + | 좌우 12~15회 3 set |

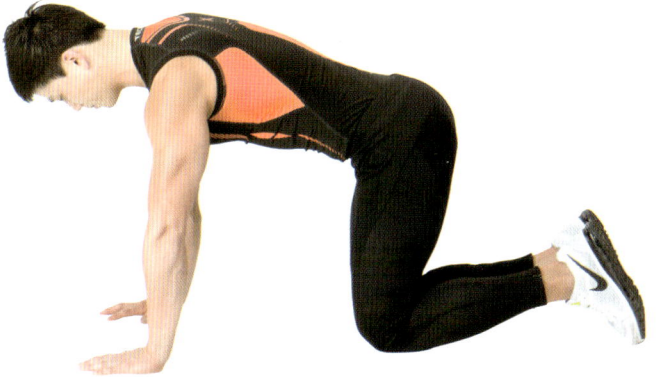

**1**
쿼드루페드 자세를 유지하고 오른쪽으로 몸을 기울여 오른쪽 엉덩이에 체중을 둔다.

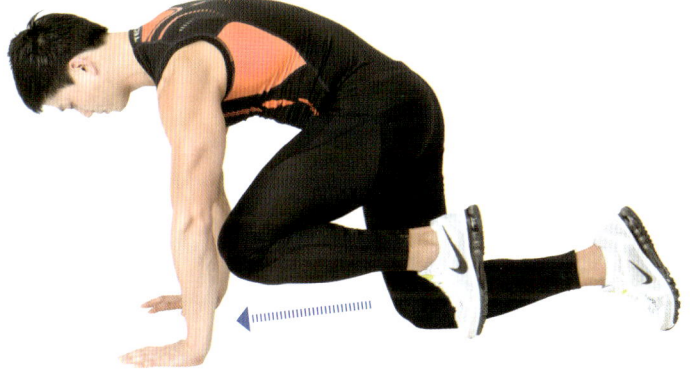

**2**
왼쪽 무릎을 약간 들어 몸 쪽으로 당겨 둔근에 이완을 느낀 후 천천히 다리를 뒤로 뻗는다.

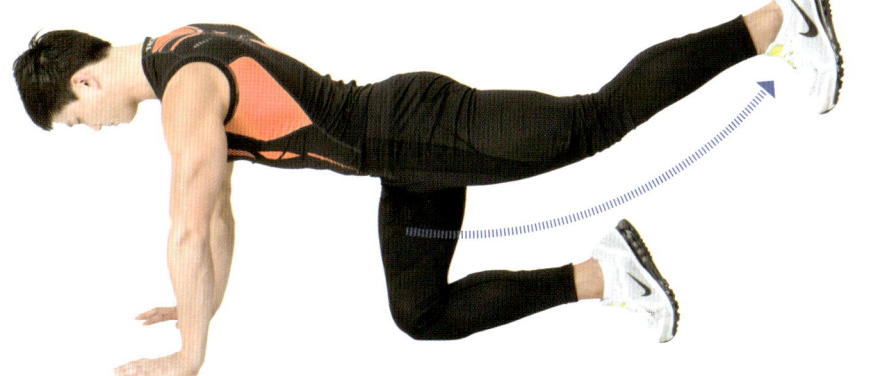

**3**
몸과 허벅지가 일직선이 될 때까지 다리를 들어 둔근에 수축을 느끼고 천천히 시작 자세로 돌아온다. 개인의 체력에 따라 좌우 12~15회 반복한다.

# STEP. 2 움직임 코어 운동

# 글루트 스위퍼
## GLUTE SWEEPER

운동 부위

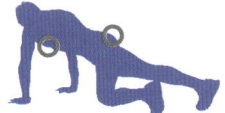

난이도 ▪▪▫▫ | 좌우10~15회 / 1 set + 30초 휴식 + 좌우10~15회 / 2 set + 30초 휴식 + 좌우10~15회 / 3 set

**1**

콰드루페드 자세에서 오른쪽 무릎은 90도 굽혀 골반 아래에 두고 오른쪽으로 몸을 기울여 오른쪽 엉덩이에 체중을 둔다. 상체는 자세를 유지하고 왼쪽 다리는 오른발 뒤쪽 측면으로 뻗는다.

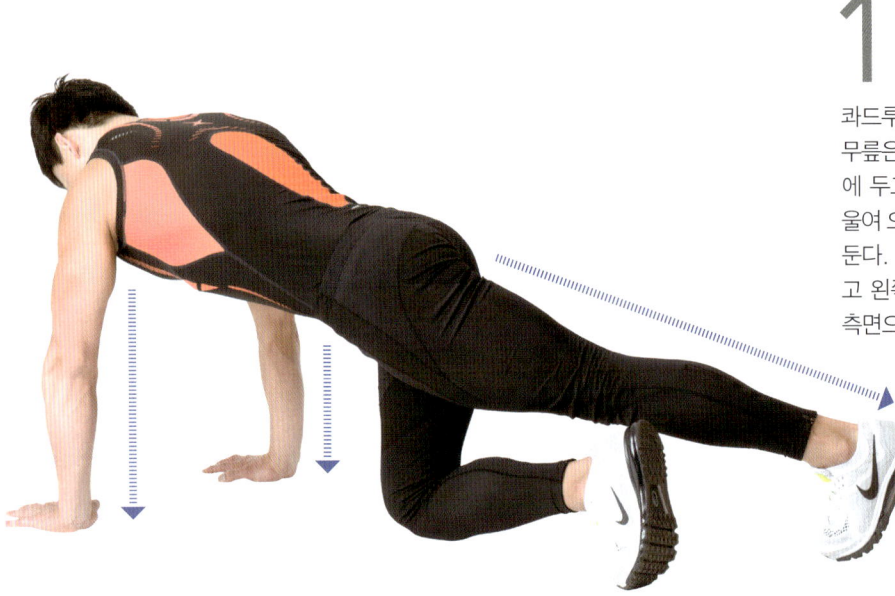

**2**

호흡을 내쉬며 몸과 다리가 일직선이 될 때까지 다리를 위쪽으로 든다. 동작을 10~15회 반복한 후 반대쪽도 같은 방법으로 한다.

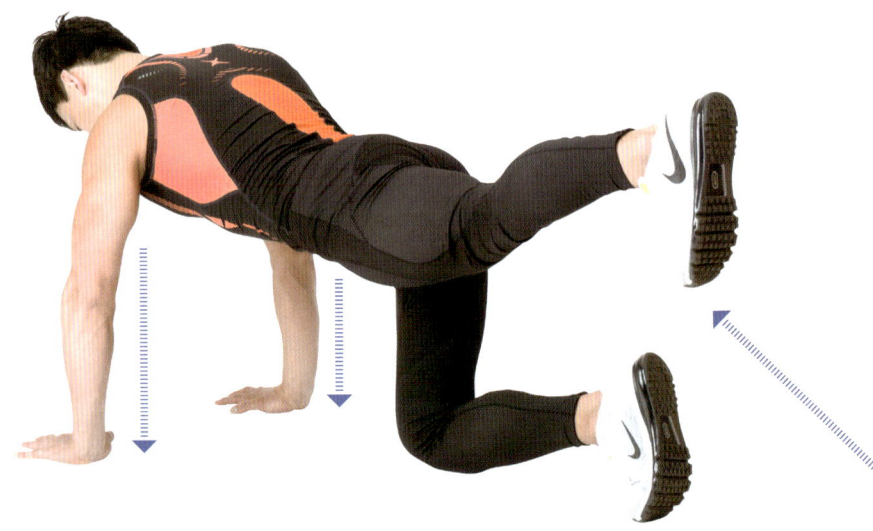

MOVEMENT CORE EXERCISES

# 버드 독
## BIRD DOG

운동 부위

난이도 ■■□□ | 좌우 10~15회 / 1 set + 30초 휴식 + 좌우 10~15회 / 2 set + 30초 휴식 + 좌우 10~15회 / 3 set

**1**
쿼드루페드 자세에서 왼팔과 오른쪽 다리를 들어 올려 손과 발을 최대한 멀리 보낸다. 이때 발끝은 몸 쪽으로 당기고 팔과 몸, 다리가 일직선이 되게 한다.

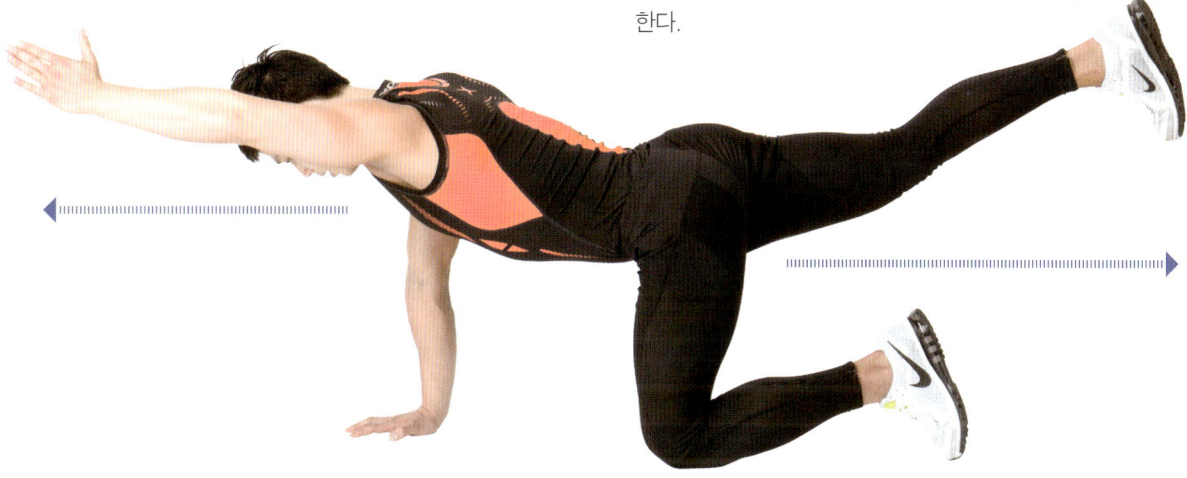

**2**
등을 둥글게 말아 왼쪽 팔꿈치와 오른쪽 무릎을 몸 쪽으로 당기고 시선은 무릎을 향한다. 충분한 이완을 느낀 후 시작 자세로 돌아간다. 개인의 체력에 따라 좌우 10~15회 반복한 후 반대쪽도 같은 방법으로 한다.

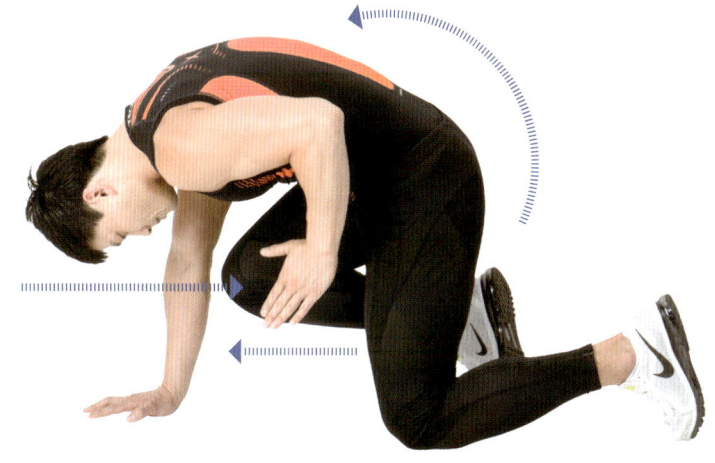

# STEP. 3

# 코어
# 스트렝스
# 운동

가동성 코어 근육 단련

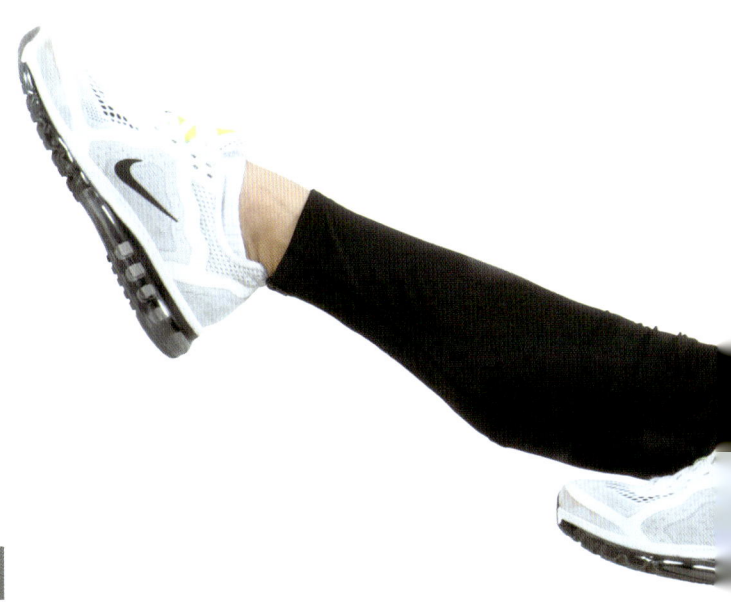

CORE STRENG

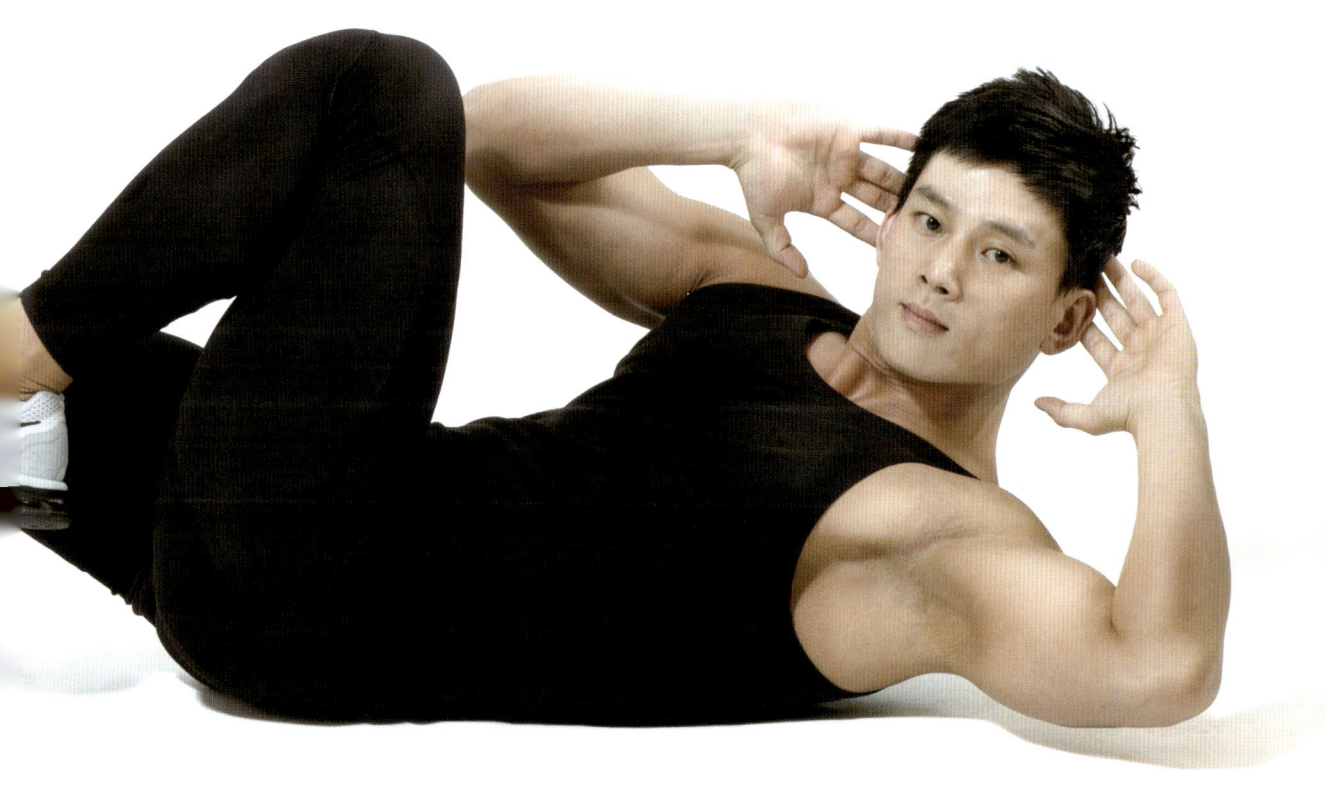

TH EXERCISES

코어 운동
3단계

# 코어 스트렝스 운동

## CORE STRENGTH EXERCISES/ GLOBAL CORE

3단계는 가동성 코어 근육의 단련을 목적으로 한다. 신체의 움직임을 만들고 폭발적인 힘을 전달하는 가동성 코어근육을 강화해 보자.

앞 장에서 안정성 코어 운동으로 코어 근육을 활성화 시키고 척추를 안정시키는 운동에 대해 알아보았다. 이번 장에서 소개하는 코어 스트렝스 운동은 몸을 굽히거나 펴는 등 신체의 움직임을 만들고 힘을 전달하는 가동성 근육을 강화하는 것이 목적이다.

이 운동은 복직근, 척추기립근, 둔근 등 헬스클럽에서 웨이트 트레이닝할 때 자주 실시하는 익숙한 동작들이 많다. 동작할 때 해당 부위의 수축과 이완에 집중하고 가동범위와 속도, 중량을 조절하여 운동 난이도를 조절해 운동한다.

운동 중 호흡은 근육이 수축할 때 길게 내쉬고 이완할 때 들이마신다. 특히 복부 근육은 다른 부위와 다르게 호흡을 마신 상태에서는 근수축이 제대로 이루어지지 않는다. 따라서 상체를 들거나 다리를 몸 쪽으로 당길 때 호흡을 길게 내쉬도록 한다.

지면에 누워 실시하는 운동은 동작 중 허리가 지면에서 떨어지지 않게 복압을 유지하면서 운동한다.

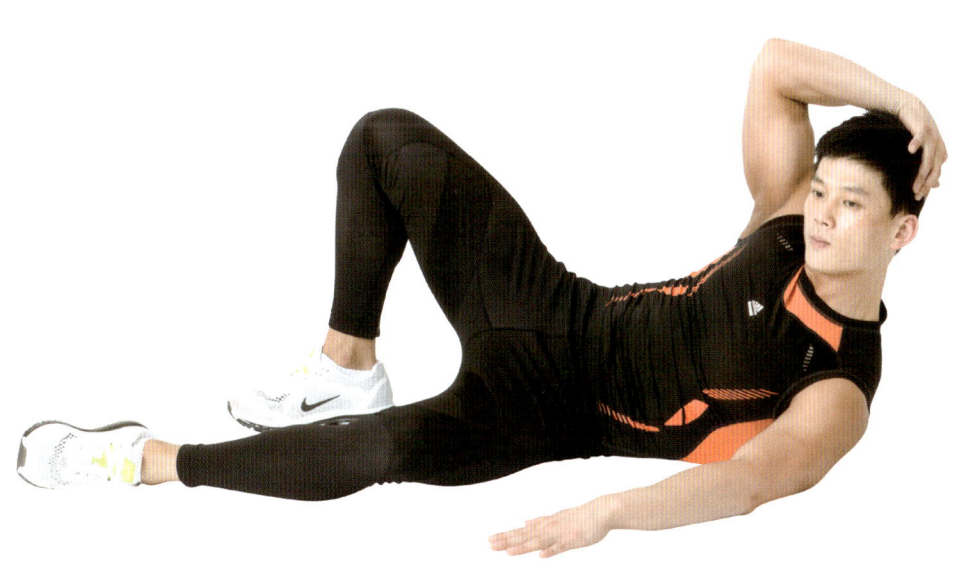

# STEP. 3 　코어 스트렝스 운동

복부 　　　　　　　　　　　　　　　　　　　　　　　　　운동 부위

## 크런치
**CRUNCH**

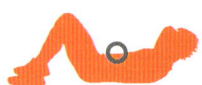

난이도 ■■□□　|　12~15회 / 1 set　+　30초 휴식　+　12~15회 / 2 set　+　30초 휴식　+　12~15회 / 3 set

**TIP**
동작 중 손으로 머리를 당기지 않게 주의하고 1세트가 끝나기 전까지 어깨가 땅에 닿지 않도록 주의한다.

**1**
바닥에 등을 대고 누워 양손으로 머리를 가볍게 받치고 양발은 엉덩이 쪽으로 당긴다.

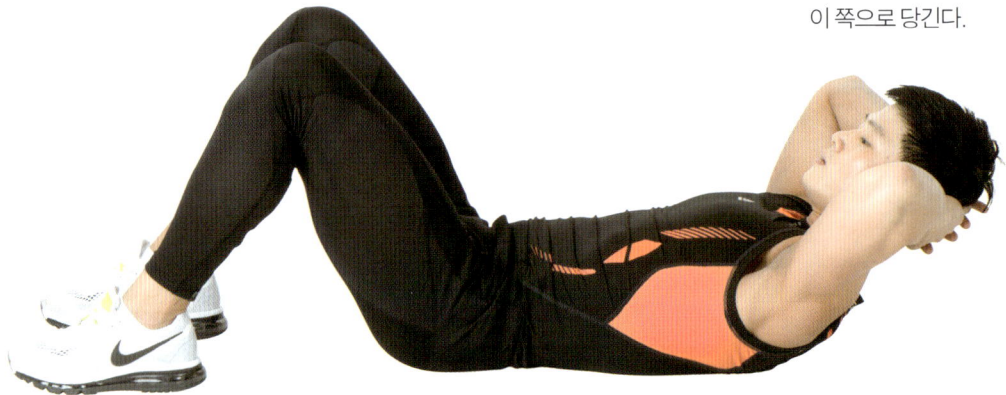

**2**
호흡을 내쉬며 상체를 들어 복직근에 수축을 느끼고 시선은 45도 정면을 향한다. 천천히 시작 자세로 돌아와 복직근을 이완하고 어깨가 땅에 닿기 직전에 다시 상체를 들어 복부를 수축한다. 같은 방법으로 동작을 12~15회 반복한다.

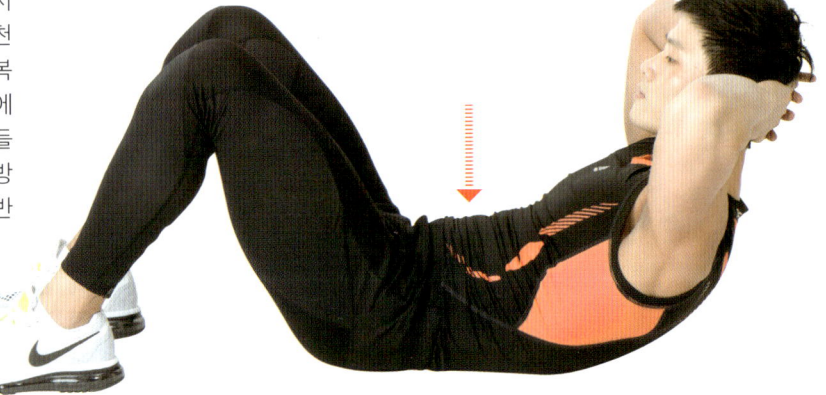

CORE STRENGTH EXERCISES / GLOBAL CORE

복부　　　　　　　　　　　　　　　　　　　　　　　　　　　운동 부위

# 사이드 크런치
### SIDE CRUNCH

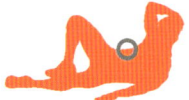

난이도 ▮▮▯▯　｜　좌우12~15회 / 1 set　+　30초 휴식　+　좌우12~15회 / 2 set　+　30초 휴식　+　좌우12~15회 / 3 set

**1**

왼쪽 옆으로 누워 오른손은 가볍게 머리를 받친다. 왼쪽 무릎은 굽혀 바닥에 고정하고 오른쪽 무릎은 45도 열어준다.

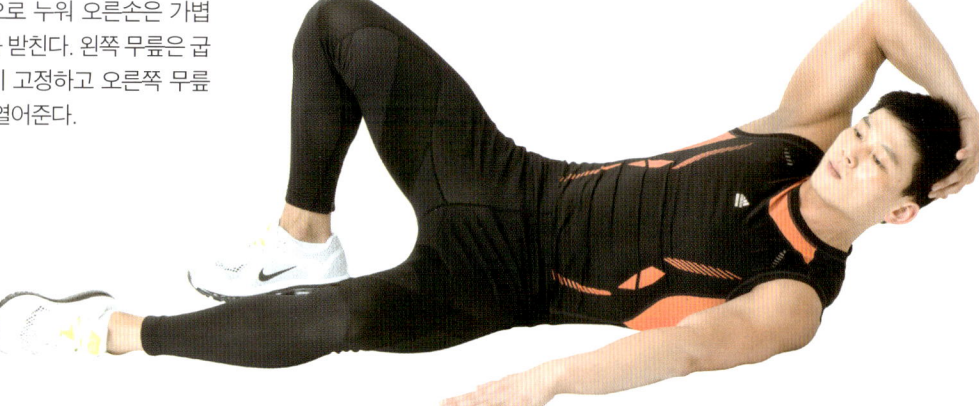

**2**

호흡을 내쉬며 상체를 들어 올려 몸 측면에 수축을 느끼고 시작 자세로 돌아간다. 이때 몸 옆면에 힘이 완전히 풀리기 전에 다시 상체를 든다. 동작을 12~15회 반복한 후 반대쪽도 같은 방법으로 한다.

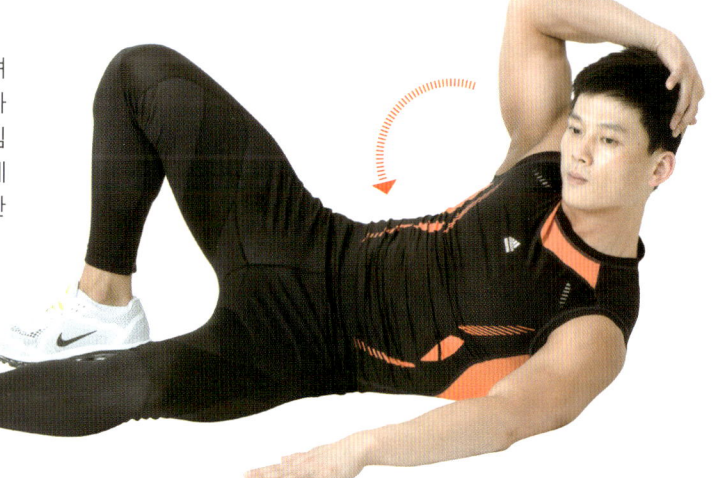

**TIP**
측면으로 몸을 기울이는 각도를 잘 맞춰 해당 부위에 집중해 운동한다.

# STEP. 3    코어 스트렝스 운동

복부                      운동 부위

# 오블리크 크런치
**OBLIQUE CRUNCH**

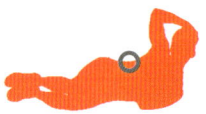

난이도 ▪▪▫▫ | 좌우 12~15회 / 1 set + 30초 휴식 + 좌우 12~15회 / 2 set + 30초 휴식 + 좌우 12~15회 / 3 set

## 1
왼쪽 측면으로 누워 오른손은 머리를 받치고 양다리는 겹쳐 바닥에 고정한다.

## 2
호흡을 내쉬며 상체를 들어 옆구리를 수축하고 천천히 시작 자세로 돌아온다. 조금 더 강한 수축을 원하는 경우 상체를 들 때 위에 있는 다리도 가볍게 들어주면 옆구리에 더 많은 수축을 느낄 수 있다. 동작을 12~15회 반복한 후 반대쪽도 같은 방법으로 한다.

**TIP**
오블리크 크런치는 다른 동작보다 가동범위가 짧다. 가동범위가 작다고 손으로 머리를 당기지 말고 옆구리만으로 수축할 수 있도록 하자.

CORE STRENGTH EXERCISES / GLOBAL CORE

운동 부위

복부

# 크로스오버 크런치
CROSS OVER CRUNCH

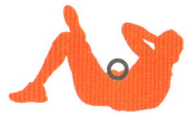

난이도 ■■□□  |  좌우 12~15회 / 1 set  +  30초 휴식  +  좌우 12~15회 / 2 set  +  30초 휴식  +  좌우 12~15회 / 3 set

**TIP**
들어 올리는 쪽 어깨가 지면에 닿지 않도록 주의한다.

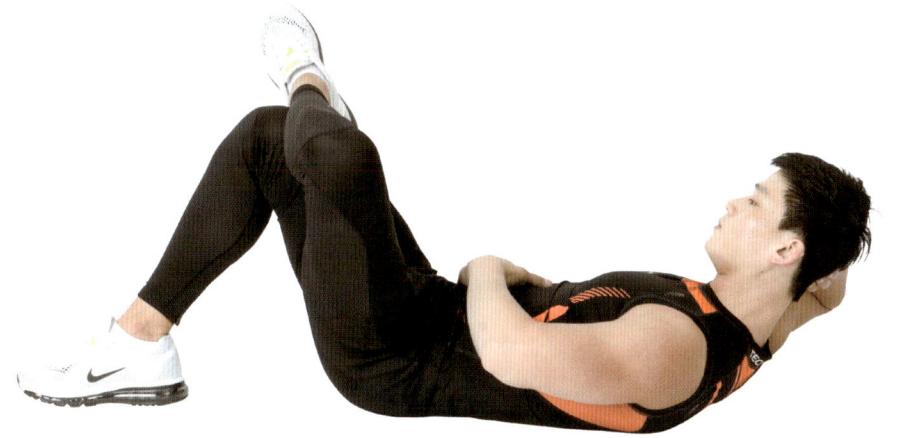

**1**
바닥에 등을 대고 누워 오른손은 머리에 두고, 왼쪽 다리는 오른쪽 무릎 위에 올려둔다.

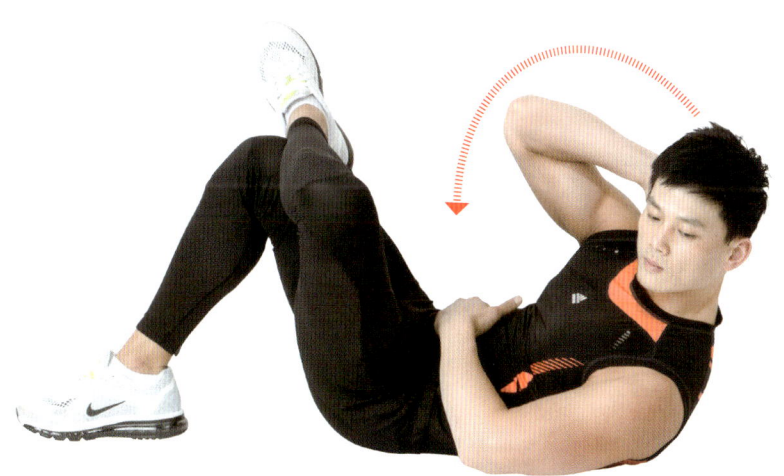

**2**
호흡을 내쉬며 오른쪽 어깨를 들어 왼쪽 무릎 쪽으로 향하게 하여 복부를 수축한다. 천천히 시작 자세로 돌아와 동작을 12~15회 반복한다. 반대쪽도 같은 방법으로 한다.

# STEP. 3   코어 스트렝스 운동

복부

# 얼터네이트 힐 터치
ALTERNATE HEEL TOUCHERS

운동 부위

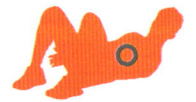

난이도 ▮▮▯▯  |  좌우 15~20회 / 1 set  +  30초 휴식  +  좌우 15~20회 / 2 set  +  30초 휴식  +  좌우 15~20회 / 3 set

**TIP**
세트가 끝날 때까지 턱은 몸과 가깝게 당긴 상태를 유지하고 복부에 긴장이 풀리지 않게 한다.

## 1

바닥에 등을 대고 누워 무릎을 굽혀 발은 엉덩이와 가깝게 당긴다. 상체를 들어 복부가 수축한 상태를 유지하고 호흡을 짧게 내쉬며 왼쪽으로 몸을 기울여 손끝으로 복사뼈를 터치한다. 턱은 몸 쪽으로 당겨서 목에 저항을 줄여준다.

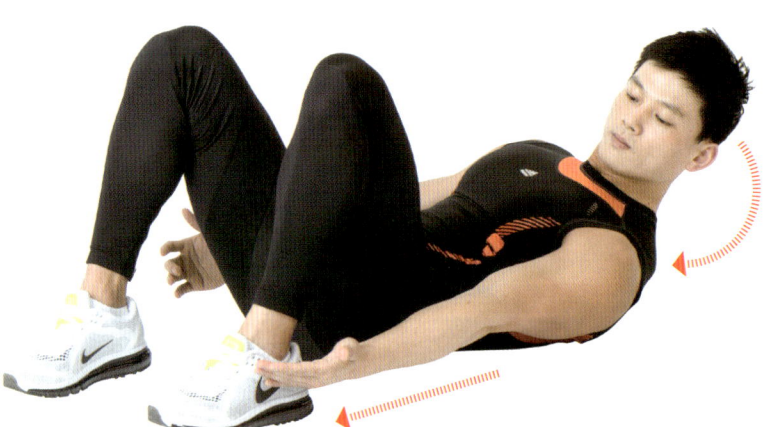

## 2

다시 시작 자세로 돌아와 같은 방법으로 오른쪽 손끝으로 복사뼈를 터치한다. 호흡은 복사뼈를 터치할 때 짧게 내쉬고 좌우 15~20회 동작을 반복한다.

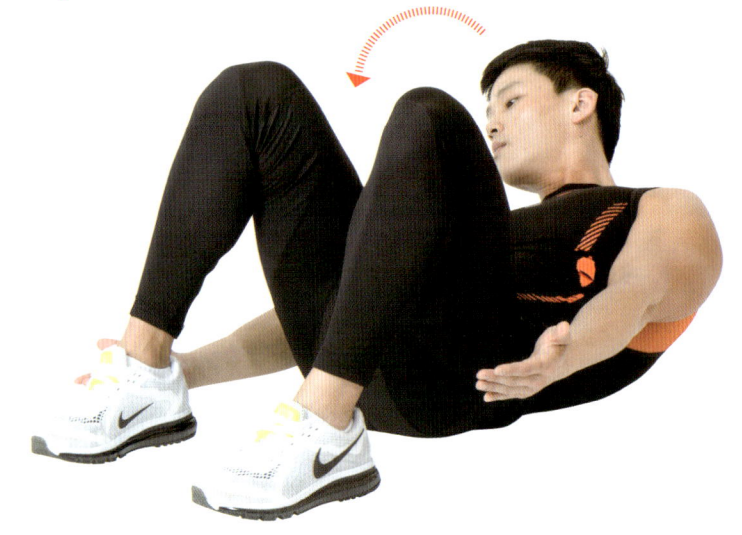

CORE STRENGTH EXERCISES / GLOBAL CORE

| 복부 | | 운동 부위 |

# 싯업 위드 로테이션
## SIT-UP WITH ROTATION

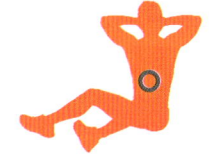

난이도 ■■■□□ | 좌우 10~15회 / 1 set + 30초 휴식 + 좌우 10~15회 / 2 set + 30초 휴식 + 좌우 10~15회 / 3 set

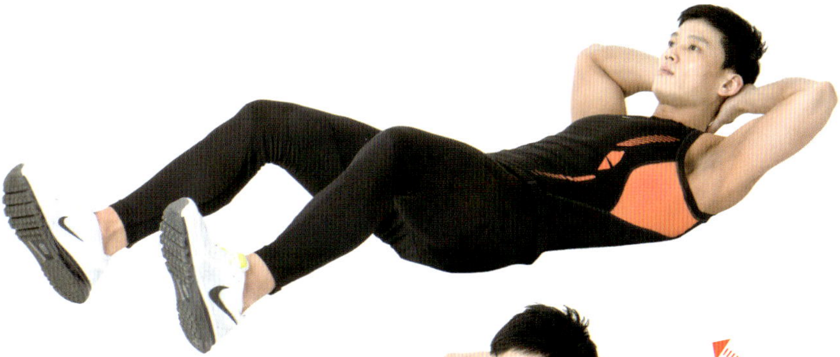

**1**
바닥에 등을 대고 누워 양손은 머리 뒤에 둔다.

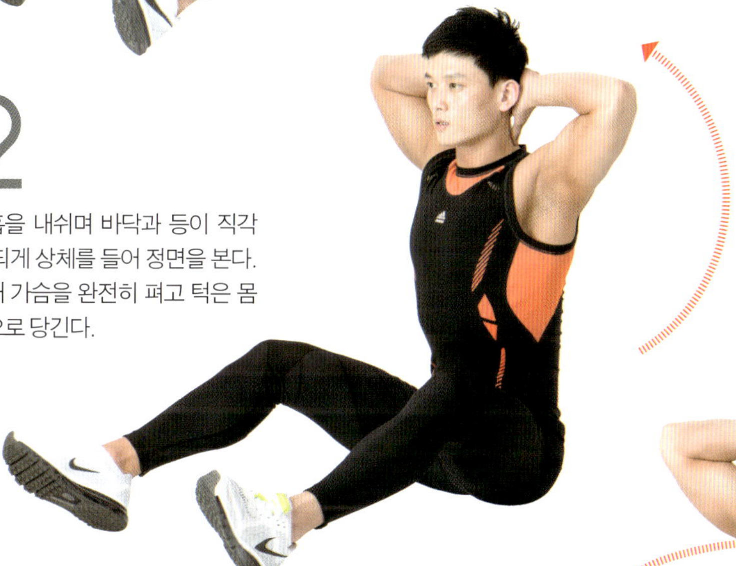

**2**
호흡을 내쉬며 바닥과 등이 직각이 되게 상체를 들어 정면을 본다. 이때 가슴을 완전히 펴고 턱은 몸 쪽으로 당긴다.

**TIP**
상체를 들기 힘든 경우 양발 위에 덤벨을 올려 다리를 고정하고 동작을 한다. 상체를 들 때보다 내려갈 때 더 집중해 천천히 동작한다.

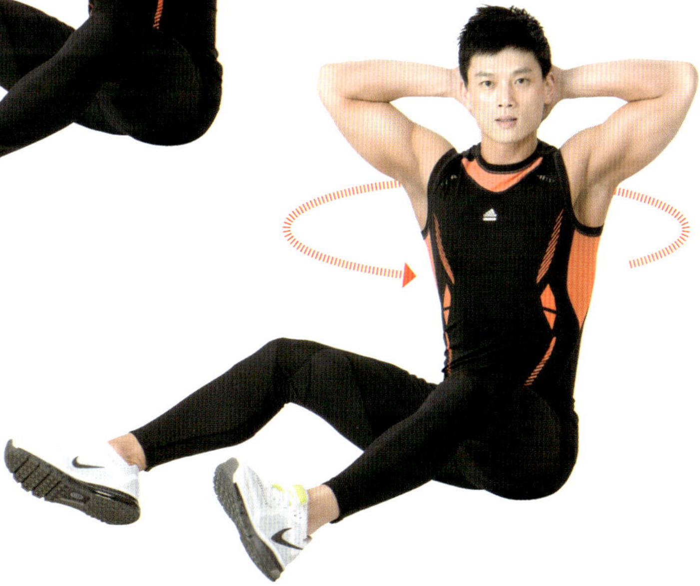

**3**
천천히 한쪽으로 몸을 비튼 후 정면을 보고 시작 자세로 돌아온다. 시작 자세로 돌아올 때는 등을 둥글게 말아 천천히 척추 한 마디 한 마디가 지면에 닿게 내려온다. 반대쪽도 같은 방법으로 하고 좌우 10~15회 동작을 반복한다.

# STEP. 3 　코어 스트렝스 운동

**복부**　　　　　　　　　　　　　　　　　　　　　　　운동 부위

# 리버스 크런치
REVERSE CRUNCH

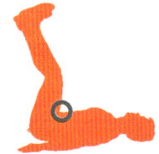

난이도 ▮▮▯▯　｜　12~15회 / 1 set　＋　30초 휴식　＋　12~15회 / 2 set　＋　30초 휴식　＋　12~15회 / 3 set

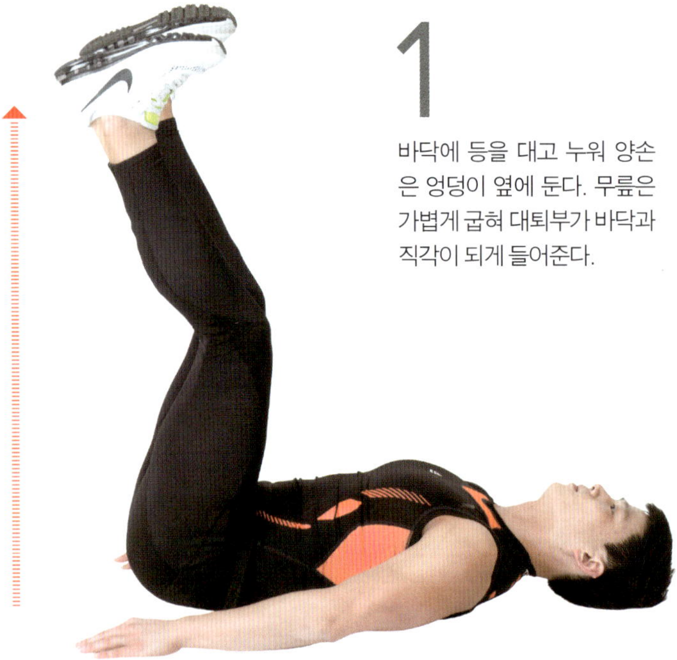

**1**
바닥에 등을 대고 누워 양손은 엉덩이 옆에 둔다. 무릎은 가볍게 굽혀 대퇴부가 바닥과 직각이 되게 들어준다.

**TIP**
동작 중 몸이 많이 흔들리거나 중심 잡기가 힘들면 머리 위에 고정된 물건을 양손으로 잡고 동작을 실시한다.

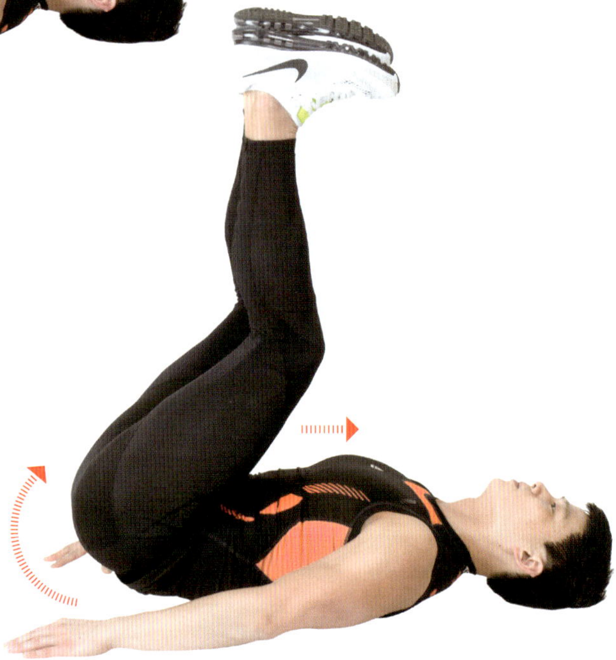

**2**
상체는 고정하고 복부에 힘을 줘 엉덩이를 조금 들어 올리고 호흡을 내쉬어 복부를 수축하면서 다리를 몸 쪽으로 당긴다. 복부를 수축한 뒤 엉덩이가 지면에 닿기 직전까지 내렸다가 다시 올린다. 같은 방법으로 12~15회 반복한다.

CORE STRENGTH EXERCISES / GLOBAL CORE

복부 | 운동 부위

# 레그 레이즈
**LEG RAISE**

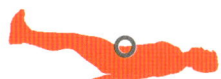

난이도 ■■□□□ | 🏋 12~15회 / 1 set + ♥ 30초 휴식 + 🏋 12~15회 / 2 set + ♥ 30초 휴식 + 🏋 12~15회 / 3 set

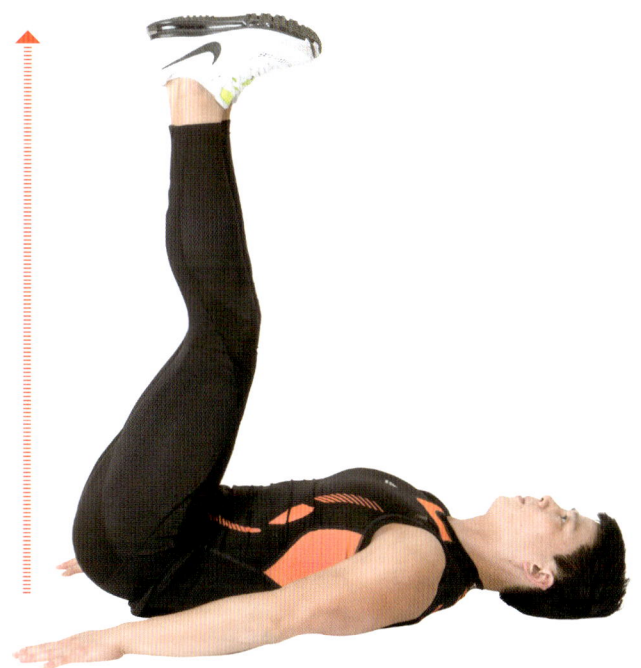

### TIP
레그 레이즈 동작은 요추부에 압박이 가해져 요통이 있는 사람은 가동범위를 줄이거나 피하는 것이 좋다.

### 1
바닥에 등을 대고 누워 양손은 엉덩이 옆에 두고 무릎은 가볍게 굽혀 지면과 대퇴부가 직각이 되게 다리를 든다. 이때 허리가 지면에서 떨어지지 않게 복부를 허리 쪽으로 누른다.

### 2
천천히 양발이 지면과 가까워지도록 내리고 이때 허리가 땅에서 떨어지지 않을 정도까지 다리를 내려 복부를 이완한다. 호흡을 내쉬며 천천히 시작 자세로 돌아와 12~15회 반복한다.

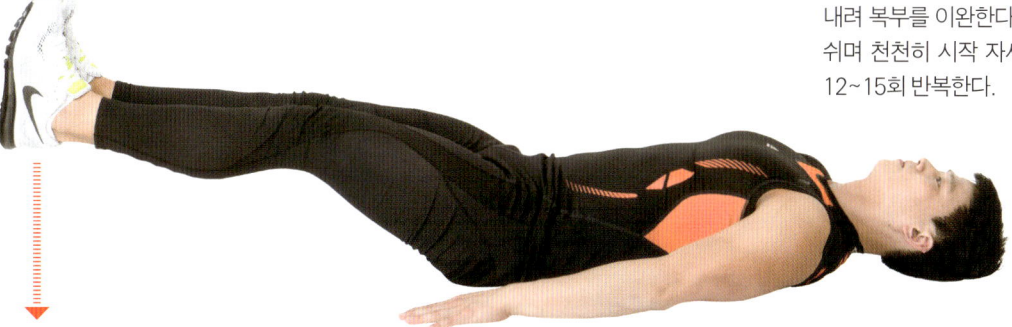

# STEP. 3  코어 스트렝스 운동

**복부**　　　　　　　　　　　　　　　　　　　　　　　운동 부위

# 피규어 4 레그 레이즈
## FIGURE 4 LEG RAISE

난이도　|　좌우 10~15회 / 1 set　+　30초 휴식　+　좌우 10~15회 / 2 set　+　30초 휴식　+　좌우 10~15회 / 3 set

**TIP**
동작은 천천히 부드럽게 이어서 하고 허리에 부담이 되는 사람은 가동범위를 조절해 운동한다.

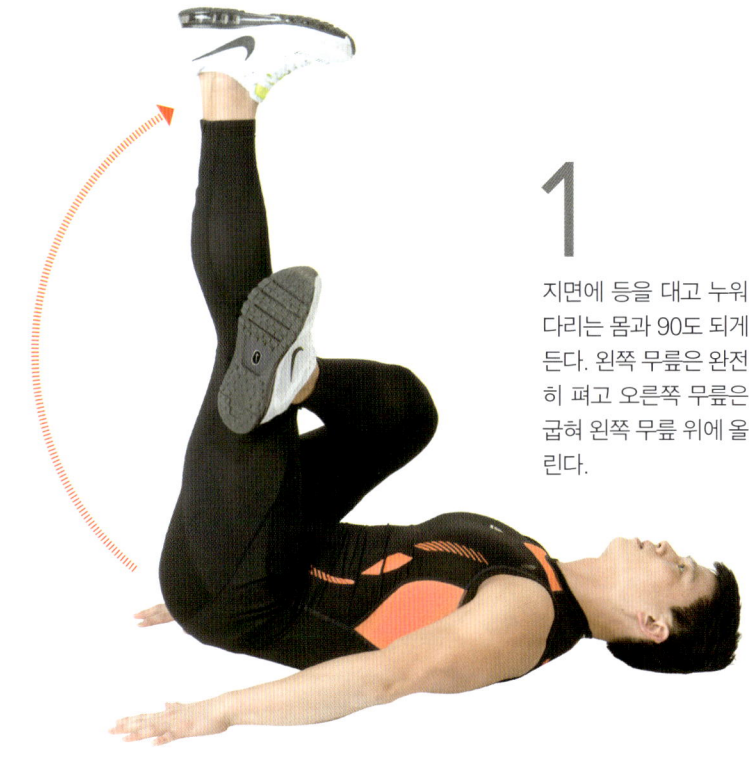

**1** 지면에 등을 대고 누워 다리는 몸과 90도 되게 든다. 왼쪽 무릎은 완전히 펴고 오른쪽 무릎은 굽혀 왼쪽 무릎 위에 올린다.

**2** 천천히 지면과 가깝게 다리를 내리는데 이때 허리가 지면에서 떨어지지 않는 가동범위까지 다리를 내린다. 호흡을 내쉬며 천천히 시작 자세로 돌아와 동작을 반복하고 반대쪽도 같은 방법으로 한다. 개인의 체력에 따라 좌우 10~15회 반복한다.

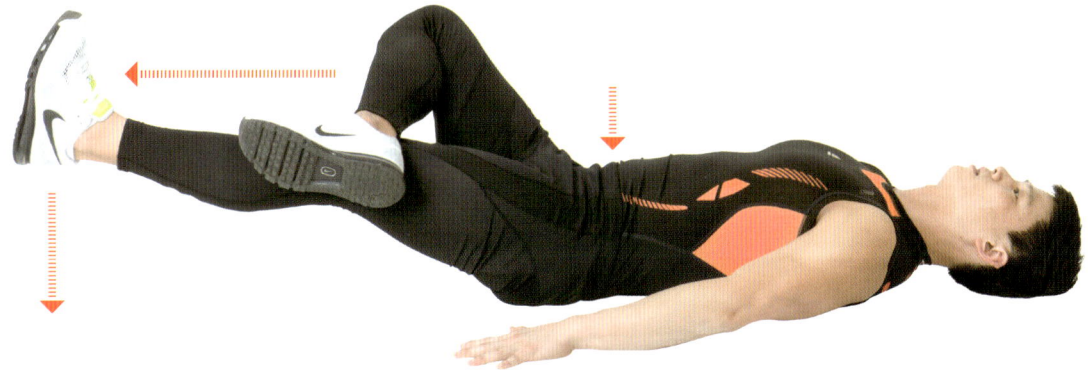

CORE STRENGTH EXERCISES / GLOBAL CORE

복부                                          운동 부위

# 시저 킥
**SCISSOR KICK**

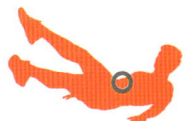

난이도 ▪▪▫▫▫   좌우 15~20회 / 1 set   +   30초 휴식   +   좌우 15~20회 / 2 set   +   30초 휴식   +   좌우 15~20회 / 3 set

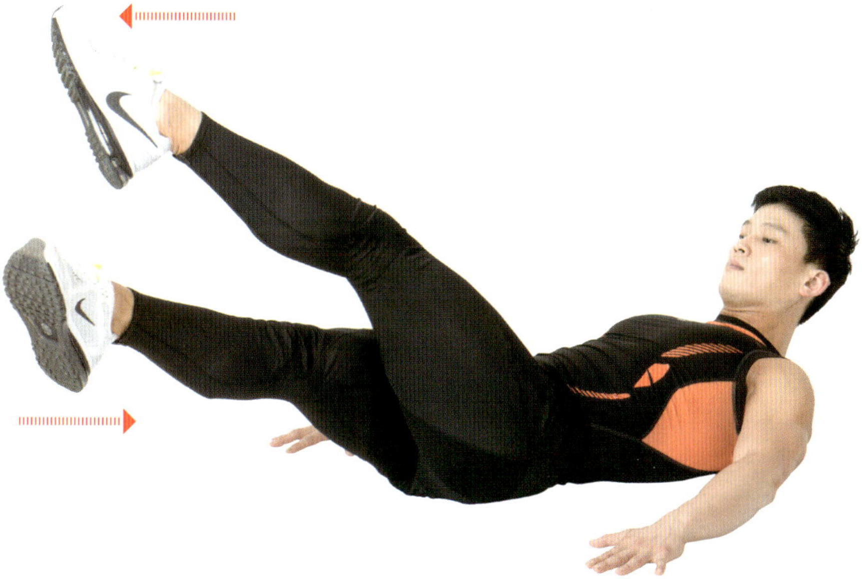

**1**
지면에 등을 대고 누워 양손은 엉덩이 옆에 두고 다리는 지면과 45도가 되게 든다. 복부에 긴장을 느끼고 양다리를 아래 위로 교차한다.

**TIP**
동작 시 허리가 지면에서 떨어지지 않게 주의하고 복부에 지속적인 긴장을 느끼며 동작한다.

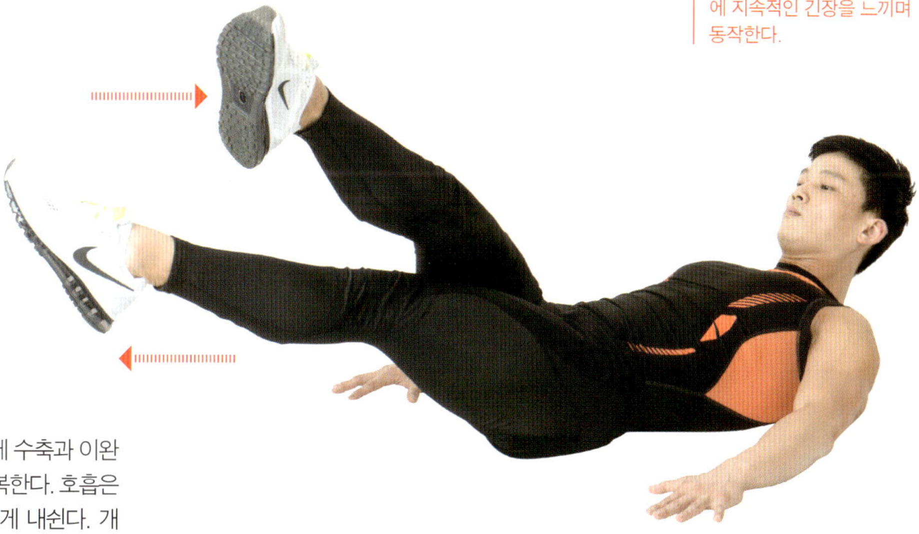

**2**
하복부와 다리 내측에 수축과 이완을 느끼며 동작을 반복한다. 호흡은 다리를 교차할 때 짧게 내쉰다. 개인의 체력에 따라 좌우 15~20회 반복한다.

# STEP. 3　코어 스트렝스 운동

복부　　　　　　　　　　　　　　　　　　　　　　　　　　운동 부위

## 더 롤
### THE ROLL

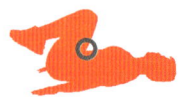

난이도 ■■□□□　　10~15회 / 1 set　+　30초 휴식　+　10~15회 / 2 set　+　30초 휴식　+　10~15회 / 3 set

**TIP**
이완 시 다리가 지면과 가까워졌을 때 허리에 부담이 있는 경우 가동범위를 줄여 동작한다.

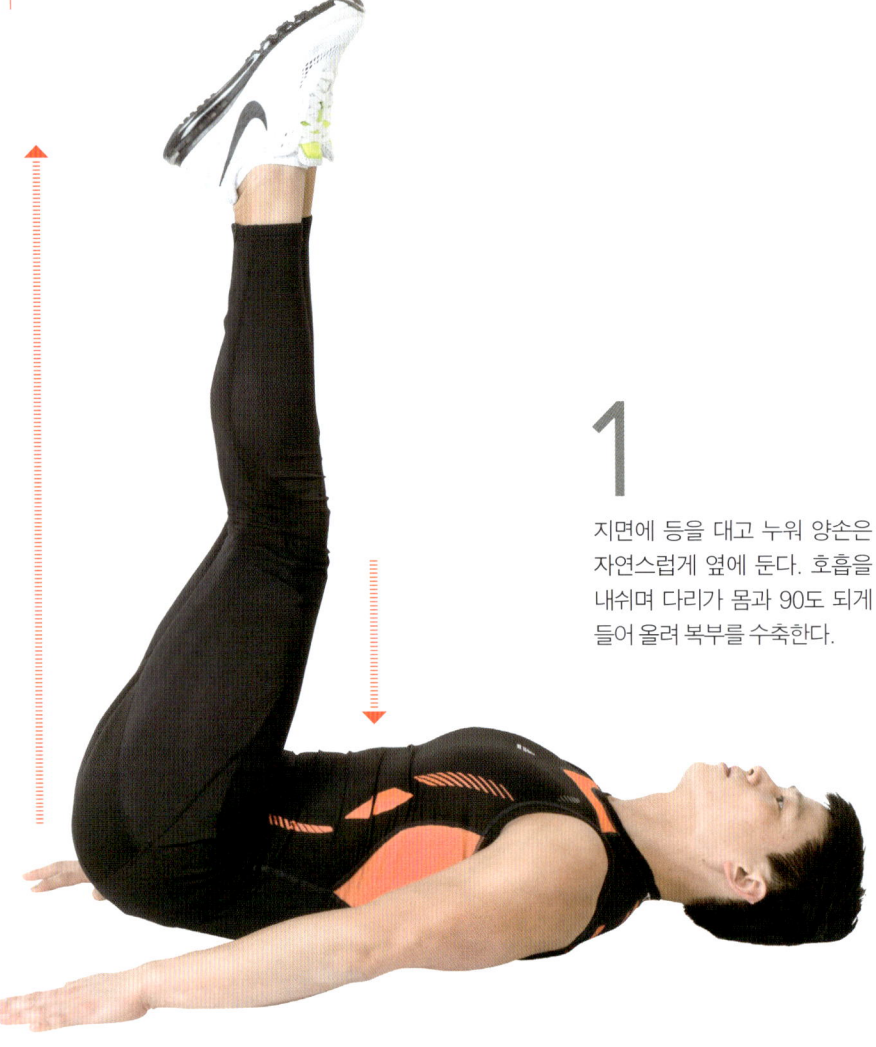

**1**
지면에 등을 대고 누워 양손은 자연스럽게 옆에 둔다. 호흡을 내쉬며 다리가 몸과 90도 되게 들어 올려 복부를 수축한다.

# CORE STRENGTH EXERCISES / GLOBAL CORE

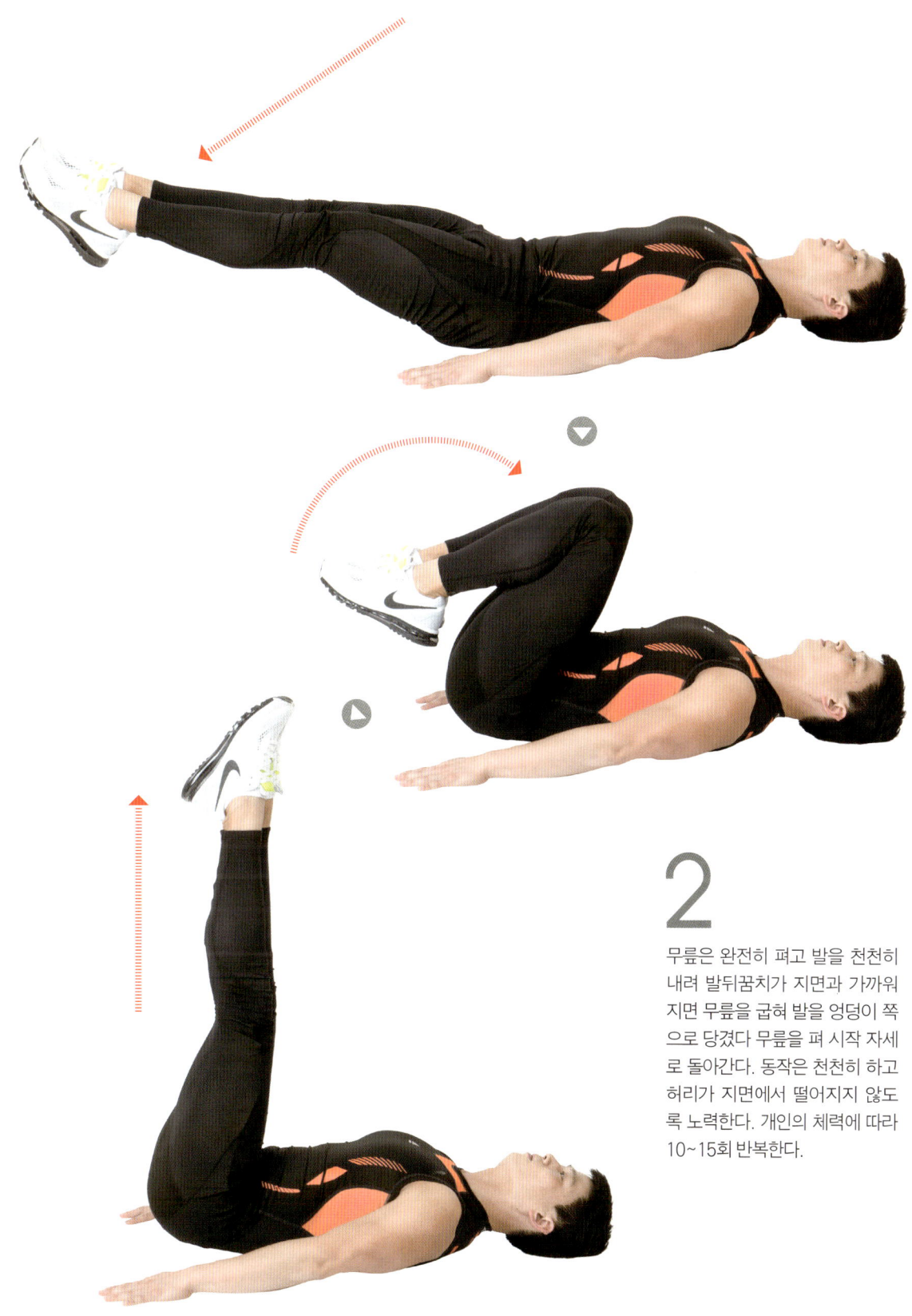

## 2

무릎은 완전히 펴고 발을 천천히 내려 발뒤꿈치가 지면과 가까워지면 무릎을 굽혀 발을 엉덩이 쪽으로 당겼다 무릎을 펴 시작 자세로 돌아간다. 동작은 천천히 하고 허리가 지면에서 떨어지지 않도록 노력한다. 개인의 체력에 따라 10~15회 반복한다.

# STEP. 3　코어 스트렝스 운동

복부

# 더블 레그 서클
**DOUBLE LEG CIRCLE**

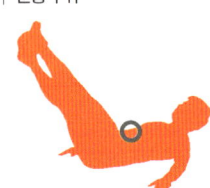
운동 부위

난이도 ■■■□□　　10~15회 / 1 set　+　30초 휴식　+　10~15회 / 2 set　+　30초 휴식　+　10~15회 / 3 set

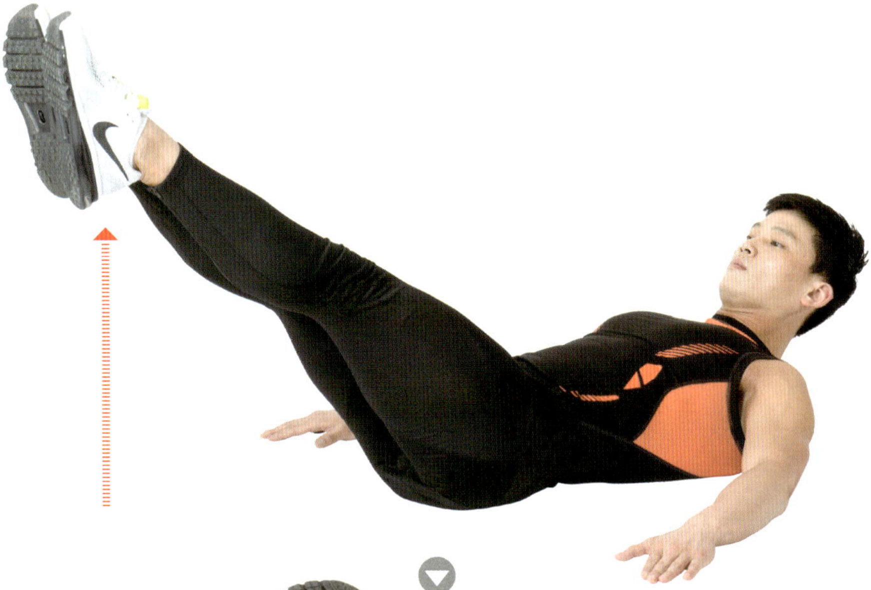

**1** 바닥에 등을 대고 누워 양손을 지면에 고정하고 무릎을 펴 다리를 지면과 45도가 되게 든다.

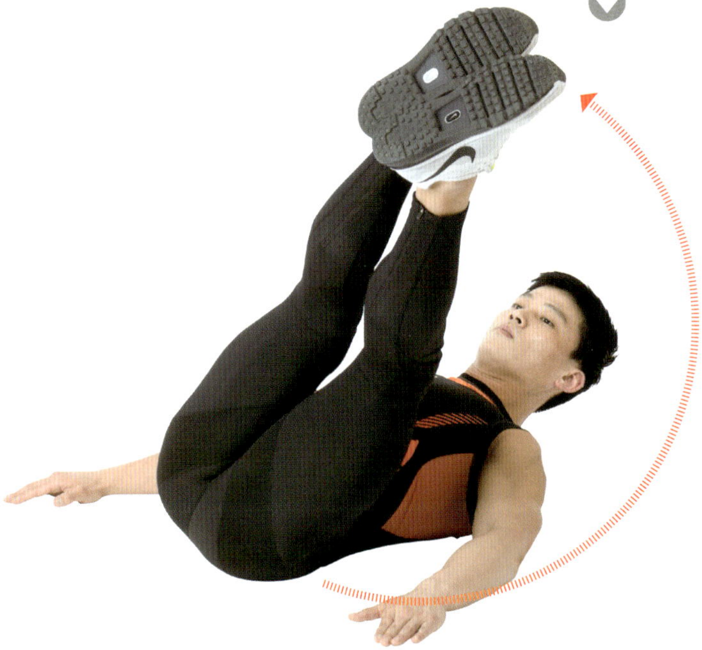

**2** 양발은 붙이고 발을 이용해 천천히 좌측으로 원을 10~15회 그리고, 반대쪽도 같은 방법으로 한다. 호흡은 다리가 몸에 가까워질 때 내쉰다.

## CORE STRENGTH EXERCISES / GLOBAL CORE

**TIP**
동작할 때 복부에 항상 긴장을 유지하고 허리가 땅에서 떨어지지 않게 주의한다.

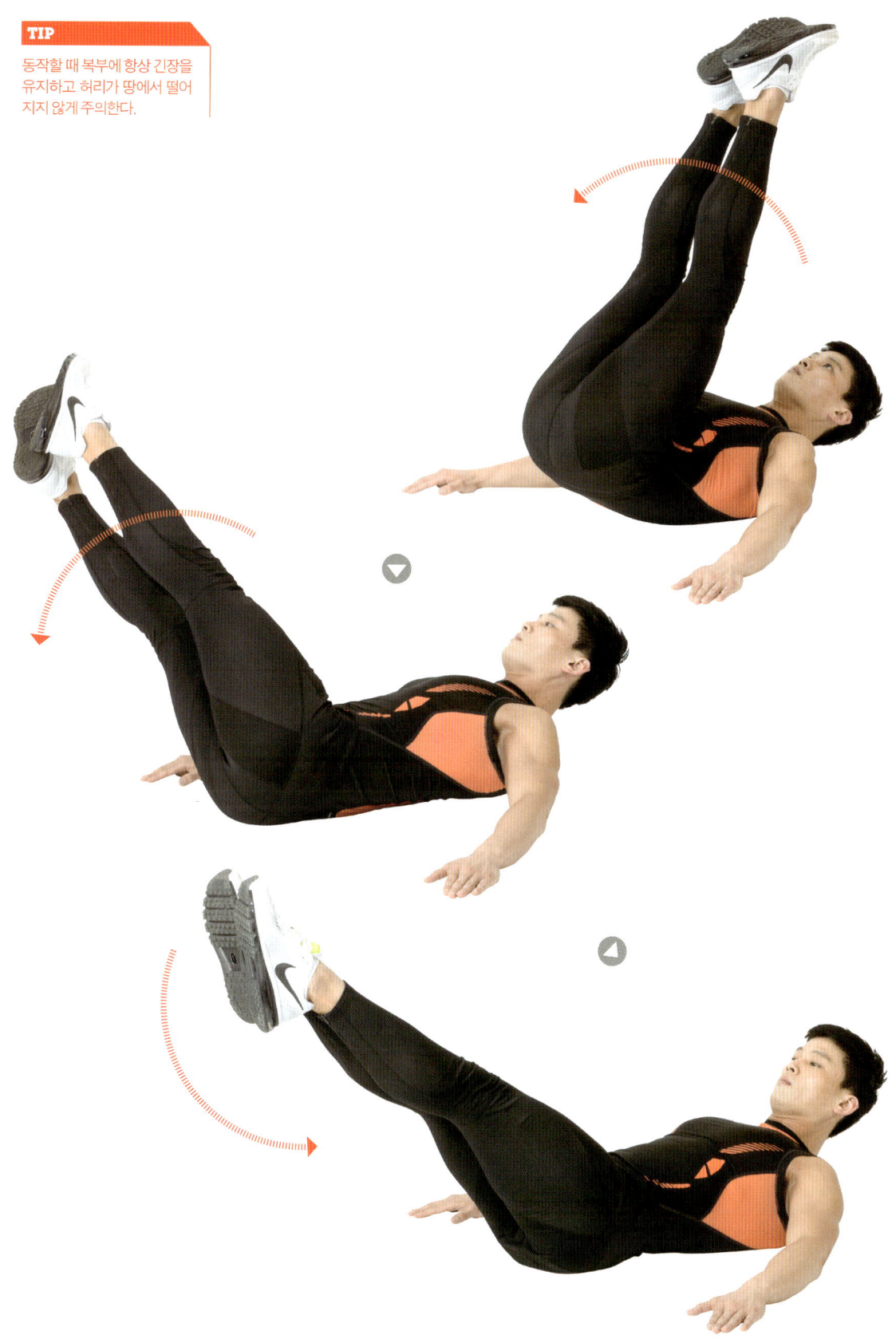

# STEP. 3 코어 스트렝스 운동

복부                                                  운동 부위

## 시티드 니업
SEATED KNEE-UP

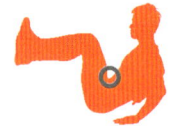

난이도 ▪▪▫▫    12~15회 / 1 set   +   30초 휴식   +   12~15회 / 2 set   +   30초 휴식   +   12~15회 / 3 set

**TIP**
동작할 때 몸이 흔들리지 않게 주의하고 복직근의 수축과 이완을 느끼며 동작한다.

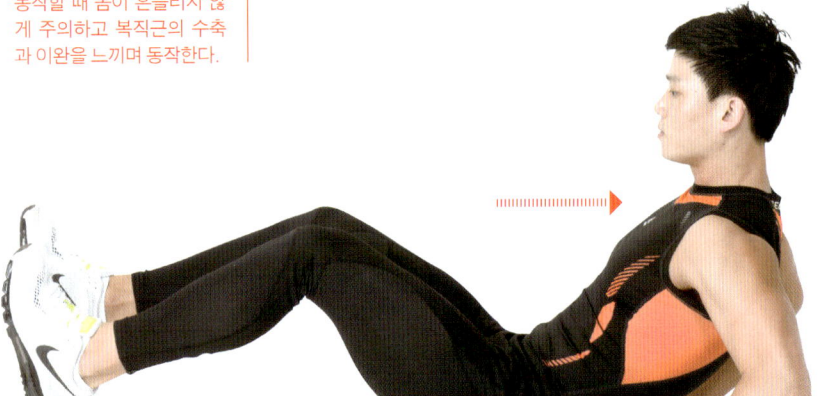

**1**
바닥에 앉아 몸의 중심을 뒤쪽으로 향하게 하고 양손은 엉덩이 뒤쪽을 짚는다. 그다음 무릎을 살짝 굽히고 발이 지면에 닿지 않도록 든다.

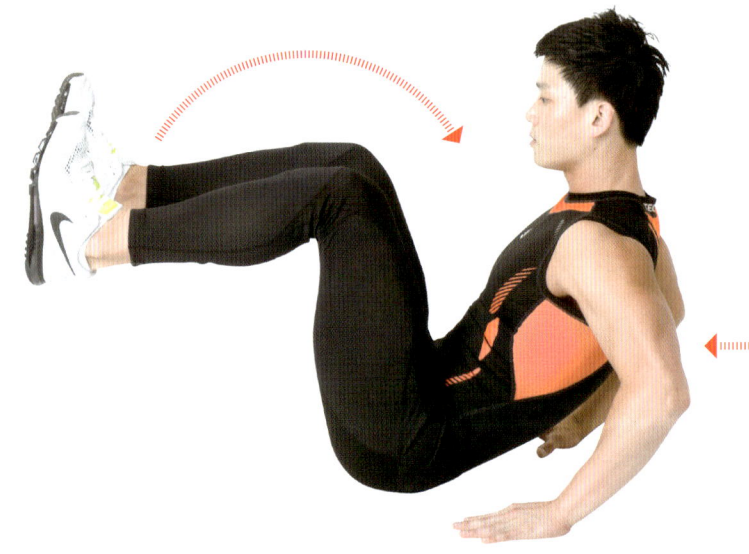

**2**
호흡을 내쉬며 양다리를 몸쪽으로 당기면서 복부에 수축을 느낀다. 천천히 시작 자세로 돌아가 12~15회 반복한다.

CORE STRENGTH EXERCISES / GLOBAL CORE

복부 | 운동 부위

# 시티드 사이드 니업
**SEATED SIDE KNEE-UP**

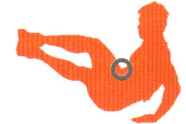

난이도 ■■□□□ | 12~15회 / 1 set + 30초 휴식 + 12~15회 / 2 set + 30초 휴식 + 12~15회 / 3 set

**1**

바닥에 앉아 몸의 중심을 뒤쪽으로 향하게 하고 양손은 엉덩이 뒤쪽을 짚는다. 몸을 왼쪽으로 기울여 왼쪽 엉덩이를 지면에 두고 오른쪽 엉덩이는 가볍게 들어준다.

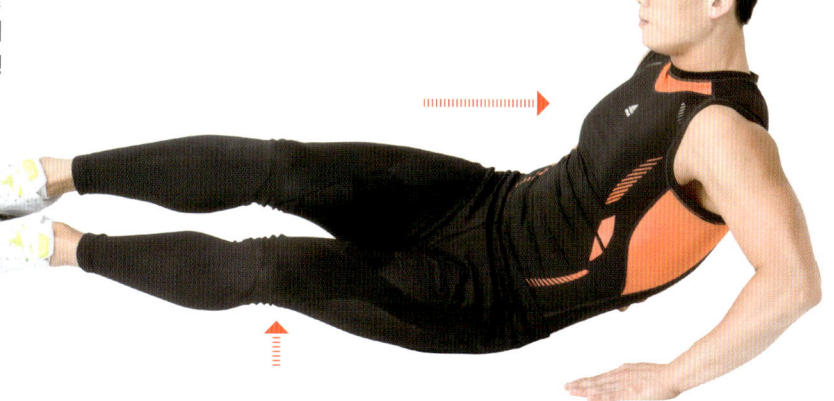

**2**

호흡을 내쉬며 무릎을 몸 쪽으로 당겨 오른쪽 복부에 수축을 느낀 후 천천히 시작 자세로 돌아온다. 12~15회 반복한 후 반대쪽도 같은 방법으로 한다.

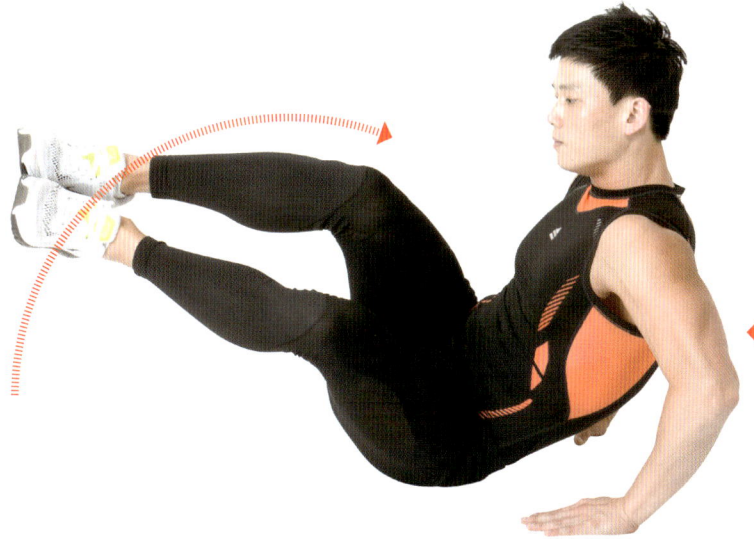

**TIP**
동작할 때 몸이 흔들리지 않게 주의하고 복부 측면의 수축과 이완을 느끼며 동작한다.

# STEP. 3    코어 스트렝스 운동

복부            운동 부위

## 시티드 니 하프 서클
**SEATED KNEE HALF CIRCLE**

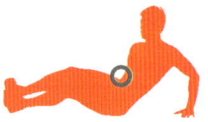

난이도 ▮▮▮▯▯    좌우 12~15회 / 1 set   +   30초 휴식   +   좌우 12~15회 / 2 set   +   30초 휴식   +   좌우 12~15회 / 3 set

**1**
바닥에 앉아 몸의 중심은 뒤쪽으로 향하게 하고 양손은 엉덩이 뒤쪽을 짚는다. 양발은 모으고 다리를 왼쪽 지면에 가까워지도록 회전한다.

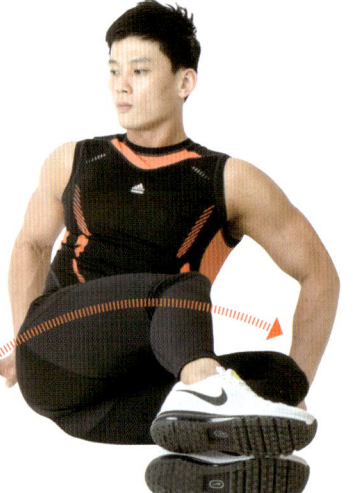

**TIP**
하복부와 몸 측면 근육에 수축과 이완을 느끼며 동작한다.

**2**
양 무릎은 붙이고 천천히 다리를 오른쪽 지면에 가깝게 회전한다. 오른쪽 지면에 닿기 직전에 다시 왼쪽으로 회전한다. 개인의 체력에 따라 좌우 12~15회 반복한다.

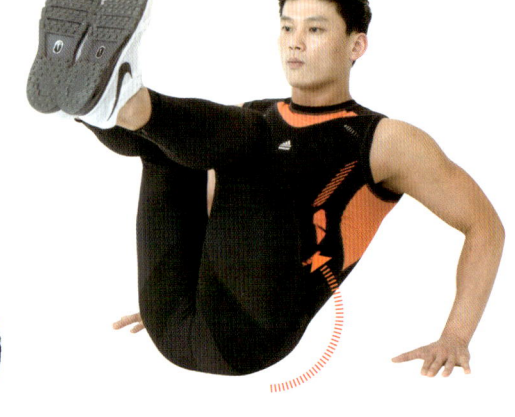

CORE STRENGTH EXERCISES / GLOBAL CORE

복부

# 러시안 트위스트
**RUSSIAN TWIST**

운동 부위

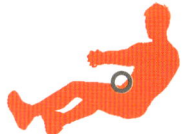

난이도 ■■□□□ | 좌우 12~15회 / 1 set + 30초 휴식 + 좌우 12~15회 / 2 set + 30초 휴식 + 좌우 12~15회 / 3 set

**1**
바닥에 앉아 무릎은 가볍게 굽히고 발은 지면에 둔다. 상체 중심은 뒤쪽으로 향하게 하고 양손으로 깍지를 낀 채 팔은 가슴 앞으로 뻗는다.

**TIP**
동작이 쉬운 경우 양손에 메디신 볼이나 덤벨을 잡고 동작한다.

**2**
호흡을 내쉬며 천천히 좌우로 몸을 비틀고 복사근의 수축과 이완을 느끼면서 천천히 동작한다. 같은 방법으로 좌우 12~15회 반복한다.

# STEP. 3  코어 스트렝스 운동

복부                  운동 부위

# 바이시클 크런치
**BICYCLE CRUNCH**

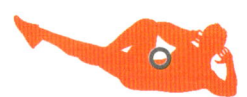

난이도 ▮▮▮▯▯    좌우 10~15회 / 1 set  +  30초 휴식  +  좌우 10~15회 / 2 set  +  30초 휴식  +  좌우 10~15회 / 3 set

**TIP**
동작은 너무 빠르지 않게 부드럽게 이어서 실시하고 뻗은 쪽 다리가 지면과 너무 가까워지지 않게 주의한다.

**1**
바닥에 등을 대고 누워 손은 가볍게 머리 뒤에 둔다. 양다리는 90도 굽혀 다리와 몸이 직각이 되게 들고 나서 오른쪽 다리를 45도 정면으로 편다. 이때 몸은 왼쪽으로 비틀면서 오른쪽 어깨를 들고 왼쪽 무릎을 몸 쪽으로 당긴다.

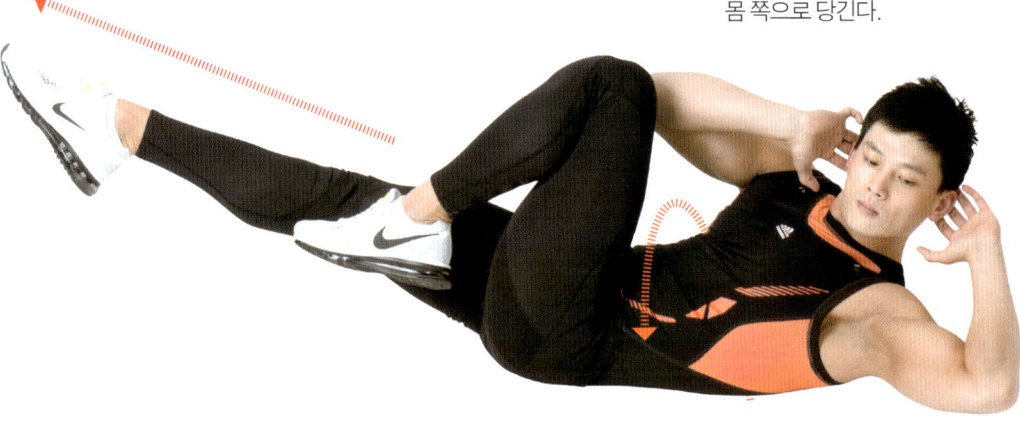

**2**
다시 몸을 비틀어 왼쪽 어깨를 들면서 오른쪽 무릎을 몸 쪽으로 당긴다. 호흡을 내쉬며 상, 하체를 부드럽게 교차한다. 좌우 10~15회 반복한다.

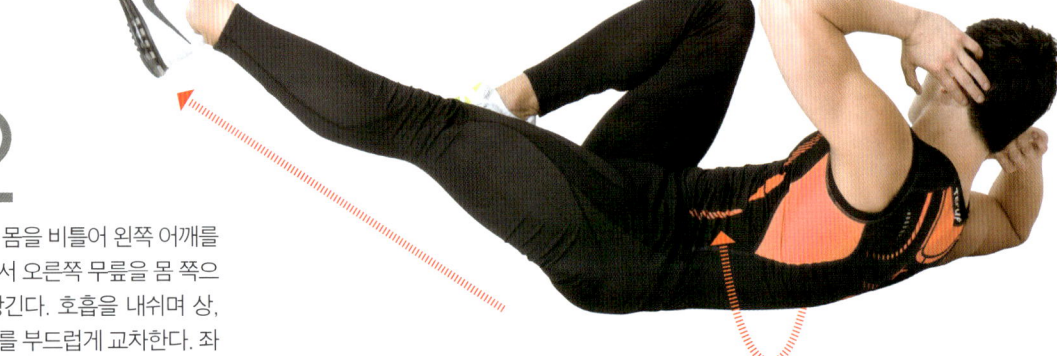

CORE STRENGTH EXERCISES / GLOBAL CORE

복부　　　　　　　　　　　　　　　　　　　　　　　　운동 부위

# 더블 크런치
**DOUBLE CRUNCH**

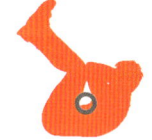

난이도　▮▮▯▯　　12~15회 / 1 set　+　30초 휴식　+　12~15회 / 2 set　+　30초 휴식　+　12~15회 / 3 set

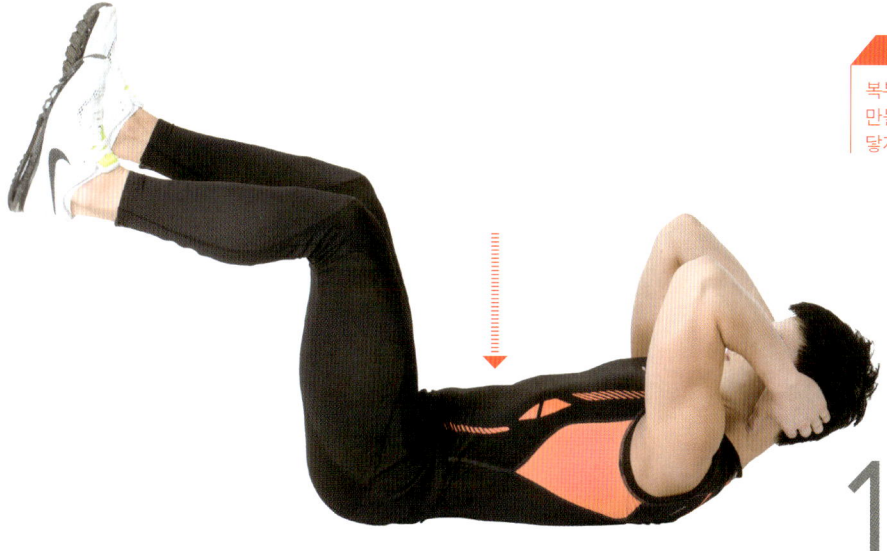

**TIP**
복부를 수축시킬 때 등은 둥글게 만들고 이완할 때 어깨가 땅에 닿지 않을 만큼만 내린다.

**1**
바닥에 등을 대고 누워 양손은 가볍게 머리 뒤에 둔다. 양다리는 90도 굽혀 다리와 몸이 직각이 되게 든다.

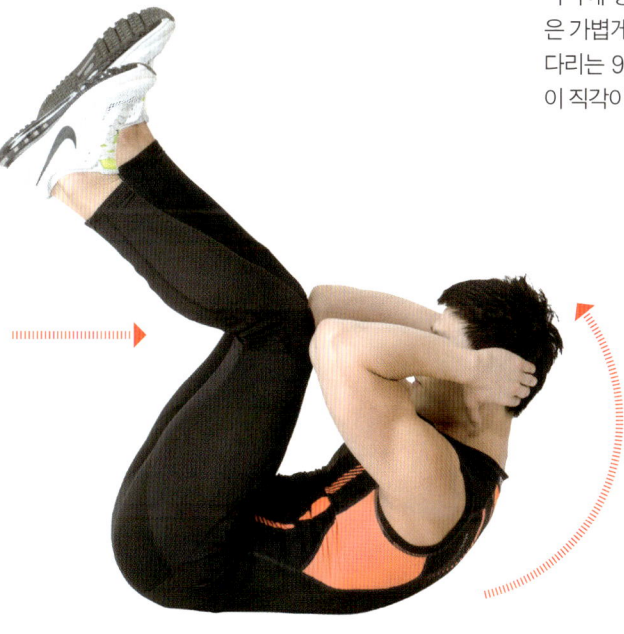

**2**
호흡을 내쉬며 어깨와 엉덩이를 동시에 바닥에서 들어 상체와 하체를 모아 복직근을 수축시킨 뒤 천천히 시작 자세로 돌아간다. 개인의 체력에 따라 12~15회 반복한다.

# STEP. 3 코어 스트렝스 운동

복부  운동 부위

## 풀 바디 크런치
**PULL BODY CRUNCH**

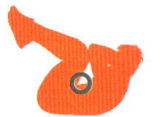

난이도 ▮▮▮▯▯  12~15회 / 1 set  +  30초 휴식  +  12~15회 / 2 set  +  30초 휴식  +  12~15회 / 3 set

**TIP**
손과 발이 지면과 가까워질 때 복부를 긴장시켜 허리가 지면과 떨어지지 않도록 노력한다.

**1**
지면에 등을 대고 누워 양팔을 머리 위로 뻗고 다리는 붙여서 약간 들어 올린다.

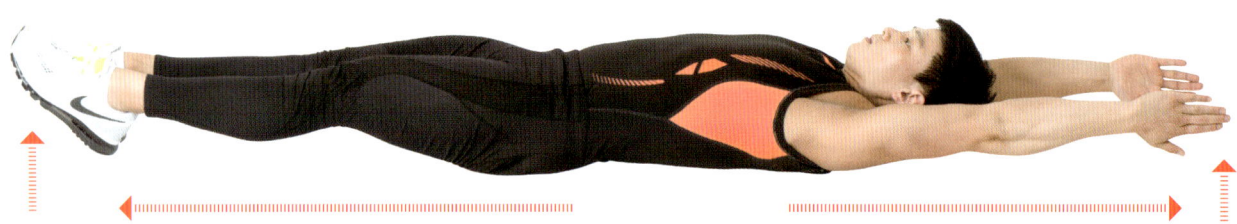

**2**
호흡을 내쉬며 양손으로 머리를 감싸고 상체를 들어 올리면서 무릎을 굽혀 다리를 팔꿈치 쪽으로 당긴다. 복부에 수축을 느낀 후 천천히 시작 자세로 돌아가고 같은 방법으로 12~15회 동작을 반복한다.

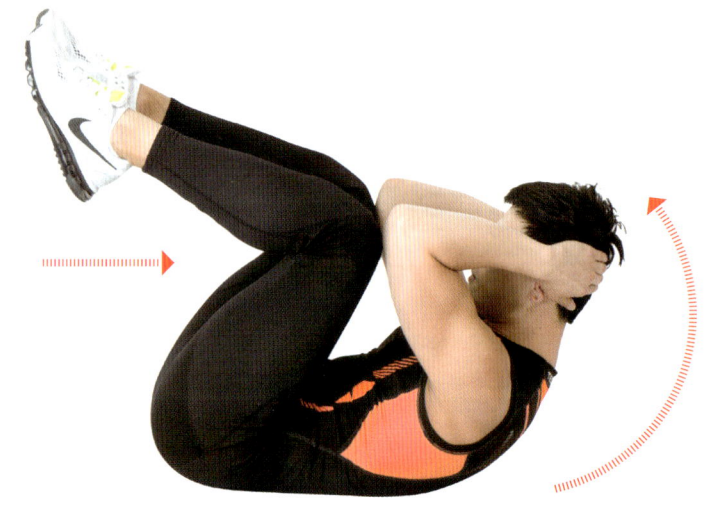

CORE STRENGTH EXERCISES / GLOBAL CORE

| 복부 | 운동 부위 |

# 사이드 라잉 더블 레그 레이즈
**SIDE LYING DOUBLE LEG RAISE**

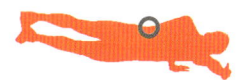

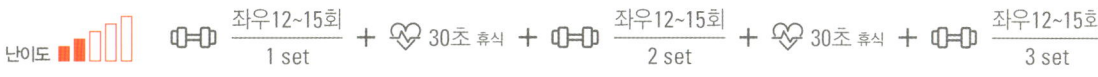

**TIP**
동작할 때 몸이 흔들리지 않게 주의하고 세트가 끝나기 전에 발이 지면에 닿지 않도록 한다.

**1**
지면과 몸이 일직선이 되게 측면으로 누워 다리는 겹쳐둔다. 아래쪽 팔을 머리 측면으로 두고 발끝은 몸 쪽으로 당긴다.

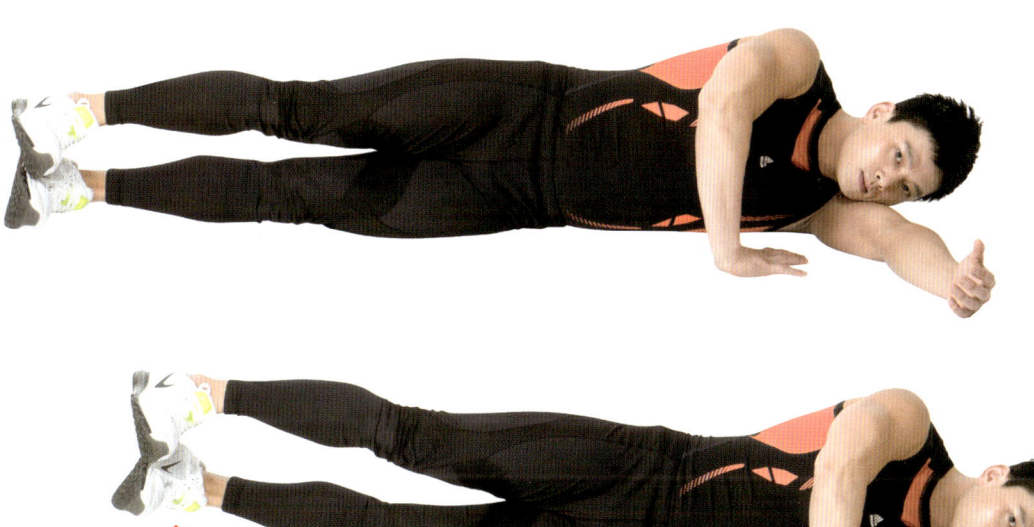

**2**
상체는 고정하고 양발을 동시에 들어 복부 측면의 수축을 느낀다. 천천히 시작 자세로 돌아가 동작을 반복하고 반대쪽도 같은 방법으로 실시한다. 개인의 체력에 따라 좌우 12~15회 반복한다.

# STEP. 3  코어 스트렝스 운동

## 복부

# 사이드 벤드
### SIDE BEND

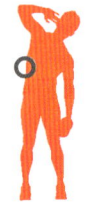

운동 부위

난이도 ▮▮▯▯ | 좌우 12~15회 / 1 set + 30초 휴식 + 좌우 12~15회 / 2 set + 30초 휴식 + 좌우 12~15회 / 3 set

**1** 양발은 골반 너비로 벌리고 선다. 왼손에 덤벨을 잡고 오른손은 머리 측면에 둔다. 덤벨을 잡은 왼쪽으로 상체를 기울이며 오른쪽 옆구리에 이완을 느낀다.

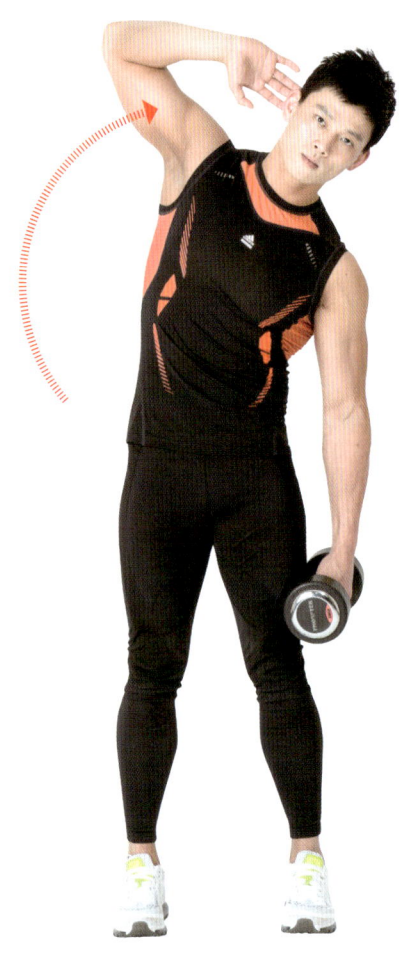 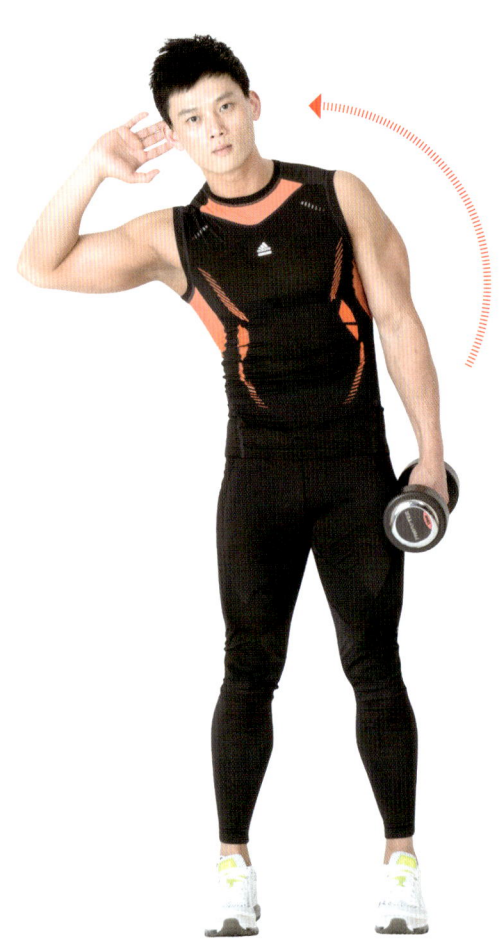

**TIP**
동작할 때 골반이 움직이지 않게 주의한다.

**2** 호흡을 내쉬며 시작 자세보다 조금 더 오른쪽으로 기울여 옆구리를 수축한다. 12~15회 동작을 반복하고 반대쪽도 같은 방법으로 한다.

CORE STRENGTH EXERCISES / GLOBAL CORE

허리 \ 둔부           운동 부위

# 슈퍼맨
**SUPERMAN**

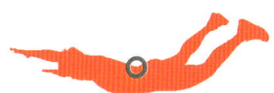

난이도 ▮▮▯▯▯   12~15회 / 1 set + 30초 휴식 + 12~15회 / 2 set + 30초 휴식 + 12~15회 / 3 set

**1**

바닥에 배를 대고 엎드려 양팔은 머리 위쪽으로 뻗는다.

**2**

호흡을 내쉬며 상체와 하체를 동시에 들어 올려 허리와 엉덩이에 수축을 느낀다. 천천히 시작 자세로 돌아와 12~15회 반복한다. 상, 하체를 들어 올릴 때는 반동을 이용해 무리하게 들지 않는다. 등, 허리, 엉덩이에 수축을 느끼며 천천히 동작을 실시한다.

**TIP**

동작할 때 턱은 가볍게 당겨 목에 부담이 되지 않도록 한다.

# STEP. 3　코어 스트렝스 운동

허리 ＼ 둔부　　　　　　　　　　　　　　　　　　　　　　　　　　　　　운동 부위

## 슈퍼맨 더블 탭
**SUPERMAN DOUBLE TAPS**

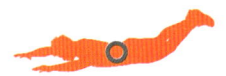

난이도 ▮▮▯▯　　🏋 10~15회 / 1 set　＋　♥ 30초 휴식　＋　🏋 10~15회 / 2 set　＋　♥ 30초 휴식　＋　🏋 10~15회 / 3 set

**TIP**
다리를 움직일 때 몸이 흔들리지 않게 천천히 동작한다.

**1**
바닥에 배를 대고 엎드려 양팔은 머리 위쪽으로 뻗는다.

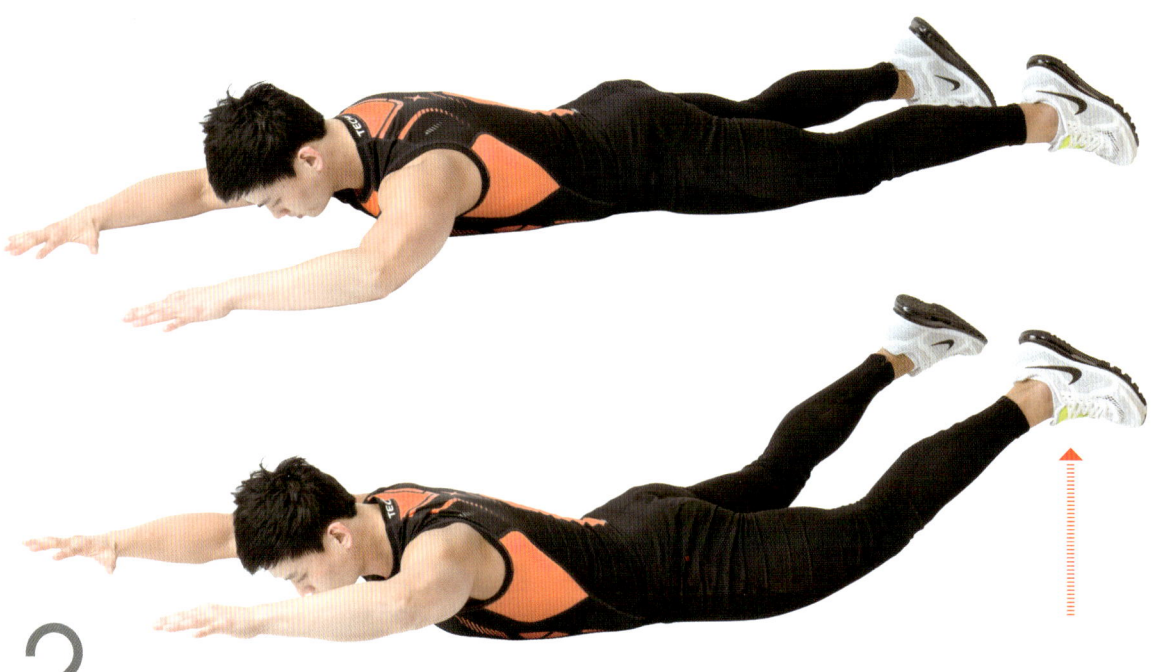

**2**
허리와 엉덩이에 힘을 주고 상, 하체를 들어 다리를 벌렸다 모으는 동작으로 발뒤꿈치를 가볍게 두 번 터치 후 시작 자세로 돌아온다. 다리를 벌릴 때 둔부에 수축을 느끼고 둔근, 허리, 등에 수축을 느낀다. 개인의 체력에 따라 10~15회 반복한다.

# CORE STRENGTH EXERCISES / GLOBAL CORE

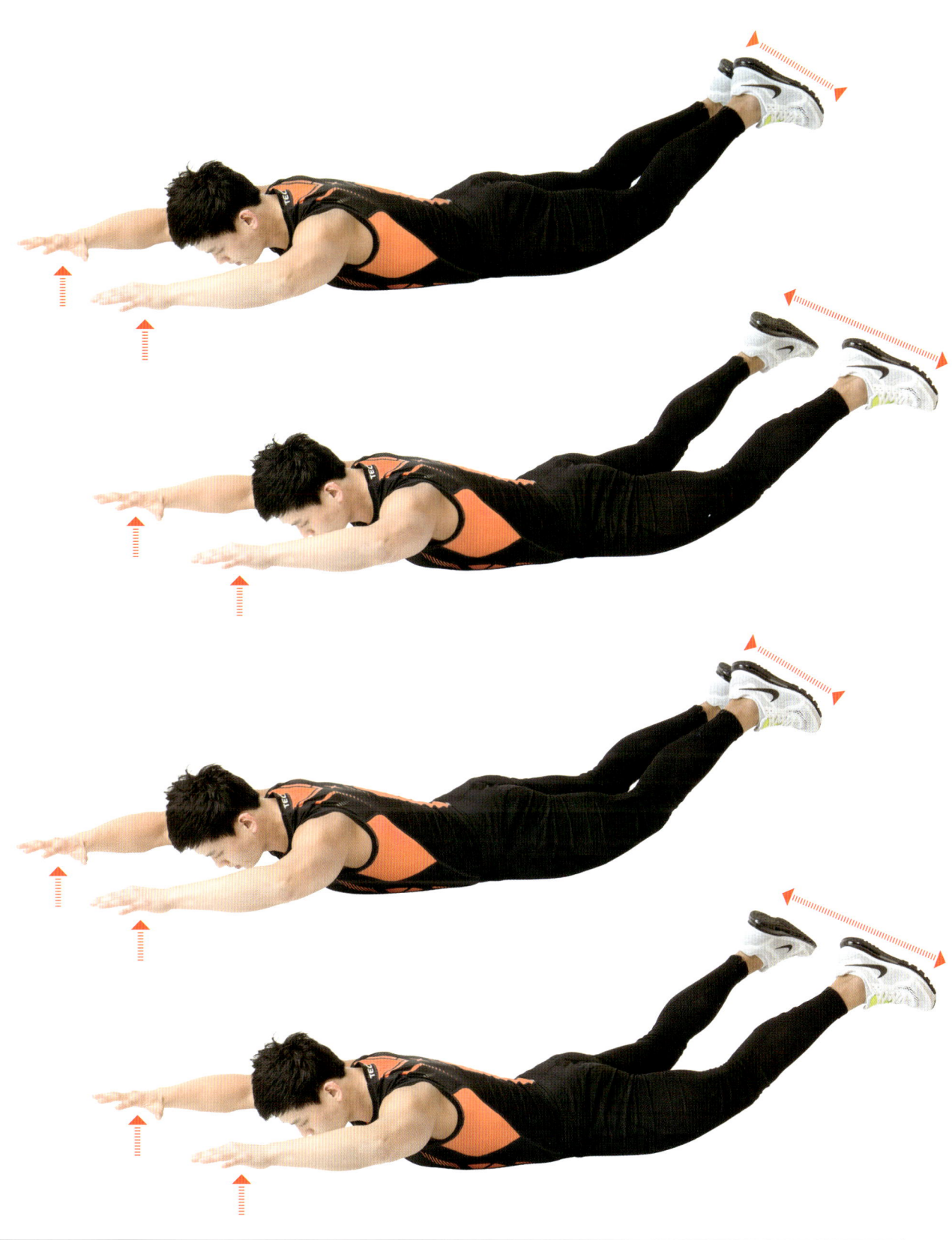

# STEP. 3 코어 스트렝스 운동

허리 \ 둔부 　　　　　　　　　　　　　　　　　　　　　　　　　운동 부위

## 스위밍
### SWIMMING

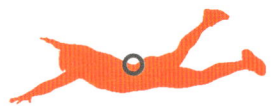

난이도 ▮▮▯▯　|　좌우 15~20회 / 1 set　+　30초 휴식　+　좌우 15~20회 / 2 set　+　30초 휴식　+　좌우 15~20회 / 3 set

**TIP** 동작을 자연스럽게 이어서 실시하고 개인의 체력에 따라 속도를 조절해 운동한다.

**1** 지면에 배를 대고 엎드려 양손은 머리 위로 뻗는다. 호흡을 내쉬며 오른손과 왼쪽 다리를 들어 오른쪽 등부터 왼쪽 엉덩이까지 수축을 느낀다.

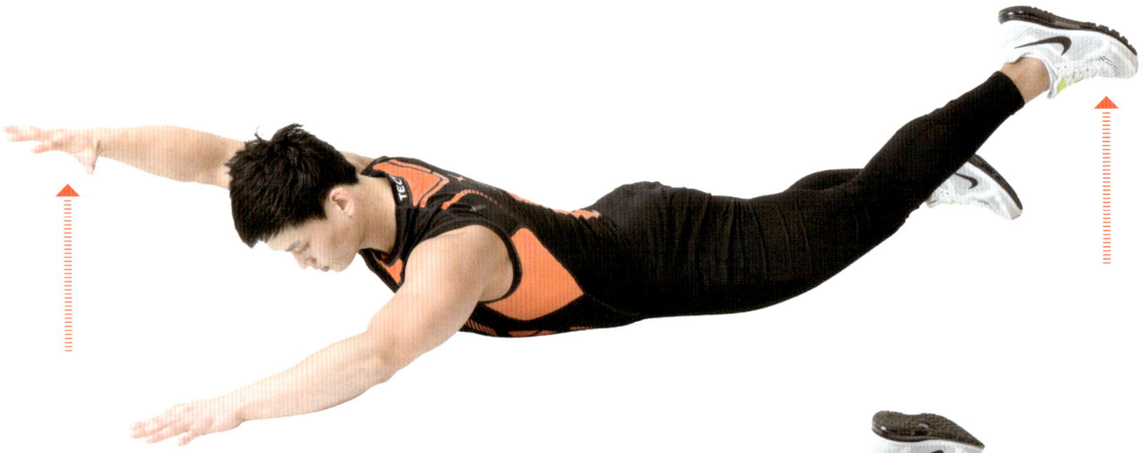

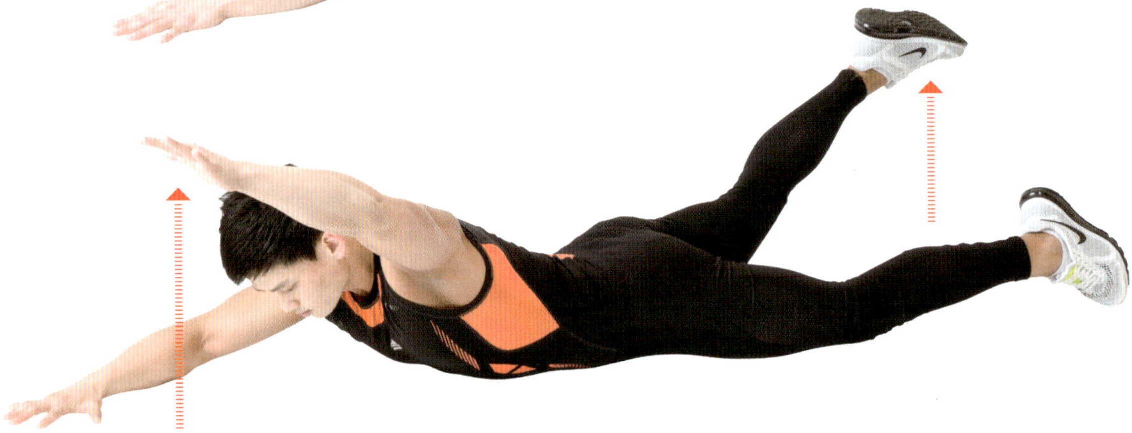

**2** 시작 자세로 돌아가 왼손과 오른쪽 다리를 들어 왼쪽 등부터 오른쪽 엉덩이까지 수축을 느끼며 좌우 동작을 반복한다. 팔과 다리를 들 때 호흡은 내쉬고 개인의 체력에 따라 좌우 15~20회 반복한다.

CORE STRENGTH EXERCISES / GLOBAL CORE

허리 \ 둔부

# 굿모닝 엑서사이즈
## GOOD MORNING EXERCISE

운동 부위

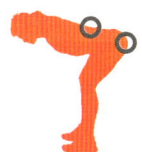

난이도 ▮▮▯▯▯   12~15회 / 1 set  +  30초 휴식  +  12~15회 / 2 set  +  30초 휴식  +  12~15회 / 3 set

**TIP**
맨몸을 이용한 동작이 쉬운 경우 어깨에 바벨을 올려두고 같은 방법으로 동작을 실시한다.

**1** 다리는 어깨너비로 벌리고 양손은 머리 뒤에 둔다.

**2** 가슴을 펴 허리와 등 근육에 힘을 주고 천천히 고관절을 굽힌다. 이때 몸 중심이 발뒤꿈치로 향하게 하고 고관절 신전근육에 이완을 느낀다.

**3** 호흡을 내쉬며 천천히 시작 자세로 돌아와 같은 방법으로 12~15회 반복한다.

# STEP. 3 코어 스트렝스 운동

허리 \ 둔부                                                    운동 부위

## 스탠딩 백 익스텐션
**STANDING BACK EXTENSION**

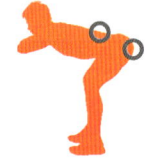

난이도 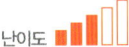　　12~15회 / 1 set　+　30초 휴식　+　12~15회 / 2 set　+　30초 휴식　+　12~15회 / 3 set

**TIP**
상체를 들기 전 등이 굽어 있으면 허리에 부담이 될 수 있으니 등, 허리 근육을 완전히 수축한 후 고관절을 회전해 상체를 들어 올린다.

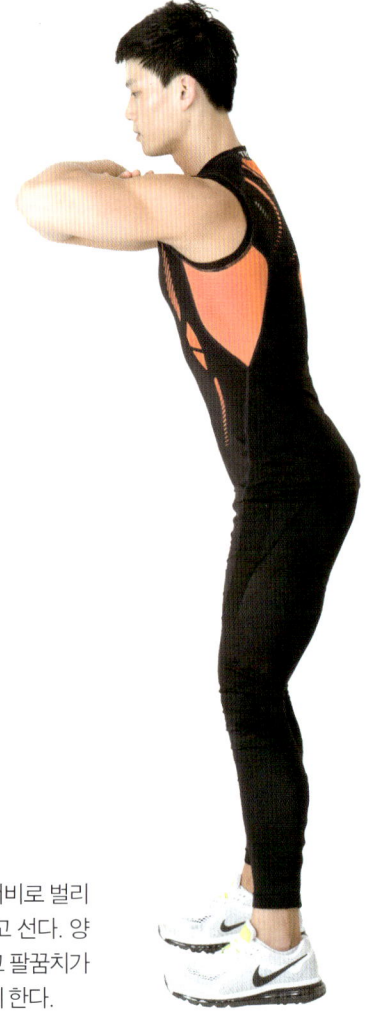

**1**
다리는 어깨너비로 벌리고 정면을 보고 선다. 양팔은 겹쳐두고 팔꿈치가 정면을 향하게 한다.

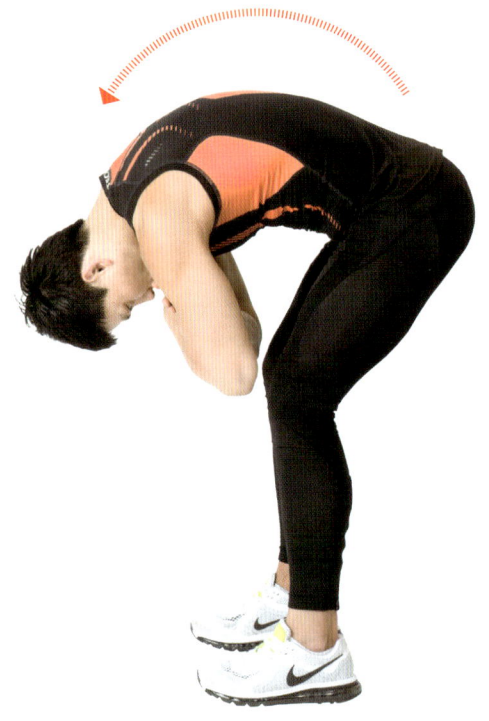

**2**
호흡을 마시며 상체를 숙이고 고관절을 굽혀 등과 허리 근육을 이완한다.

## CORE STRENGTH EXERCISES / GLOBAL CORE

**3**
시선은 정면을 보면서 척추를 곧게 펴서 등과 허리 근육을 수축한 후 고관절을 펴고 시작 자세로 돌아온다.

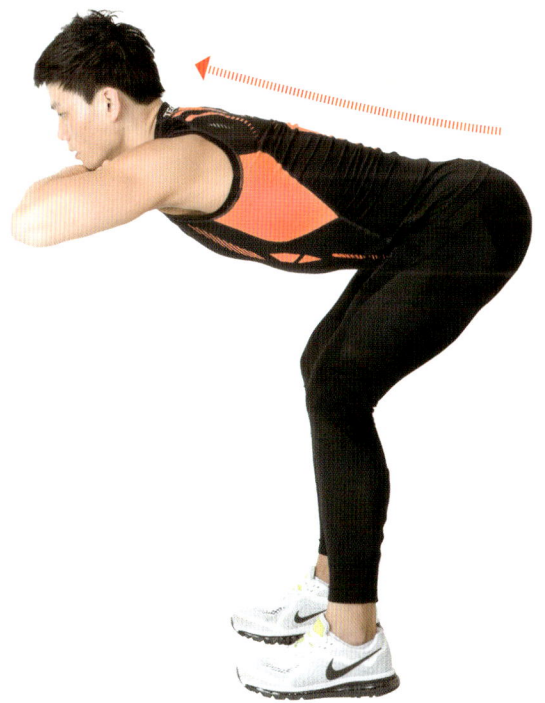

**4**
정면을 보고 섰을 때 호흡을 내쉬고 같은 방법으로 12~15회 반복한다.

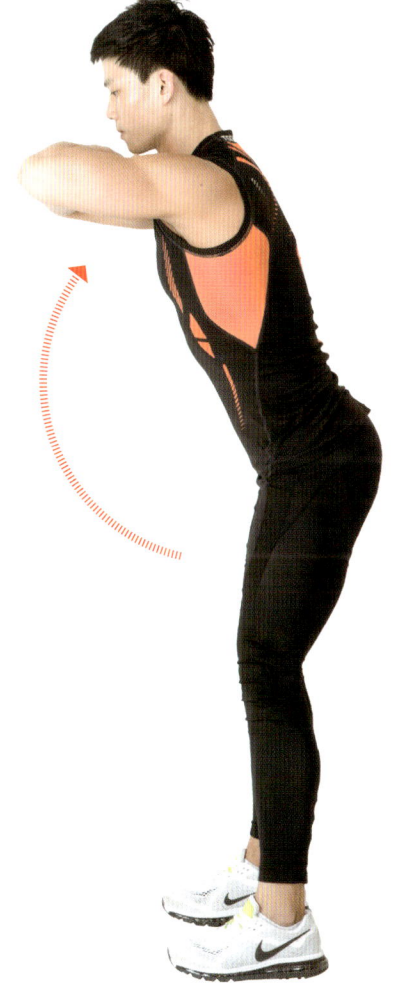

# STEP. 4

## 코어 밸런스 운동

신 체  밸 런 스  단 련

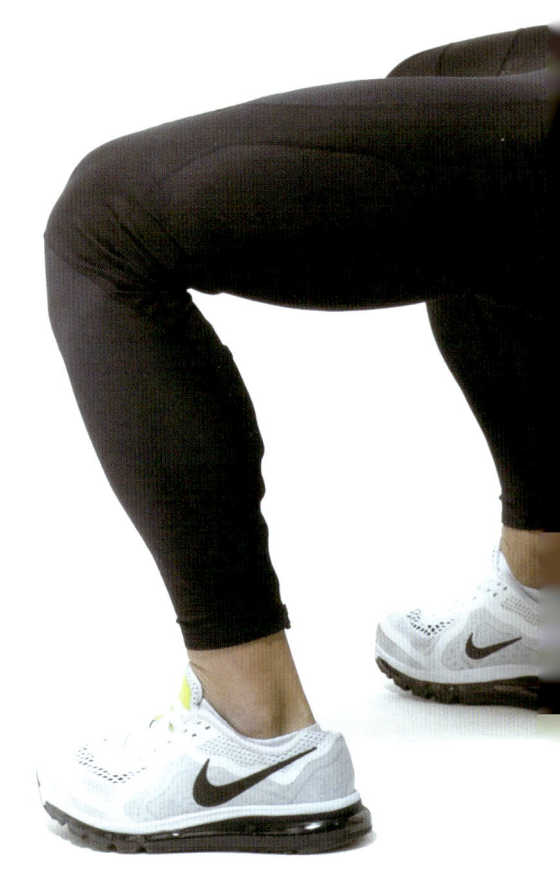

CORE BALANC

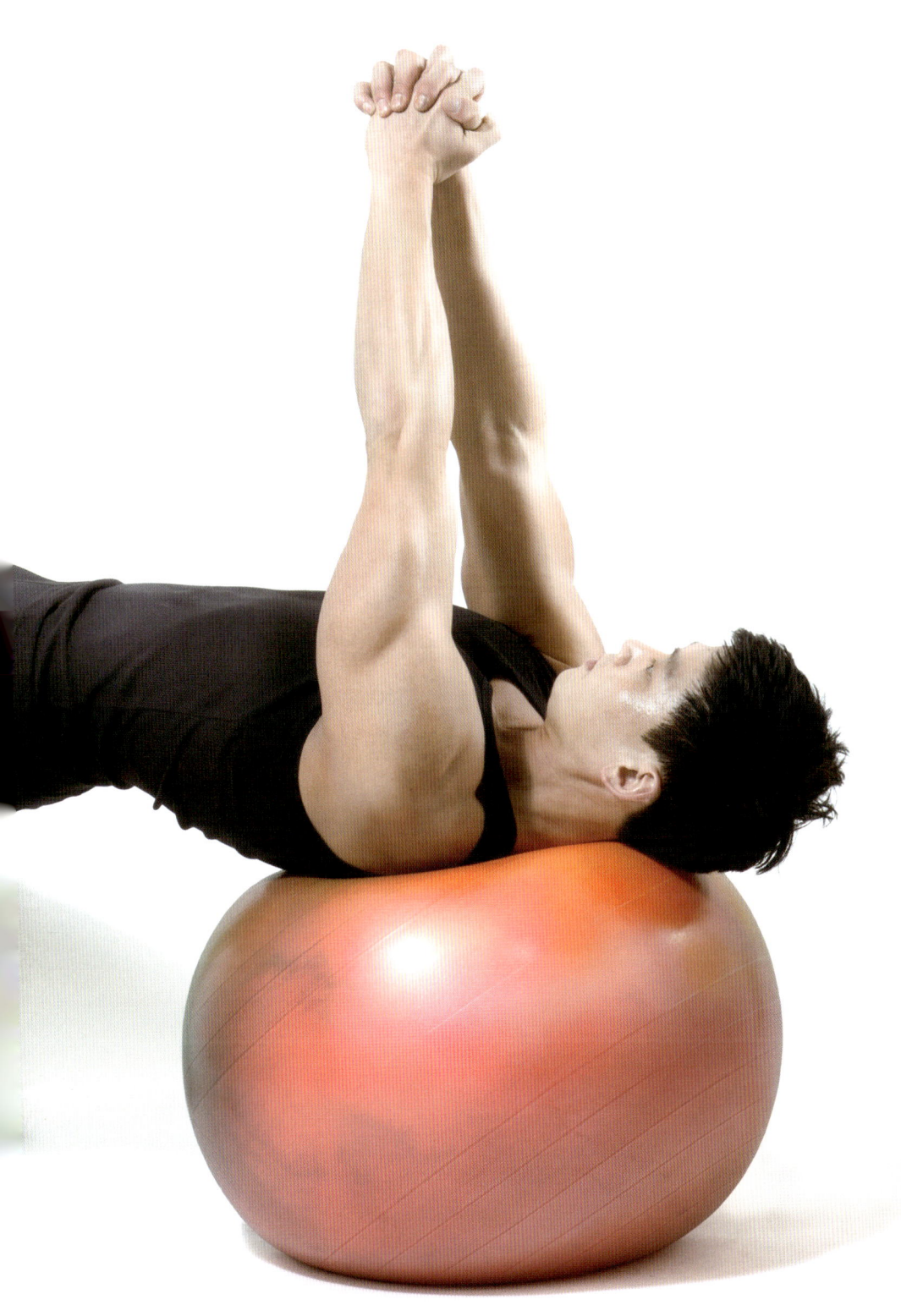

EXERCISES

**코어 운동
4단계**

# 코어 밸런스 운동

## CORE BALANCE EXERCISES

코어 밸런스 운동은 엑서사이즈 볼을 이용해 코어를 더욱 강화하는 동작들로 구성되어 있다.
균형을 잡으며 밸런스 능력을 향상시키자.

앞에서 코어의 안정성을 위한 운동과 가동성을 위한 운동을 했다면 여기서는 코어를 더 견고하게 단련하는 운동을 배워본다.

짐볼을 이용하여 코어 운동을 하면 조금 더 난이도 높은 동작과 새로운 자극을 느낄 수 있을 것이다. 지면에서 체중을 이용한 동작과 똑같은 동작을 볼에서 실시하면 운동의 난이도가 높아지고 중심을 잡기 위해 코어는 더 활성화된다.

또한 볼이 움직이지 않게 중심을 잡아야 하기 때문에 밸런스가 향상된다. 볼을 이용해 운동할 때 중심을 잡으려면 좌우 근육의 힘을 똑같이 사용하려고 노력해야 하기 때문이다.

엑서사이즈 볼을 이용한 코어 밸런스 운동으로 더 튼튼한 코어를 만들고 신체 밸런스를 향상시켜보자.

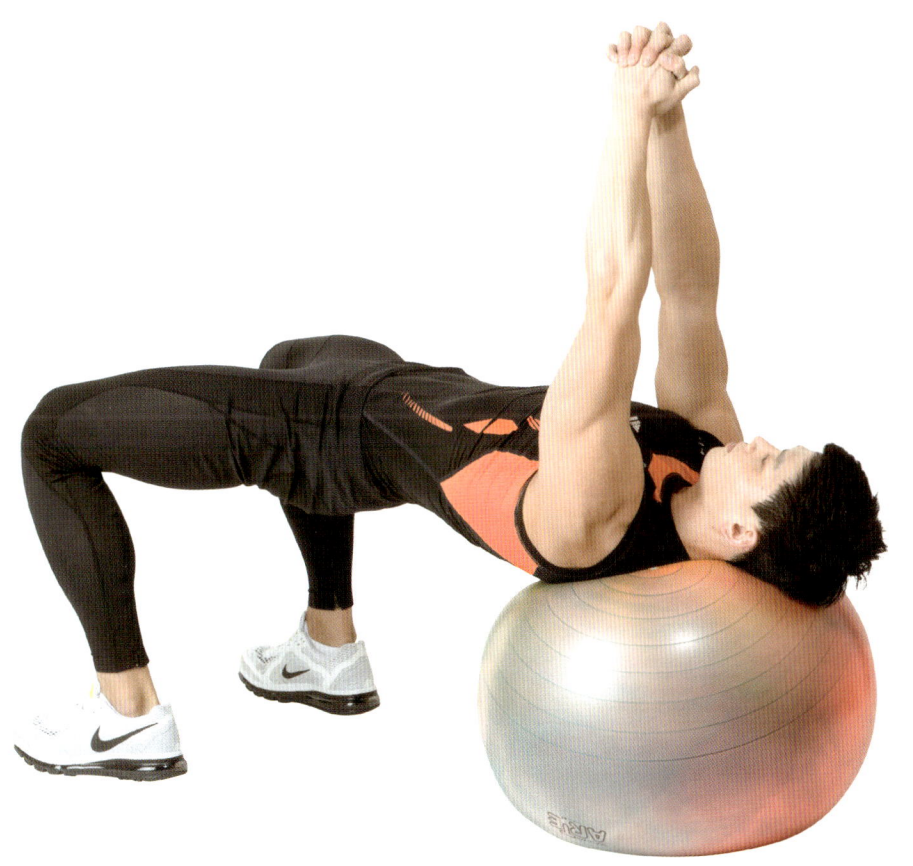

# STEP. 4 코어 밸런스 운동

## 볼 하이 플랭크
### BALL HIGH PLANK

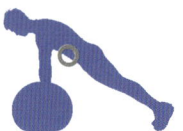
운동 부위

난이도 | 15~30초 / 1 set + 30초 휴식 + 15~30초 / 2 set + 30초 휴식 + 15~30초 / 3 set

**1** 짐볼의 중앙 측면을 양손으로 잡고 엎드린다. 양손은 어깨 아래에 두어 어깨와 귀가 닿지 않게 하고 좌우 견갑골도 닿지 않게 양손으로 짐볼을 밀어내는 느낌으로 자세를 잡는다.

**TIP** 동작이 힘든 경우 발 간격을 어깨너비로 벌려서 동작한다. 발 간격이 좁아질수록 운동 난이도가 올라간다.

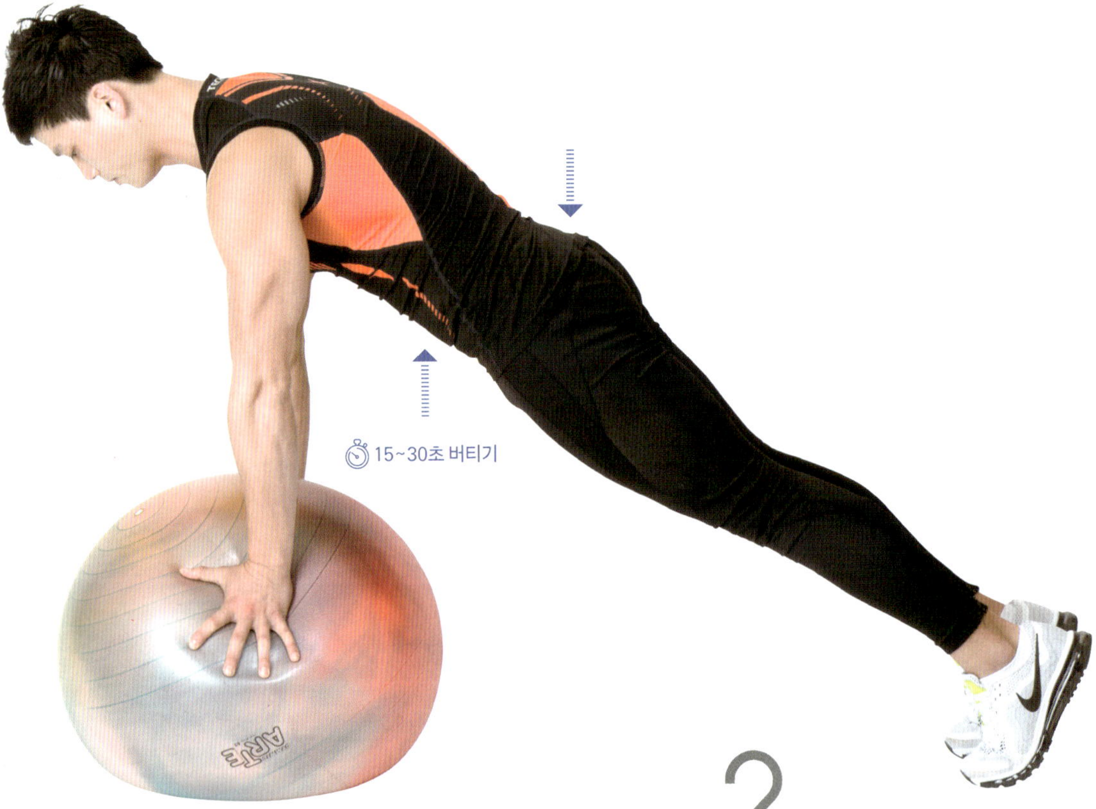

⏱ 15~30초 버티기

**2** 머리부터 발뒤꿈치가 일직선이 되게 만들고 엉덩이에 힘을 줘 버티기를 한다. 개인의 체력에 따라 15~30초간 자세를 유지하고 호흡은 복부에 긴장이 풀리지 않는 범위에서 천천히 실시한다.

CORE BALANCE EXERCISES

# 볼 사이드 플랭크
**BALL SIDE PLANK**

운동 부위

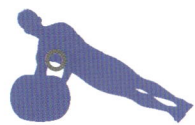

난이도 ▪▪▪▫▫   좌우 10~20초 / 1 set   +   30초 휴식   +   좌우 10~20초 / 2 set   +   30초 휴식   +   좌우 10~20초 / 3 set

**TIP**
동작이 힘든 경우 무릎을 90도 굽혀 지면에 두고 동작한다.

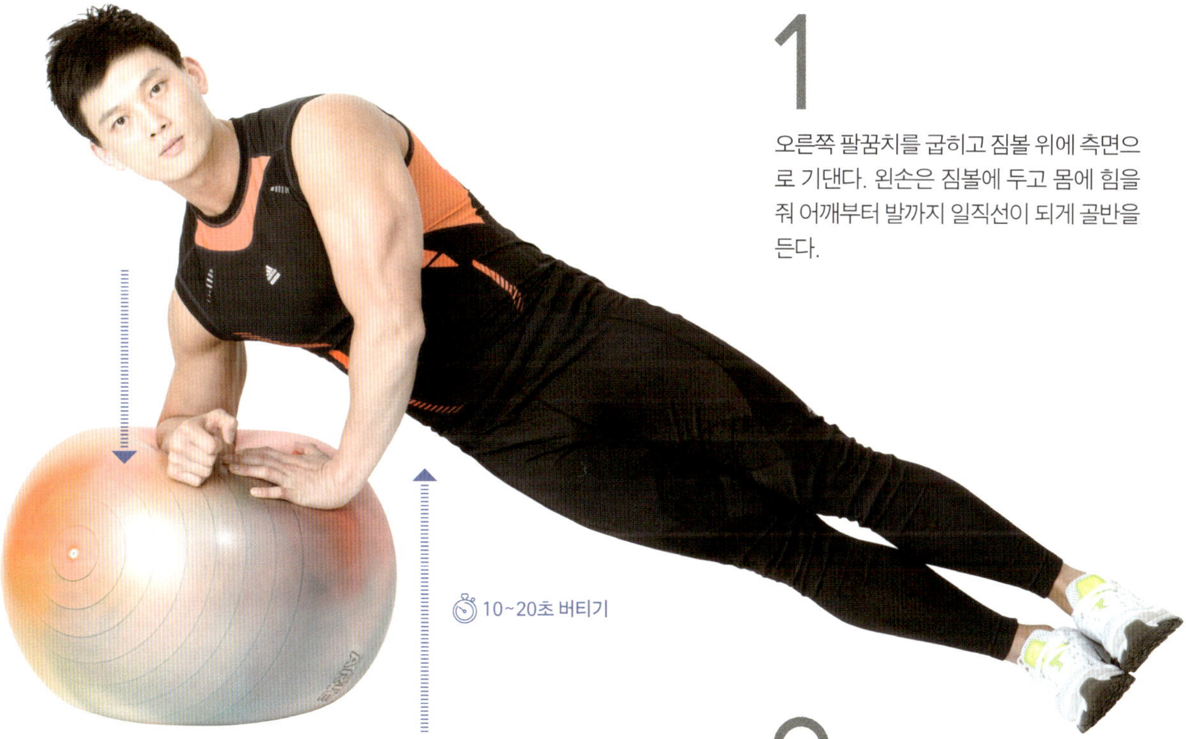

## 1
오른쪽 팔꿈치를 굽히고 짐볼 위에 측면으로 기댄다. 왼손은 짐볼에 두고 몸에 힘을 줘 어깨부터 발까지 일직선이 되게 골반을 든다.

10~20초 버티기

## 2
아래쪽 옆구리에 자극을 느끼며 중심을 잡고 버틴다. 개인의 체력에 따라 10~20초간 자세를 유지하고 호흡은 복부에 긴장이 풀리지 않는 범위에서 천천히 실시한다.

# STEP. 4 코어 밸런스 운동

# 볼 브릿지
**BALL BRIDGE**

운동 부위

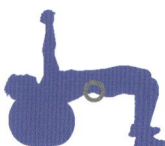

난이도 ▪▪▫▫▫ | 20~30초 / 1 set + 30초 휴식 + 20~30초 / 2 set + 30초 휴식 + 20~30초 / 3 set

**1** 발은 골반 너비로 벌려 바닥에 고정하고 등 상부에 볼을 둔다.

**TIP**
동작이 힘든 경우 발 간격을 넓히거나 양팔을 측면으로 뻗어서 실시하고, 동작이 쉬운 경우 발 간격을 좁혀서 실시한다.

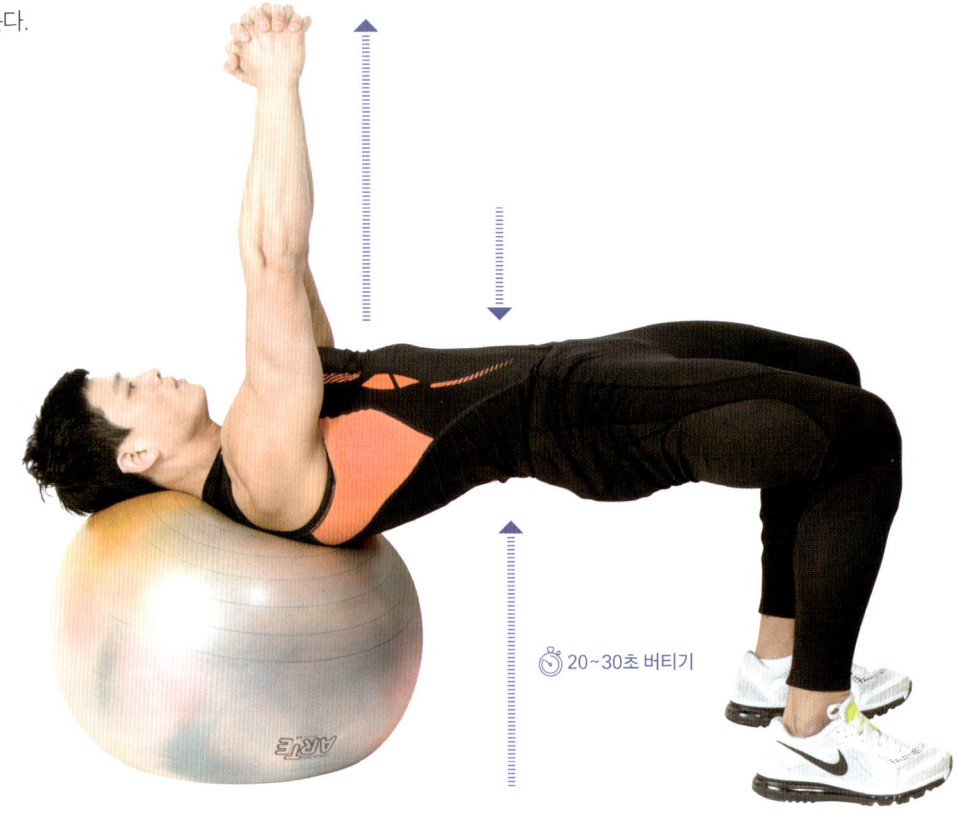

20~30초 버티기

**2** 엉덩이를 들어 몸과 대퇴부가 일직선이 되게 만들고 엉덩이에 힘을 줘 버틴다. 개인의 체력에 따라 20~30초간 자세를 유지하고 호흡은 복부에 긴장이 풀리지 않는 범위에서 천천히 실시한다.

## CORE BALANCE EXERCISES

# 볼 래터럴 롤
**BALL LATERAL ROLL**

운동 부위

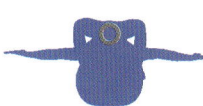

난이도 ▮▮▮▯▯ | 좌우 10~12회 / 1 set + 30초 휴식 + 좌우 10~12회 / 2 set + 30초 휴식 + 좌우 10~12회 / 3 set

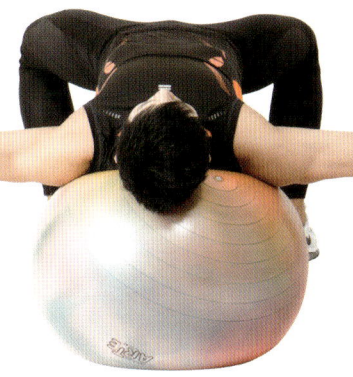

**1**
발은 어깨너비로 벌려 바닥에 고정하고 등 상부에 볼을 둔다. 팔은 양쪽 측면으로 뻗고 엉덩이를 들어 몸과 대퇴부가 일직선이 되게 만든다.

**2**
천천히 몸을 오른쪽으로 이동하며 볼을 굴려 왼쪽 상체와 오른쪽 엉덩이로 체중을 지지하고 잠깐 멈춘다.

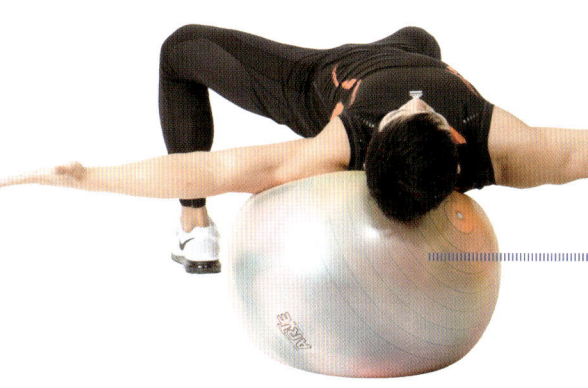

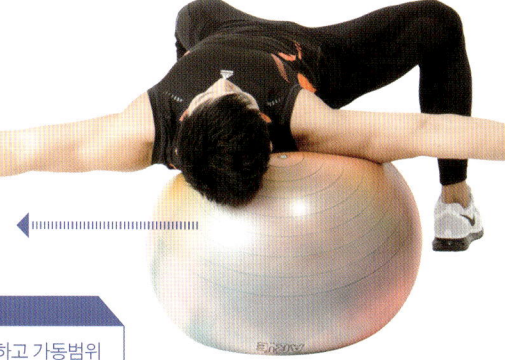

**3**
천천히 시작 자세로 돌아와 반대쪽도 같은 방법으로 동작하고 자극을 느낀다. 개인의 체력에 따라 좌우 10~12회 동작을 반복하고 호흡은 시작 자세로 돌아올 때 내쉰다.

**TIP**
동작을 천천히 실시하고 가동범위는 조금씩 넓혀 동작한다.

# STEP. 4    코어 밸런스 운동

## 볼 러시안 트위스트
**BALL RUSSIAN TWIST**

운동 부위

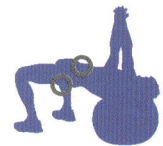

| 난이도 ▮▮▮▯▯ | 좌우 12~15회 / 1 set | + | 30초 휴식 | + | 좌우 12~15회 / 2 set | + | 30초 휴식 | + | 좌우 12~15회 / 3 set |

**1**
발은 골반 너비로 벌려 바닥에 고정하고 등 상부에 볼을 둔다. 엉덩이를 들어 몸과 대퇴부가 일직선이 되게 만들고 양손은 깍지를 껴서 가슴 앞으로 뻗는다.

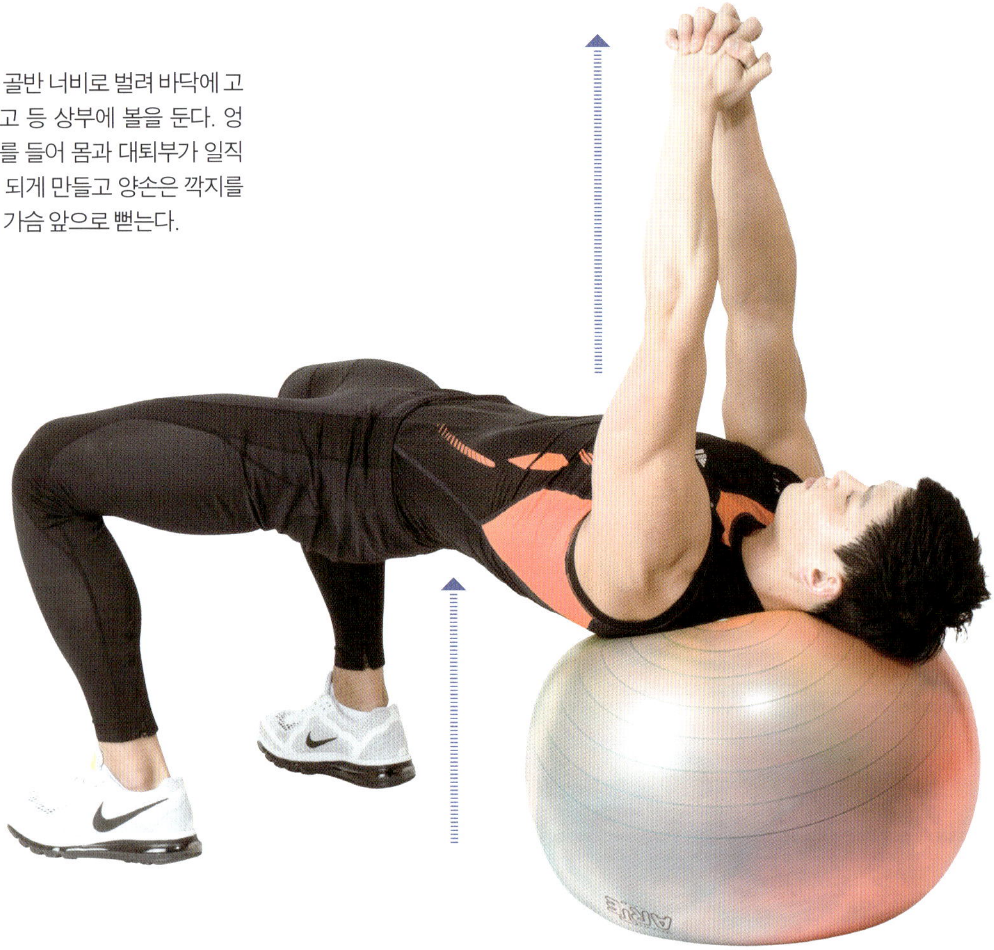

## CORE BALANCE EXERCISES

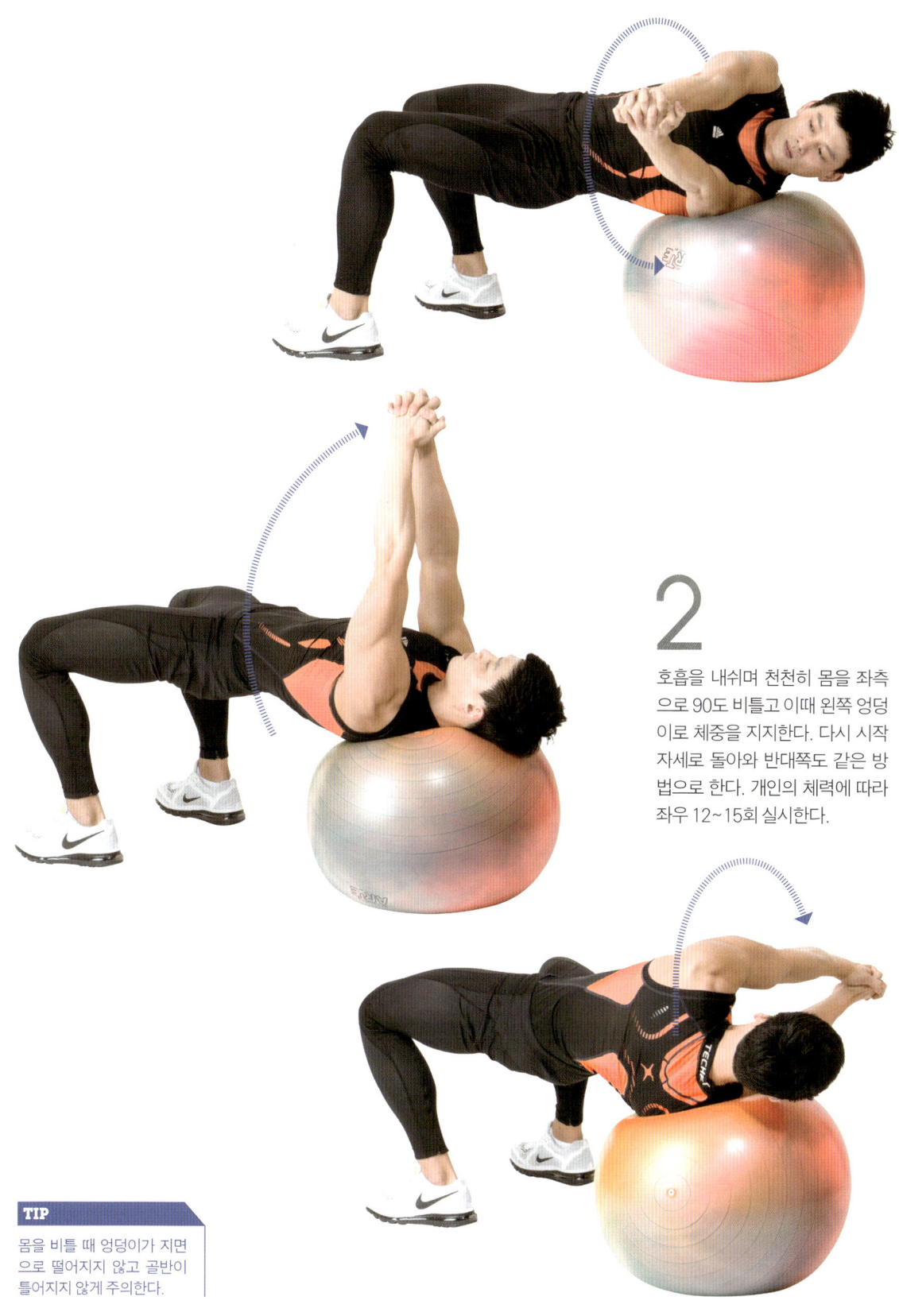

## 2

호흡을 내쉬며 천천히 몸을 좌측으로 90도 비틀고 이때 왼쪽 엉덩이로 체중을 지지한다. 다시 시작 자세로 돌아와 반대쪽도 같은 방법으로 한다. 개인의 체력에 따라 좌우 12~15회 실시한다.

### TIP
몸을 비틀 때 엉덩이가 지면으로 떨어지지 않고 골반이 틀어지지 않게 주의한다.

## STEP. 4　코어 밸런스 운동

# 볼 롤아웃
**BALL ROLL-OUT**

운동 부위

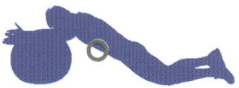

난이도 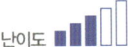　　10~12회 / 1 set　+　30초 휴식　+　10~12회 / 2 set　+　30초 휴식　+　10~12회 / 3 set

> **TIP**
> 볼이 몸과 멀어질수록 운동의 난이도가 증가하니 개인의 체력에 맞춰 실시한다.

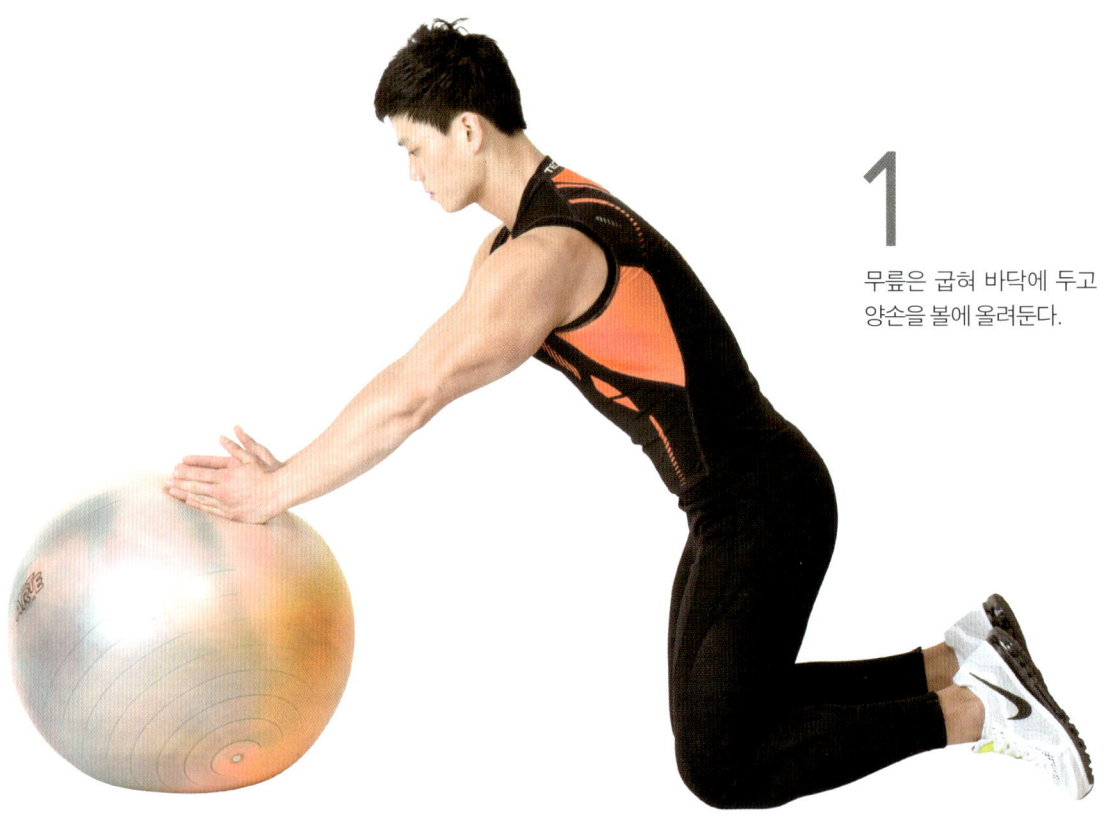

**1**
무릎은 굽혀 바닥에 두고 양손을 볼에 올려둔다.

CORE BALANCE EXERCISES

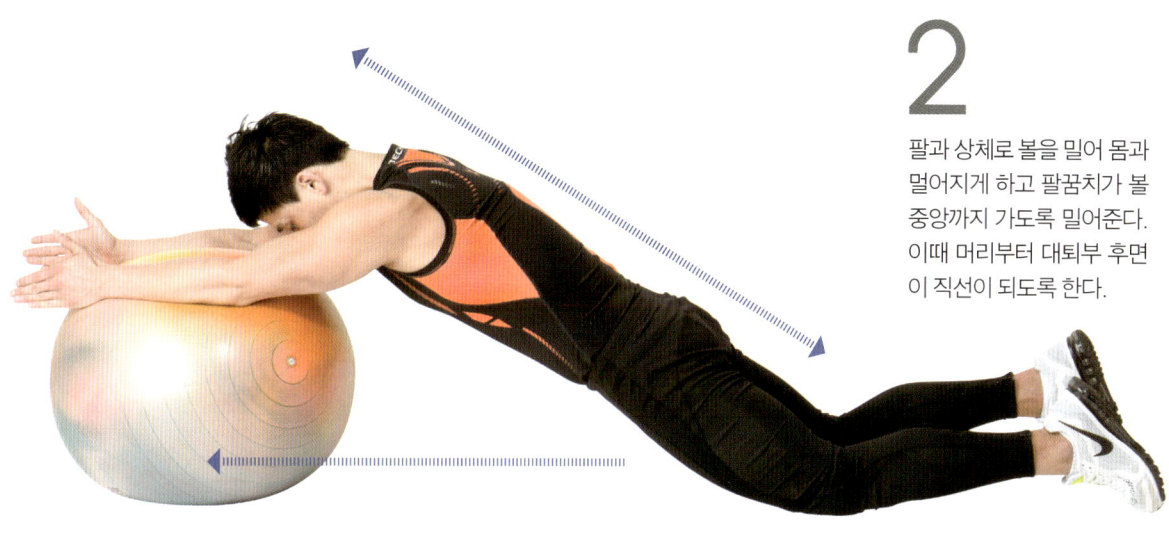

## 2
팔과 상체로 볼을 밀어 몸과 멀어지게 하고 팔꿈치가 볼 중앙까지 가도록 밀어준다. 이때 머리부터 대퇴부 후면이 직선이 되도록 한다.

## 3
천천히 시작 자세로 돌아온다. 개인의 체력에 따라 10~12회 반복한다.

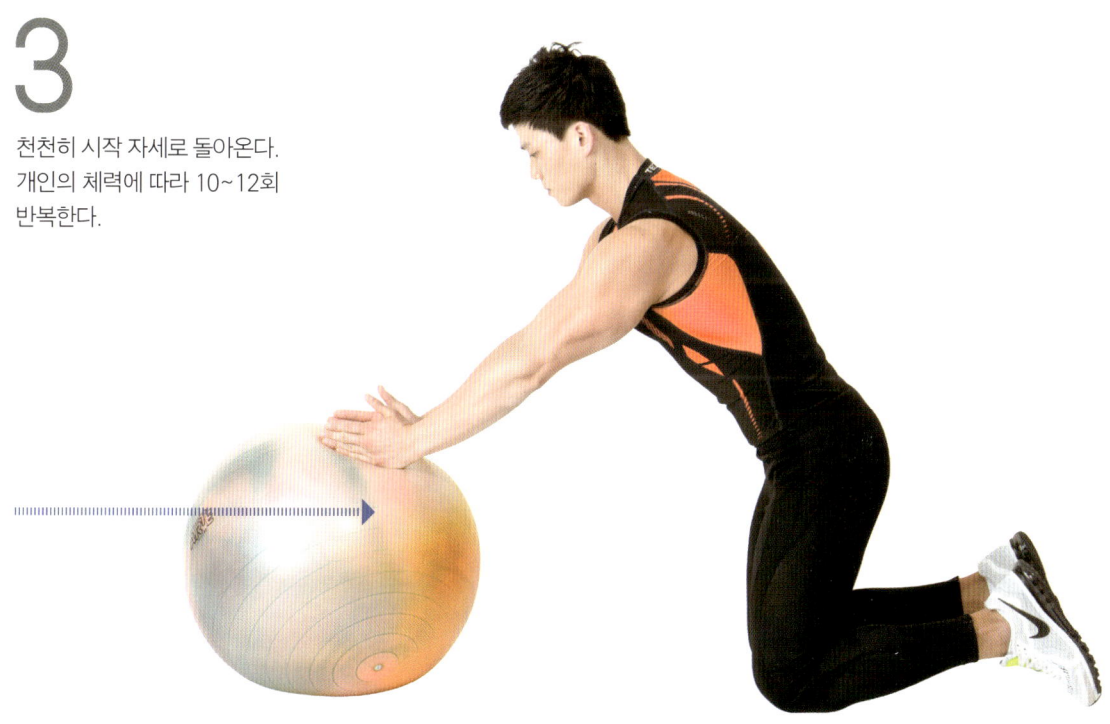

207

# STEP. 4 　코어 밸런스 운동

## 볼 니 턱
BALL KNEE TUCK

운동 부위

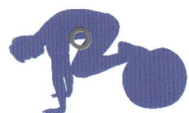

난이도 ▮▮▮▮▯　　10~12회 / 1 set　+　30초 휴식　+　10~12회 / 2 set　+　30초 휴식　+　10~12회 / 3 set

**TIP**
다리를 폈을 때 복부가 아래로 떨어지지 않도록 주의한다.

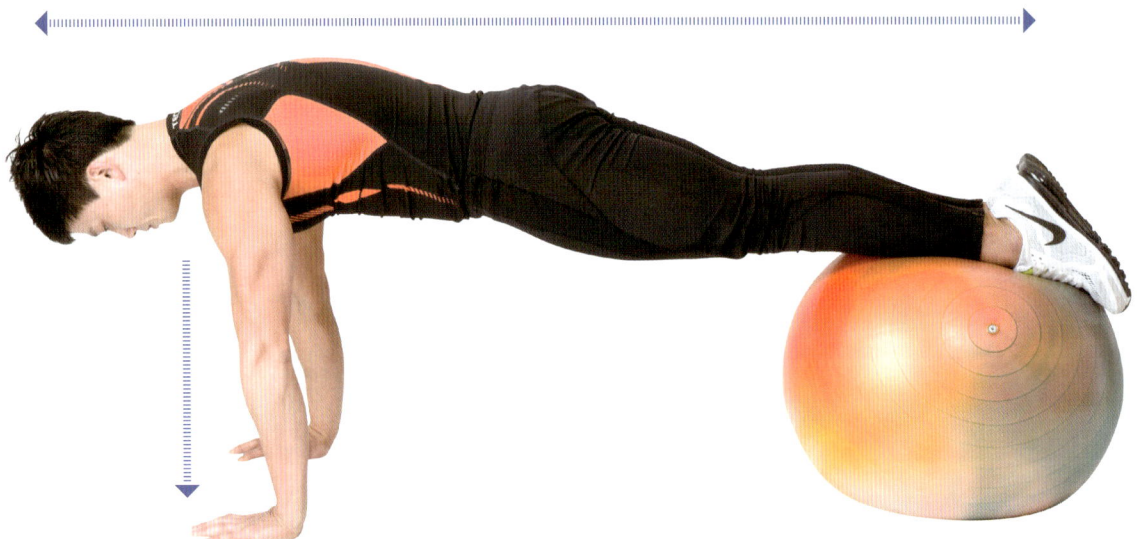

### 1
양손은 어깨 아래에 두고 양발은 모아서 발등을 볼 위에 올린다. 머리부터 발뒤꿈치까지 일직선이 되게 만든다.

# CORE BALANCE EXERCISES

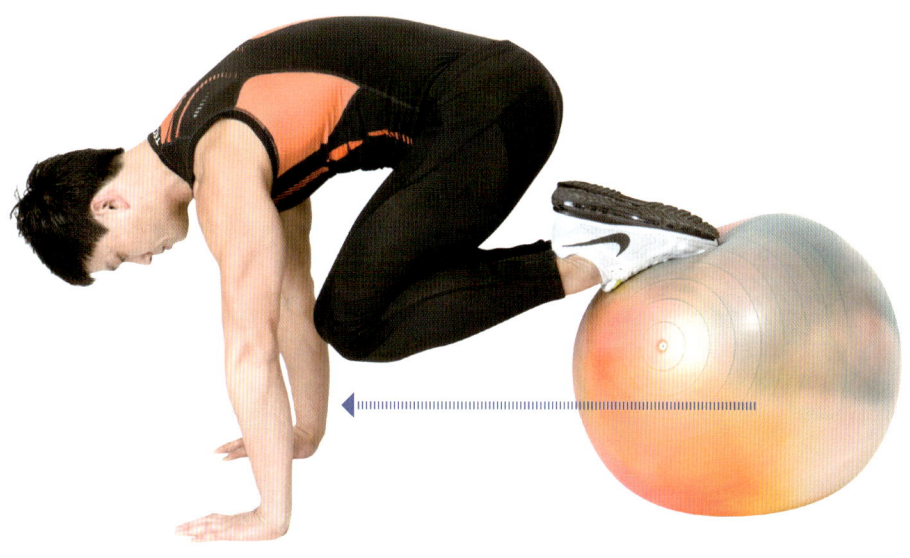

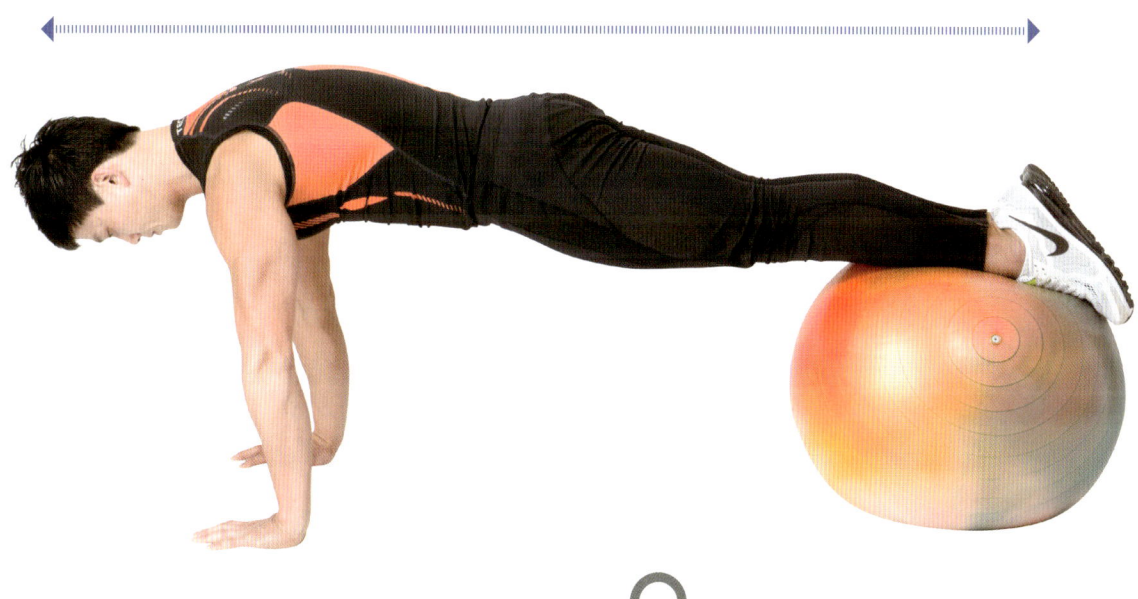

## 2
호흡을 내쉬며 천천히 무릎을 가슴과 가깝게 당기고 시작 자세로 돌아가 동작을 반복한다. 동작은 부드럽게 이어서 실시하고 복부에 긴장이 풀리지 않도록 한다. 개인의 체력에 따라 10~12회 반복한다.

# STEP. 4    코어 밸런스 운동

## 볼 파이크
**BALL PIKE**

운동 부위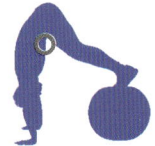

난이도 ▪▪▪▫▫    10~12회 / 1 set  +  30초 휴식  +  10~12회 / 2 set  +  30초 휴식  +  10~12회 / 3 set

> **TIP**
> 동작할 때 무릎은 완전히 펴고 견갑골이 모이지 않게 주의한다.

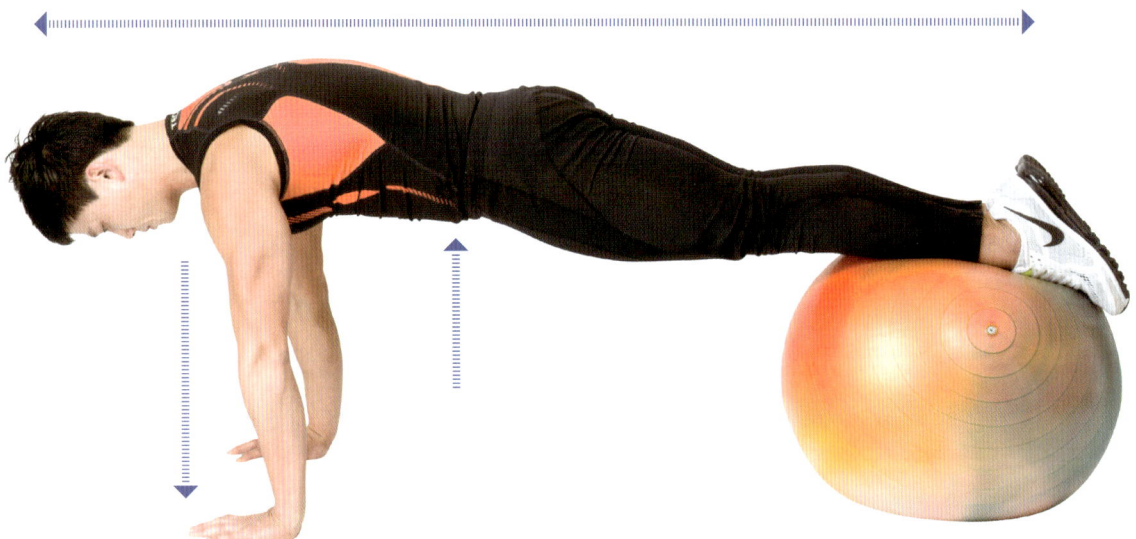

**1**
양손은 어깨 아래에 두고 양발은 모아서 볼 위에 올려둔다. 머리부터 발뒤꿈치까지 일직선이 되게 만들고 몸에 힘을 준다.

# CORE BALANCE EXERCISES

## 2

호흡을 내쉬며 양발을 몸 쪽으로 당기며 엉덩이는 하늘을 향해 들어 올린다. 이때 턱은 당겨 시선은 볼을 향하고 양팔은 어깨 아래쪽에 위치한다. 천천히 시작 자세로 돌아오고 개인의 체력에 따라 10~12회 반복한다.

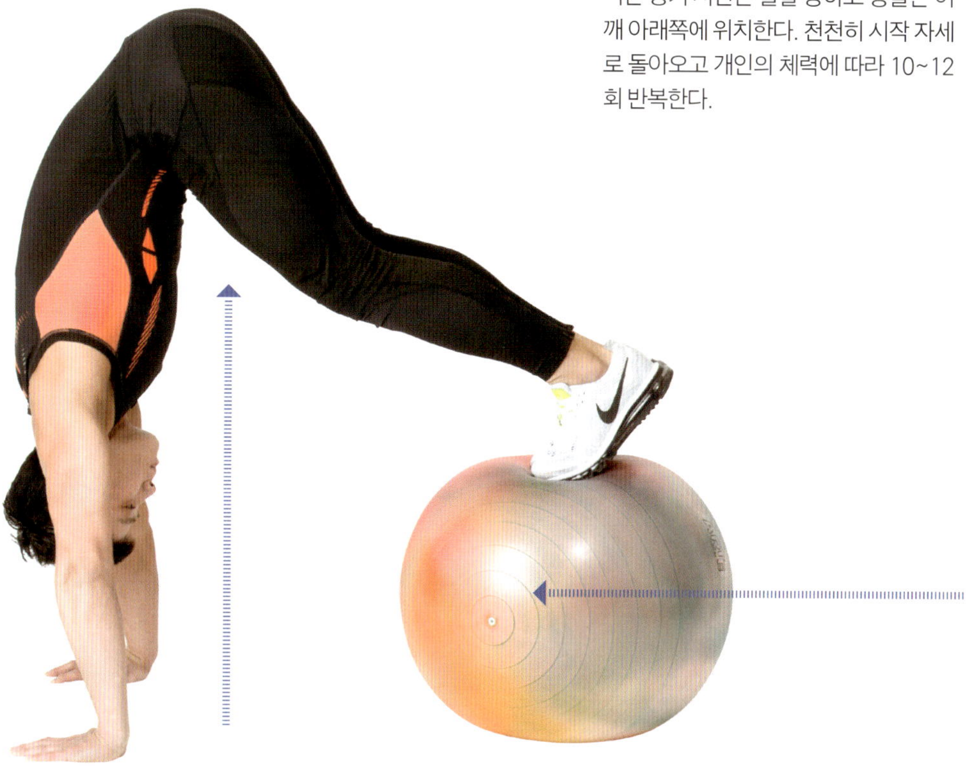

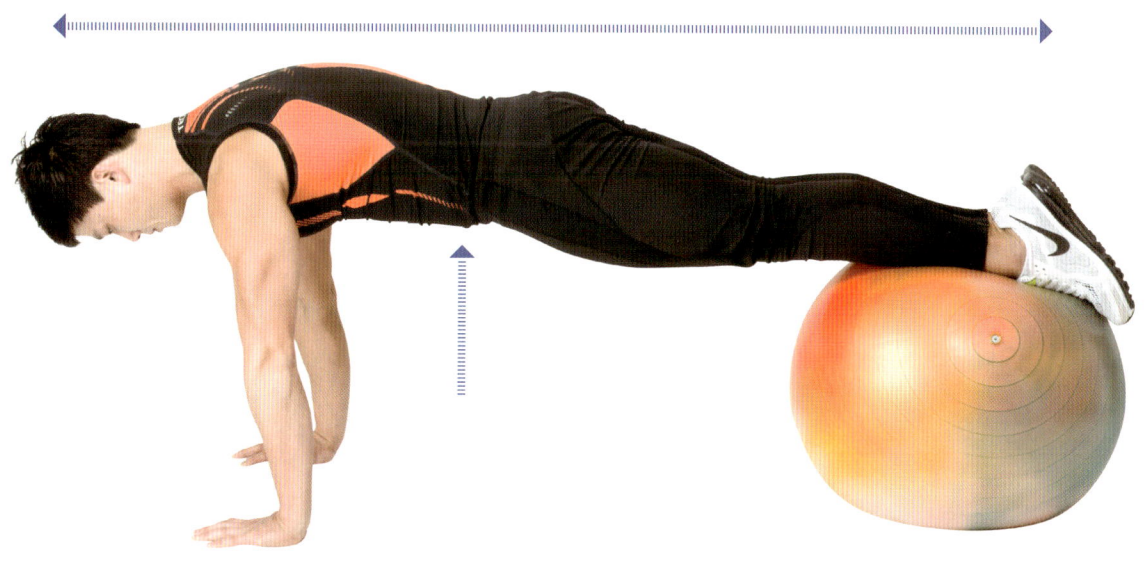

## STEP. 4 코어 밸런스 운동

# 볼 패스
**BALL PASS**

운동 부위

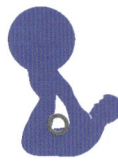

난이도 ▮▮▮▯▯  🏋 10~12회 / 1 set  +  ♡ 30초 휴식  +  🏋 10~12회 / 2 set  +  ♡ 30초 휴식  +  🏋 10~12회 / 3 set

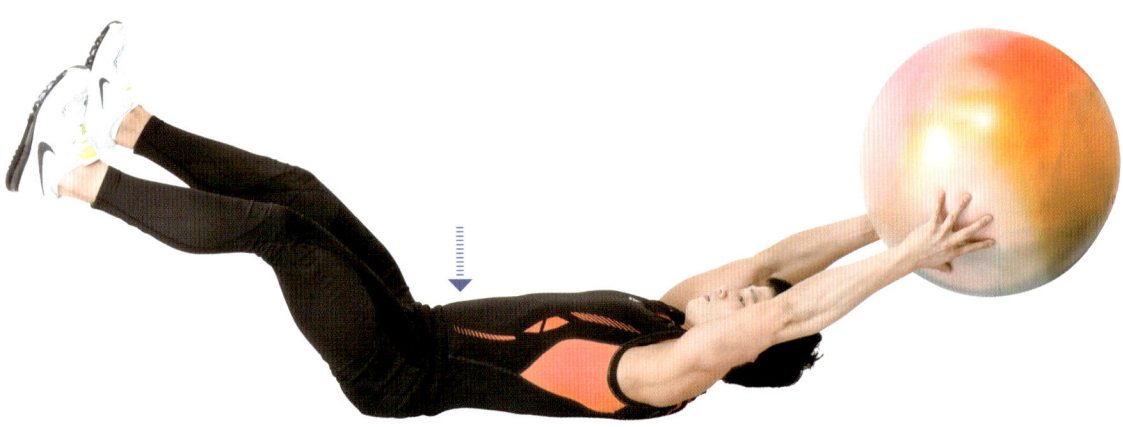

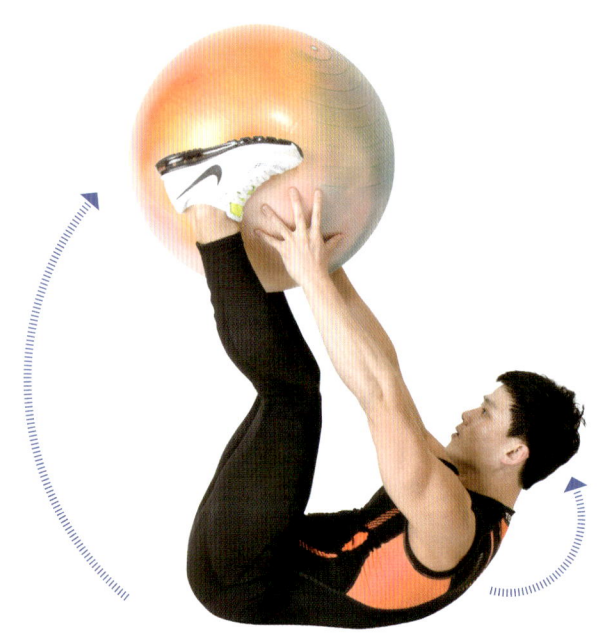

## 1
양손에 볼을 잡고 바닥에 누워 호흡을 내쉬며 상, 하체를 동시에 올려 손에 있던 볼을 양발로 받으며 복부에 수축을 느낀다.

# CORE BALANCE EXERCISES

**TIP**
동작은 부드럽게 이어서 하고 허리가 지면에서 떨어지지 않도록 주의한다.

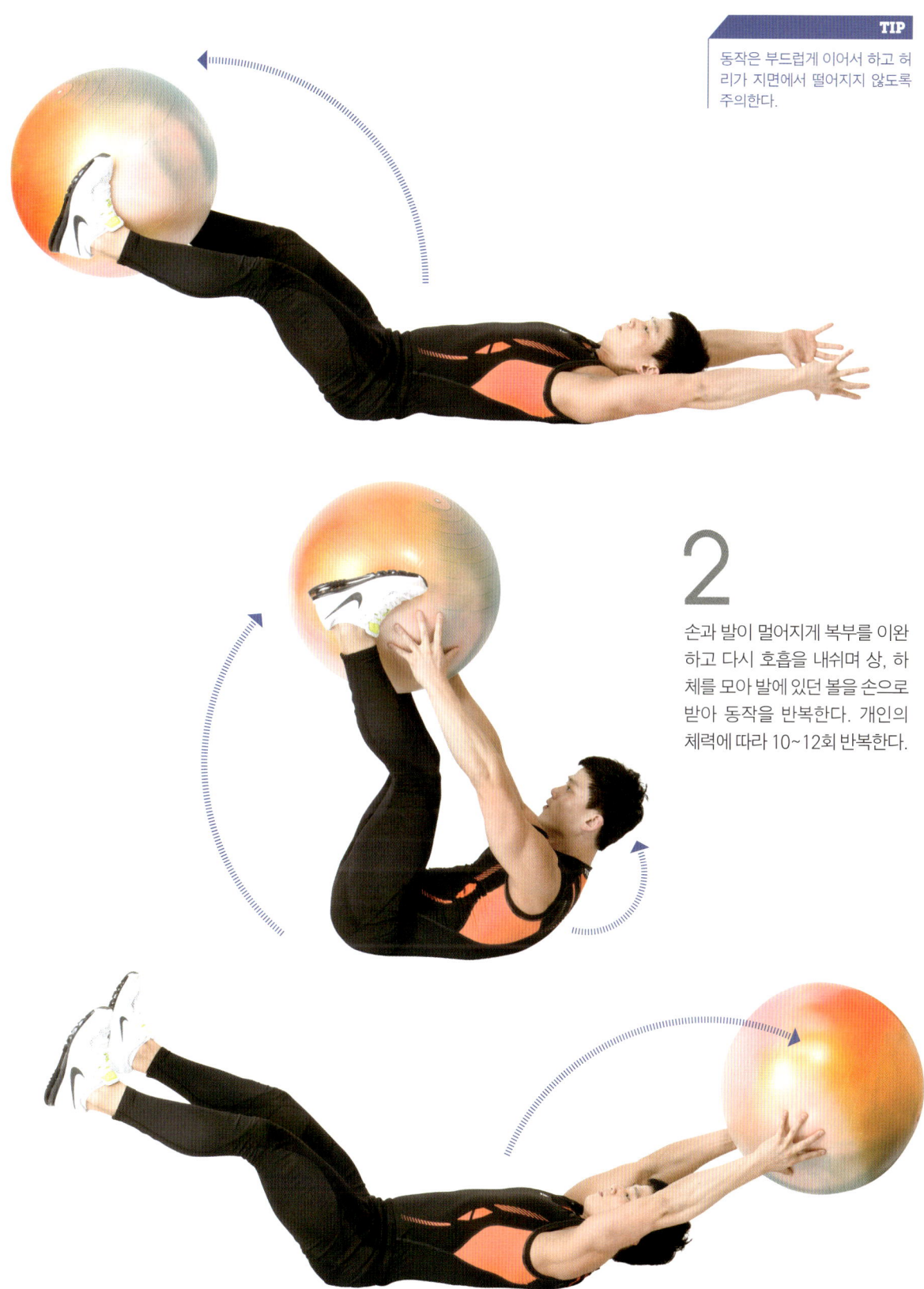

## 2

손과 발이 멀어지게 복부를 이완하고 다시 호흡을 내쉬며 상, 하체를 모아 발에 있던 볼을 손으로 받아 동작을 반복한다. 개인의 체력에 따라 10~12회 반복한다.

# STEP. 4 　코어 밸런스 운동

# 볼 백 익스텐션
## BALL BACK EXTENSION

운동 부위

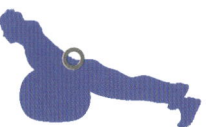

난이도 ▪▫▫▫　　12~15회 / 1 set　+　30초 휴식　+　12~15회 / 2 set　+　30초 휴식　+　12~15회 / 3 set

**TIP**
상체를 너무 뒤로 들어 올려 허리에 부담이 생기지 않게 주의한다.

**1**
발은 어깨너비로 벌리고 골반과 하복부에 볼을 두고 엎드린다. 양손은 머리 측면에 두고 상체를 숙여 허리 근육을 이완한다.

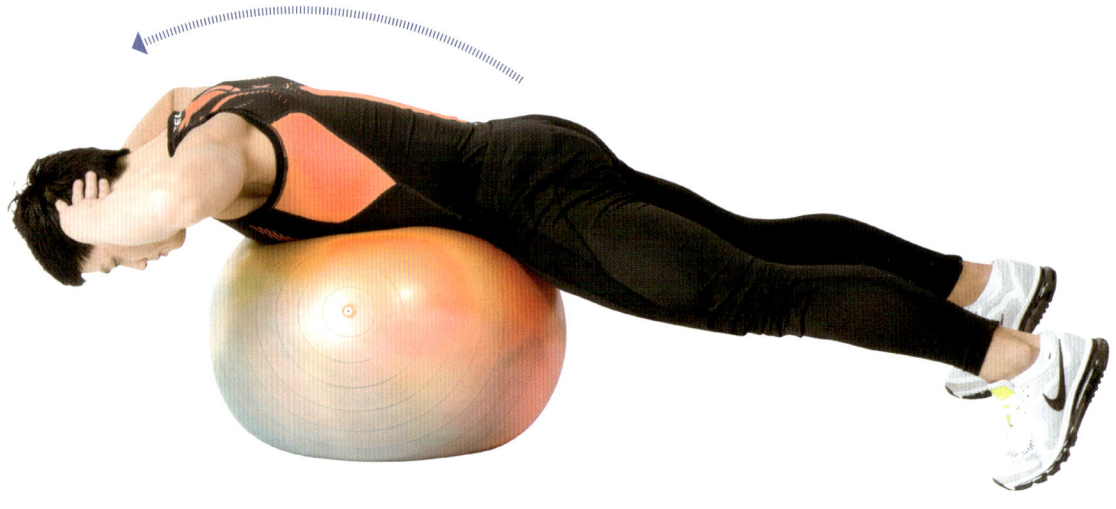

CORE BALANCE EXERCISES

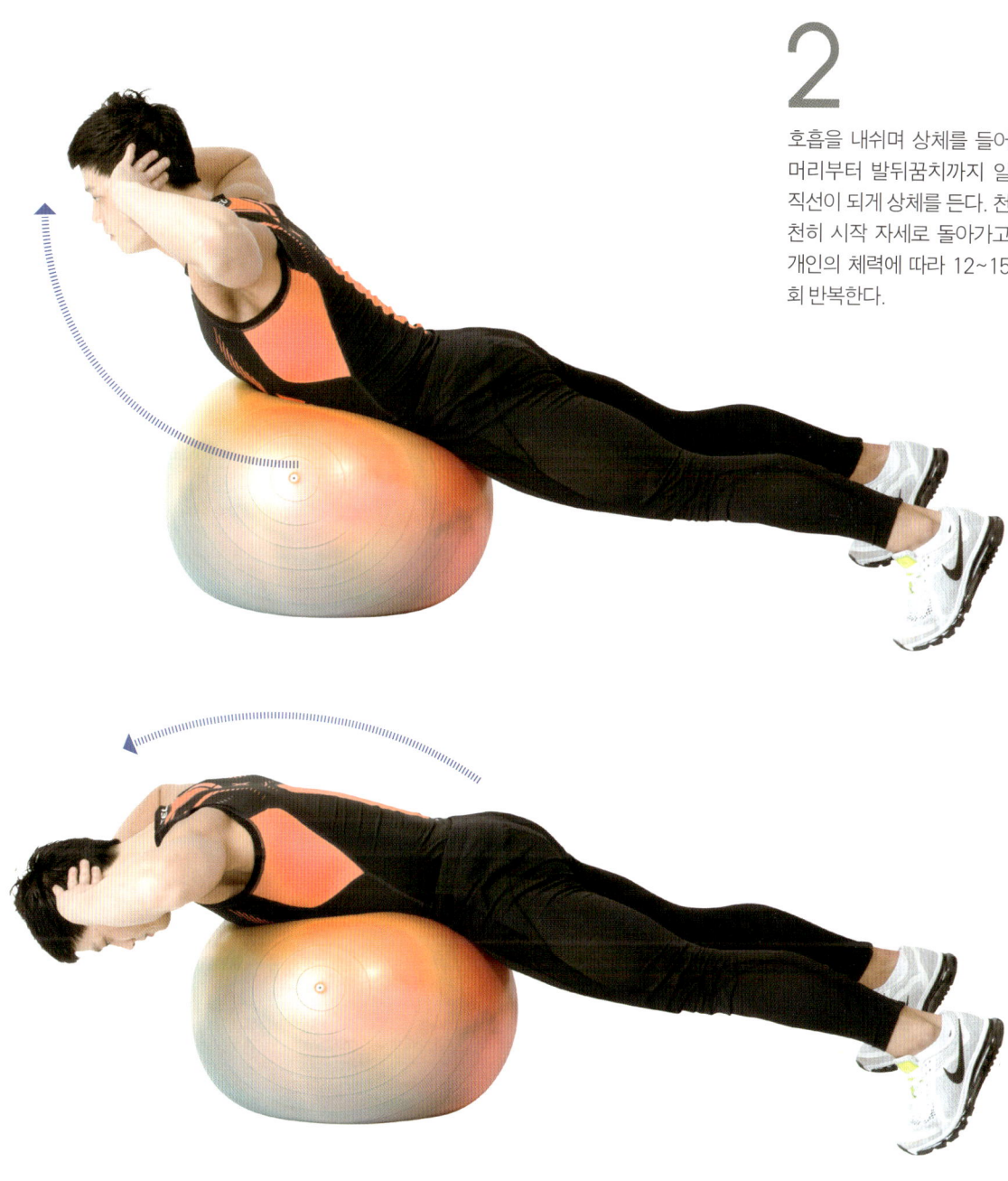

## 2
호흡을 내쉬며 상체를 들어 머리부터 발뒤꿈치까지 일직선이 되게 상체를 든다. 천천히 시작 자세로 돌아가고 개인의 체력에 따라 12~15회 반복한다.

# STEP. 4　　코어 밸런스 운동

# 볼 힙 익스텐션
## BALL HIP EXTENSION

운동 부위

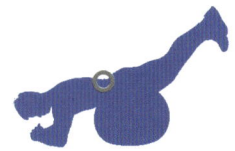

난이도 ▮▮▯▯　　12~15회 / 1 set　+　30초 휴식　+　12~15회 / 2 set　+　30초 휴식　+　12~15회 / 3 set

**TIP**
다리를 너무 높게 들면 허리에 부담이 생길 수 있으니 적당히 들어 올리고 엉덩이의 수축과 이완에 집중해 운동한다.

**1**
골반 위치에 볼을 두고 다리는 자연스럽게 벌린다. 팔꿈치는 90도 굽혀 지면에 두고 엎드린다.

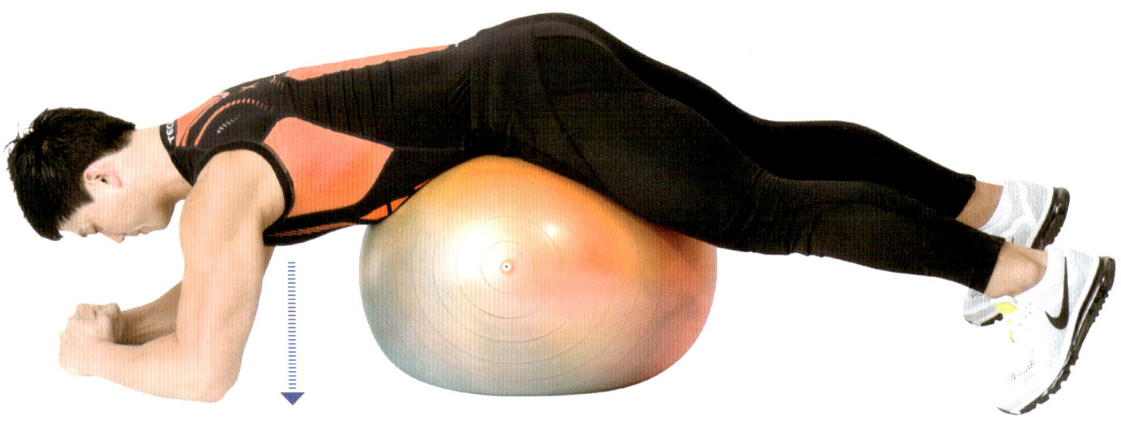

## CORE BALANCE EXERCISES

## 2

호흡을 내쉬며 엉덩이에 힘을 줘 양발을 들어 올린다. 머리부터 발뒤꿈치가 일직선이 되도록 발을 들었다가 천천히 시작 자세로 돌아간다. 개인의 체력에 따라 12~15회 반복한다.

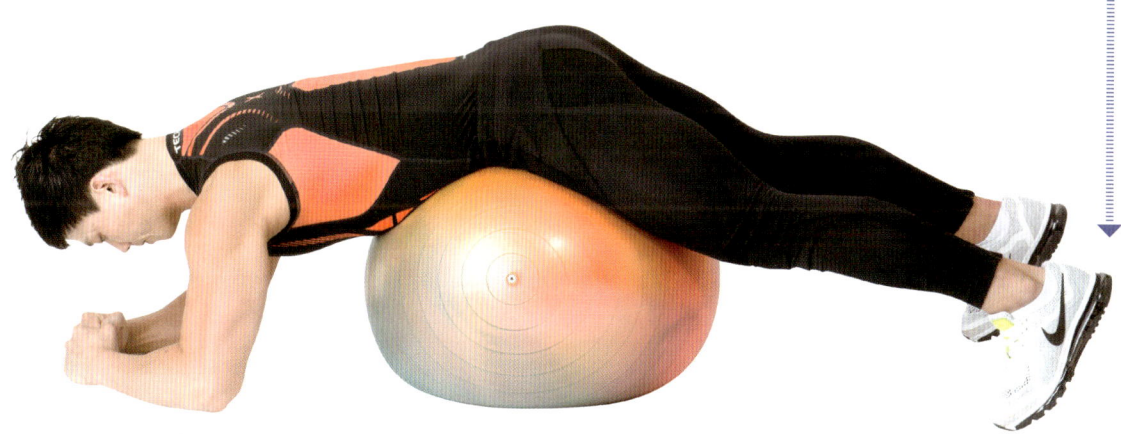

# STEP. 4　코어 밸런스 운동

## 볼 레그 컬
**BALL LEG CURL**

운동 부위
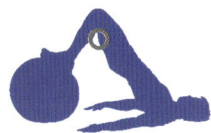

난이도 ■■■□□　　🏋 12~15회 / 1 set　+　♡ 30초 휴식　+　🏋 12~15회 / 2 set　+　♡ 30초 휴식　+　🏋 12~15회 / 3 set

> **TIP**
> 무릎을 굽힐 때 엉덩이가 아래로 떨어지지 않도록 주의한다.

**1**
바닥에 등을 대고 누워 양발을 볼 위에 올린다. 엉덩이에 힘을 줘서 몸을 들어 몸이 일직선이 되게 만든다.

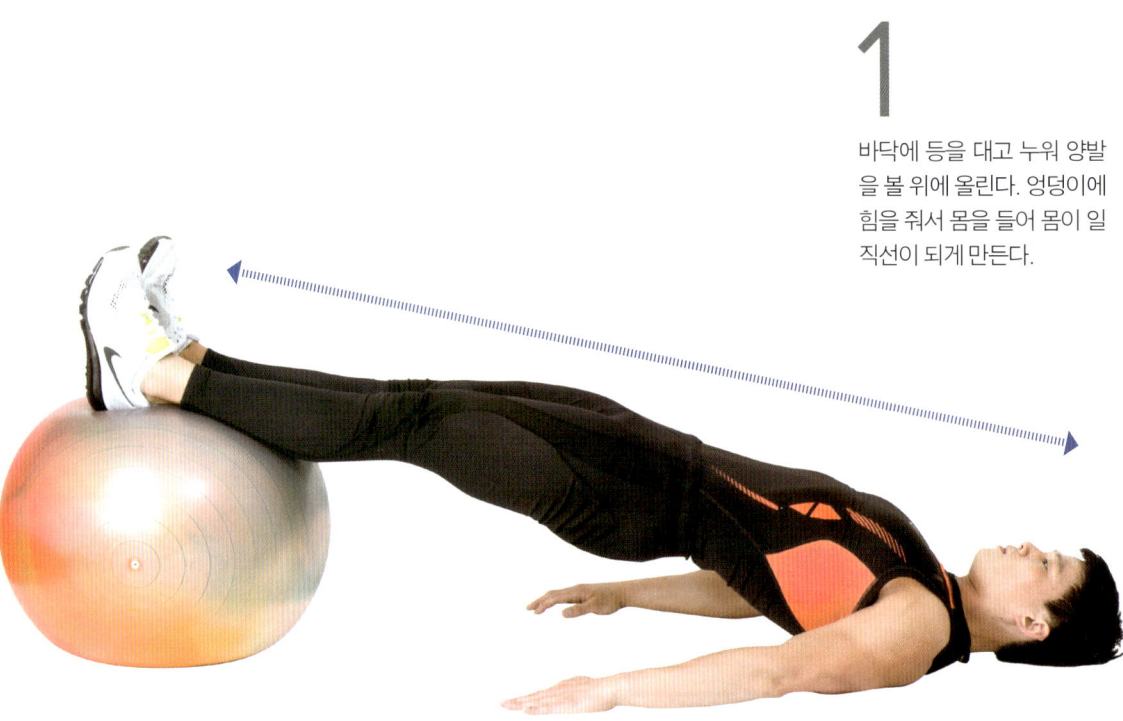

CORE BALANCE EXERCISES

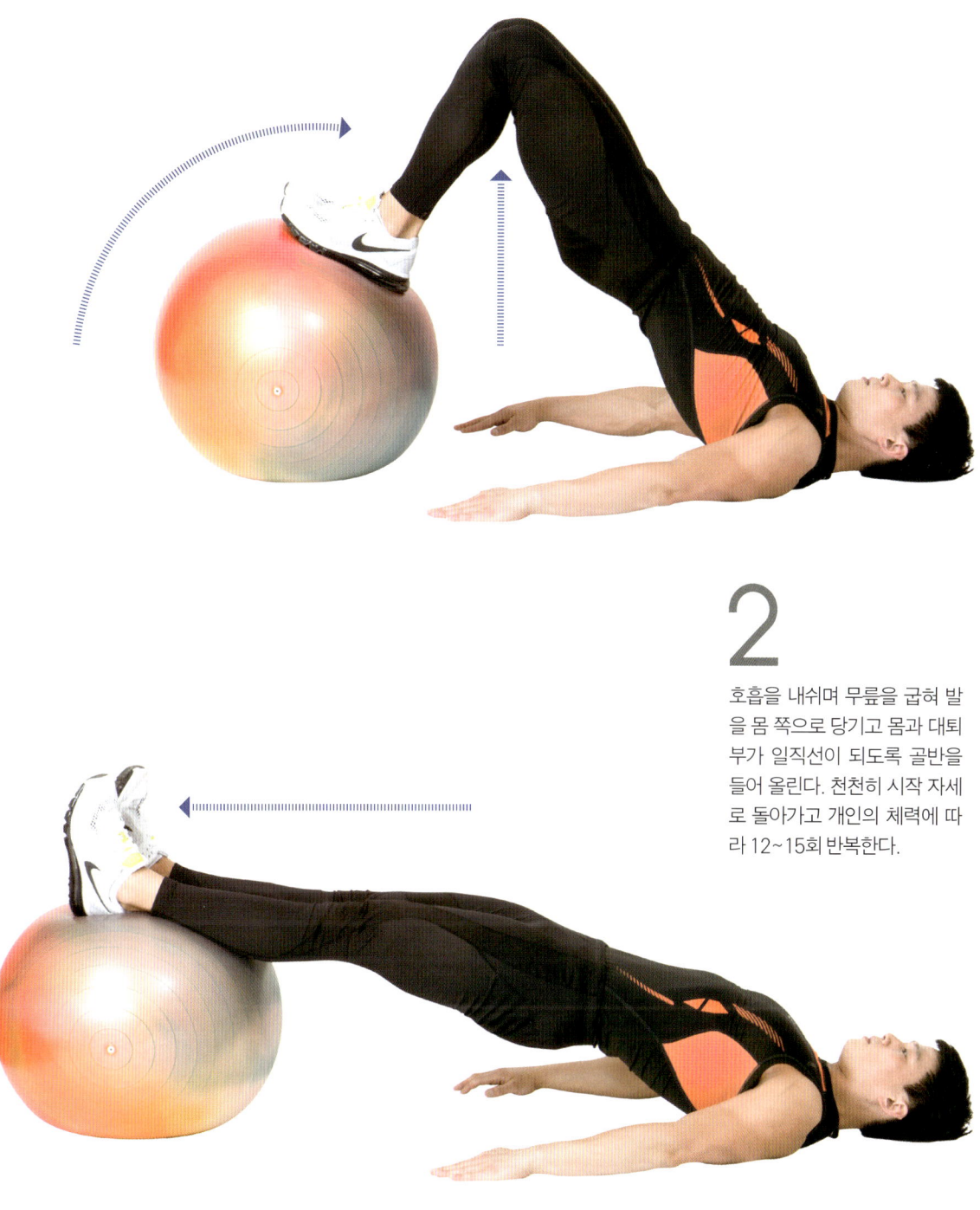

## 2

호흡을 내쉬며 무릎을 굽혀 발을 몸 쪽으로 당기고 몸과 대퇴부가 일직선이 되도록 골반을 들어 올린다. 천천히 시작 자세로 돌아가고 개인의 체력에 따라 12~15회 반복한다.

# STEP. 5

# 코어 파워 운동

전 체 　 코 어 　 근 육 　 강 화

CORE POWER

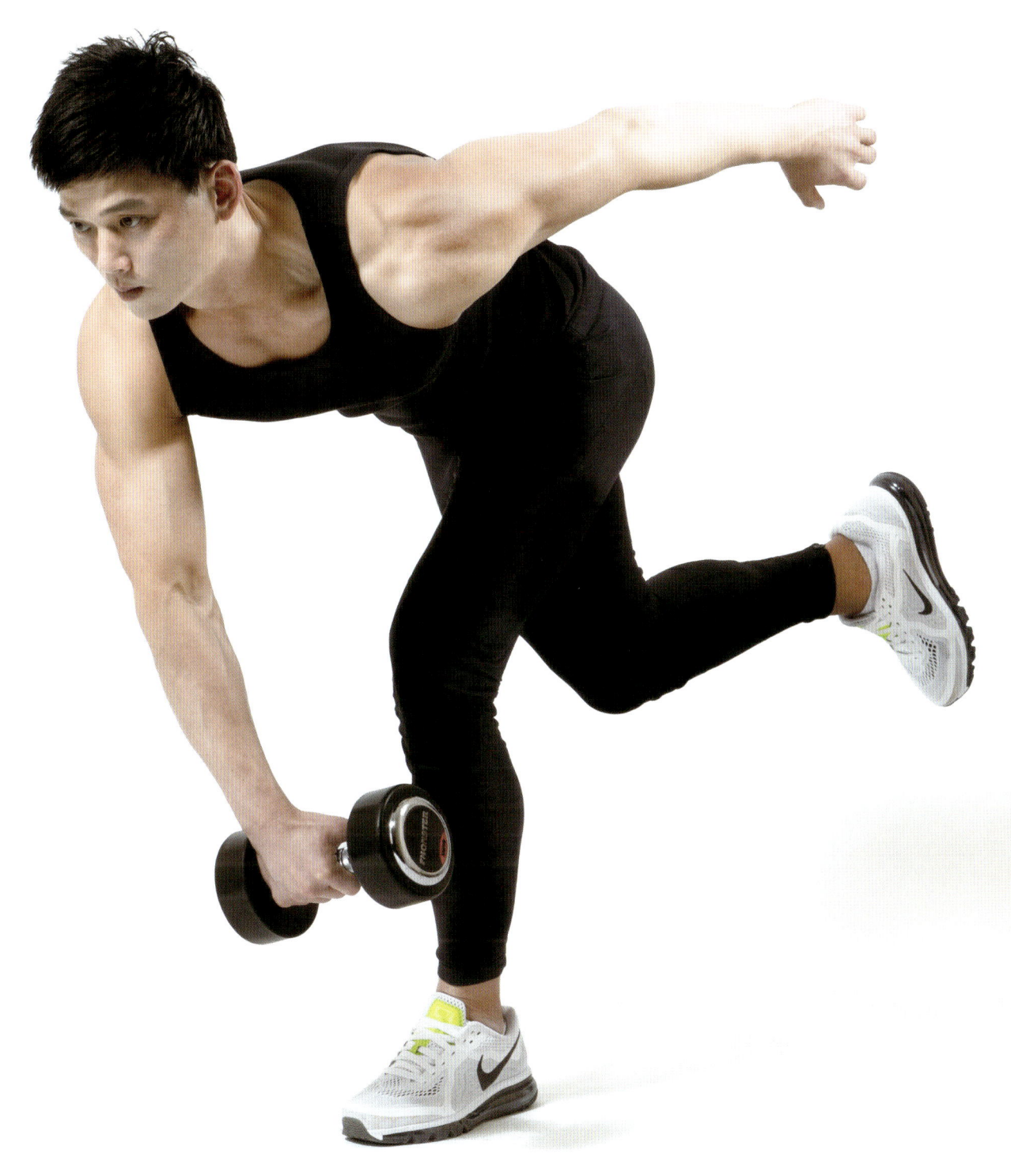

# EXERCISES

**코어 운동
5단계**

# 코어 파워 운동

## CORE POWER EXERCISES

4단계까지 강화한 코어를 바탕으로 코어 파워 운동을 해보자. 힘과 속도가 합쳐진 강력한 파워를 만들어낼 수 있다.

코어 밸런스 운동까지 마쳤다면 마지막으로 견고한 코어를 더욱 더 단단하게 만드는 코어 파워 운동을 해보자. 강화된 코어를 이용하여 폭발적인 힘을 쓸 수 있게 만드는 것이 코어 파워 운동의 목적이다.

파워란 '힘×속도'이다. 무거운 중량을 들어 올린다고 큰 파워를 가진 것이 아니며 100m 달리기가 빠르다고 해서 파워가 강한 것도 아니다. 힘과 속도를 동시에 사용할 수 있어야 폭발적인 파워가 생기는 것이다. 무술 배우 이소룡을 생각해보면 쉽게 이해가 될 것이다. 작은 체구인데도 자신보다 큰 상대를 날려버릴 수 있는 것은 남들보다 더 많은 근육의 힘과 빠른 속도가 폭발적인 파워를 생성하기 때문이다. 이런 힘과 속도를 내기 위해서는 각 관절의 움직임, 안정성 코어와 가동성 코어의 강화가 매우 중요하다.

만약 앞장에서 배운 운동들을 하지 않고 바로 파워 운동을 실시한다면 부상의 위험이 있을 수 있다. 반드시 코어를 어느 정도 단련한 상태에서 실시하도록 하자.

파워 운동은 전체적으로 약간 빠른 속도로 진행한다. 파워 운동 시 빠른 속도와 힘을 쓰기 위해서는 세 개의 관절이 중요한 역할을 하는데, 고관절, 무릎 그리고 발목관절이다. 이 세 관절을 잘 활용하여 폭발적인 파워를 만들어내는 것이 중요하다.

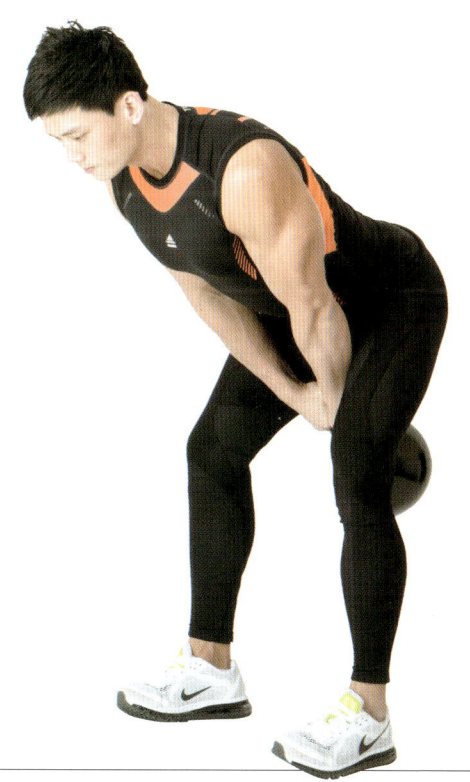

## STEP. 5　　코어 파워 운동

# 버피
**BURPEE**

전신운동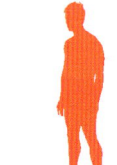

난이도 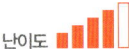　　🏋 10~15회 / 1 set　+　💓 30초 휴식　+　🏋 10~15회 / 2 set　+　💓 30초 휴식　+　🏋 10~15회 / 3 set

**TIP**
동작이 힘들다면 점프를 제외해서 실시하고, 반대로 동작이 쉽다면 엎드린 자세에서 팔굽혀펴기를 추가한다.

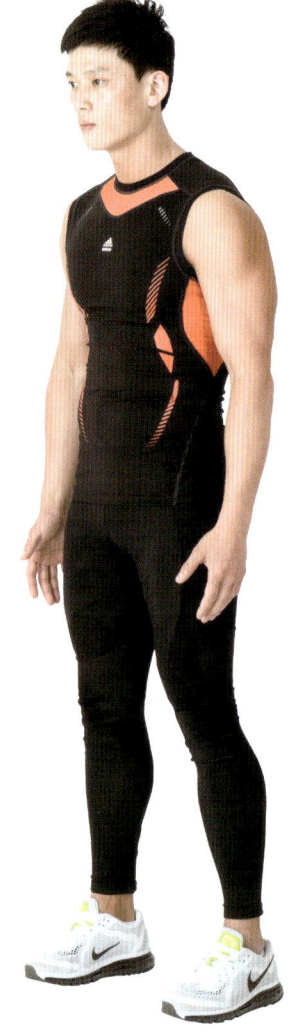

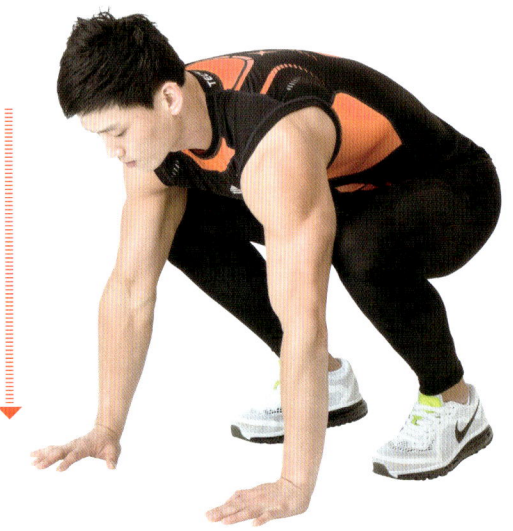

**1**
정면을 보고 서서 상체를 숙여 양손으로 지면을 짚는다.

## CORE POWER EXERCISES

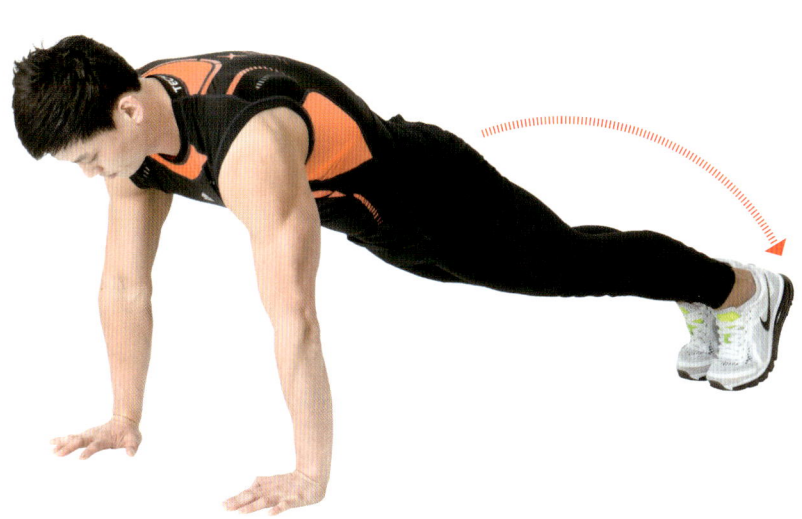

**2**
몸 중심은 상체에 두고 양발을 동시에 뒤로 뻗는다. 이때 몸에 힘을 줘 골반이 아래로 떨어지거나 들리지 않도록 한다.

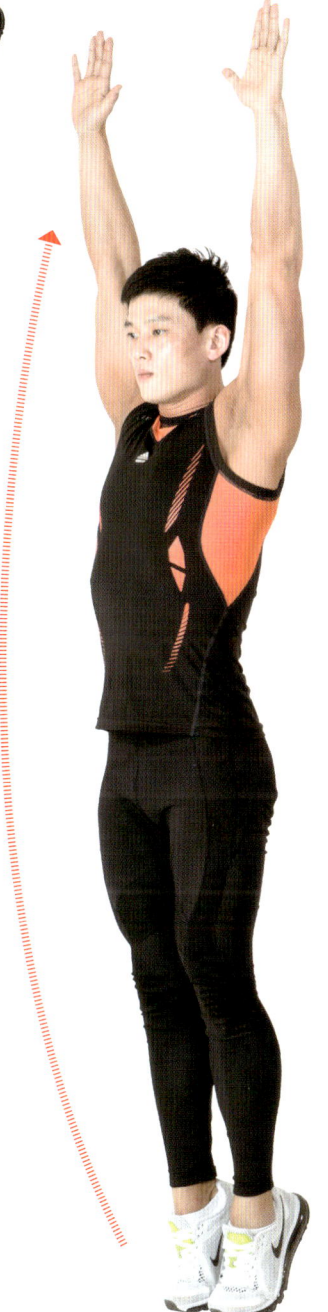

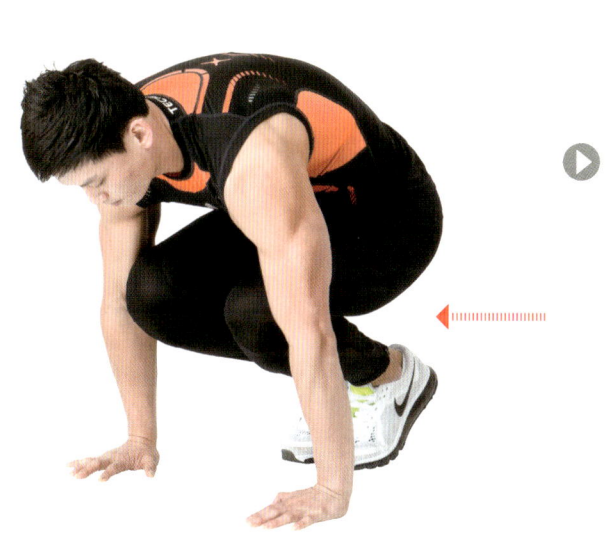

**3**
다시 양발을 손 쪽으로 가져와 호흡을 내쉬면서 고관절과 무릎, 발목을 힘차게 폄과 동시에 점프를 한다. 착지할 때 발목, 무릎, 고관절을 부드럽게 굽혀 충격을 흡수시킨다. 개인의 체력에 따라 10~15회 반복한다.

# STEP. 5　코어 파워 운동

## 싯업 투 스탠드 위드 점프
### SIT-UP TO STAND WITH JUMP

전신운동

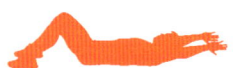

난이도 ▮▮▮▮▯　　🏋 10~12회 / 1 set　＋　♡ 30초 휴식　＋　🏋 10~12회 / 2 set　＋　♡ 30초 휴식　＋　🏋 10~12회 / 3 set

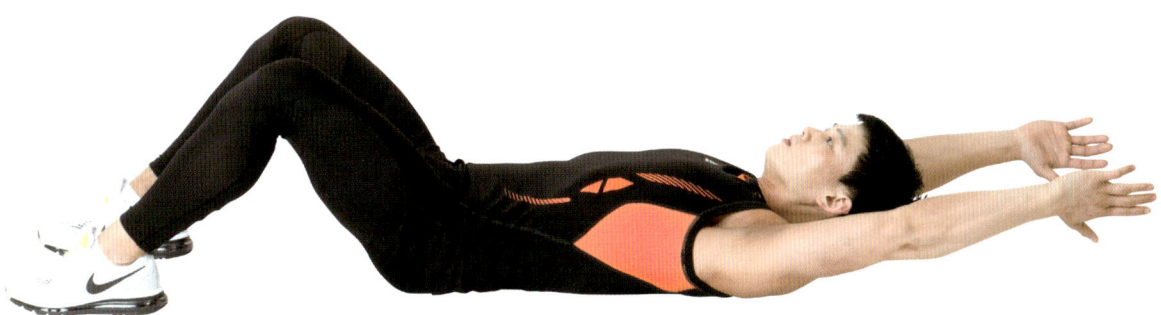

**1** 바닥에 등을 대고 누워 무릎은 90도 굽히고 양손은 머리 위로 뻗는다.

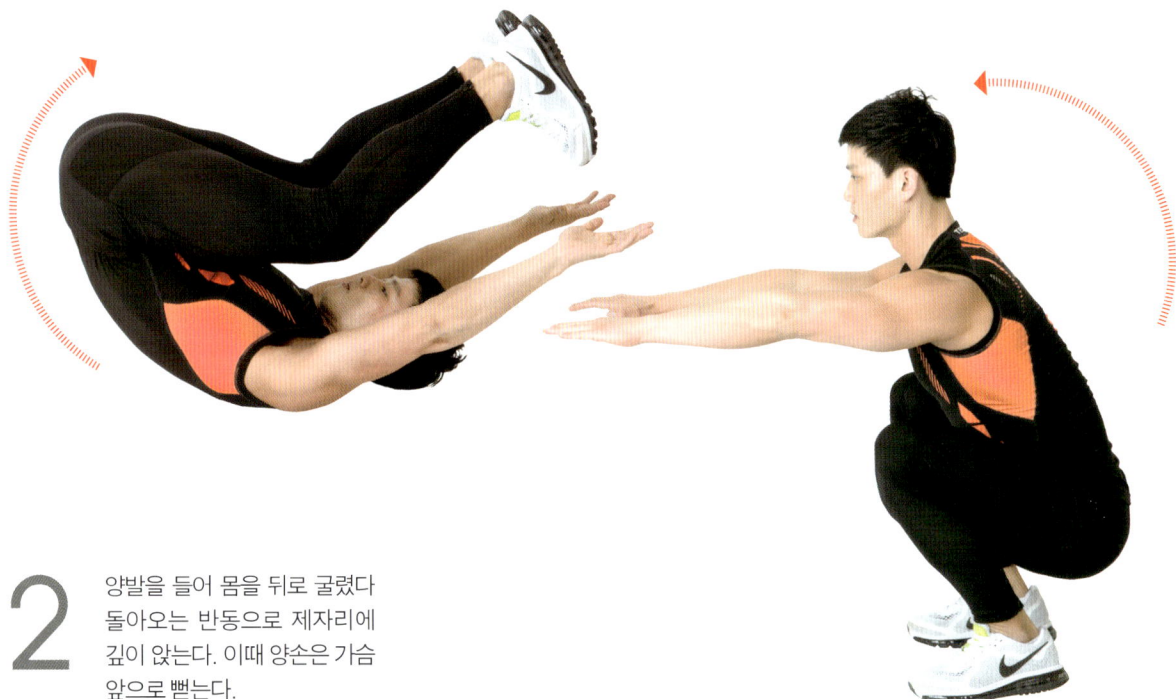

**2** 양발을 들어 몸을 뒤로 굴렸다 돌아오는 반동으로 제자리에 깊이 앉는다. 이때 양손은 가슴 앞으로 뻗는다.

## CORE POWER EXERCISES

**3** 발목과 무릎, 고관절을 힘차게 폄과 동시에 점프를 한다.

**TIP** 누웠다가 일어나 앉는 동작에서 체중의 중심을 빠르게 앞으로 이동시킨다.

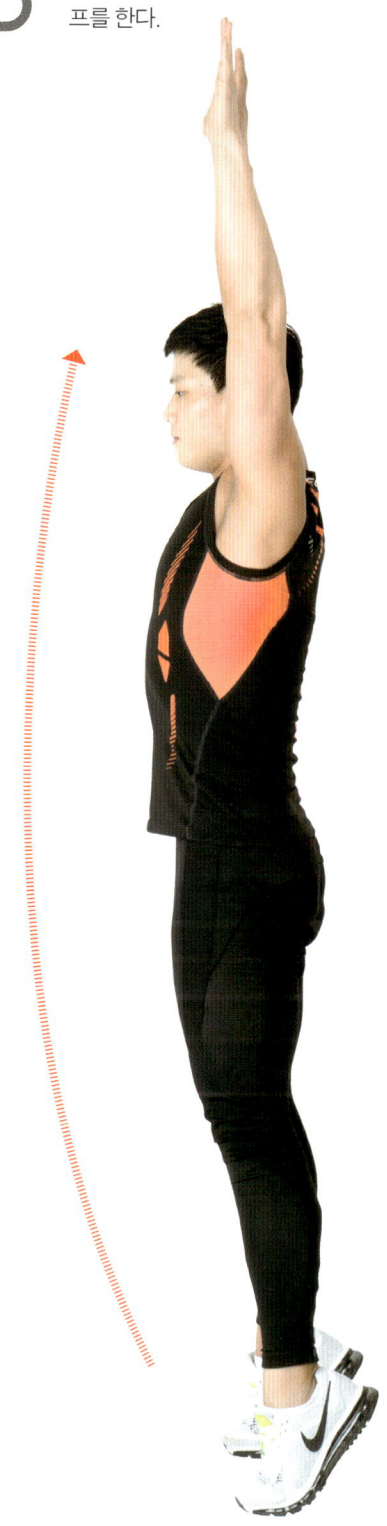

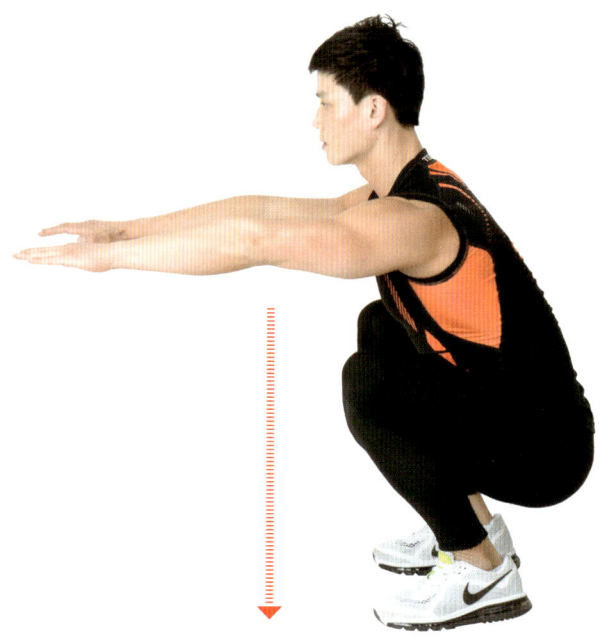

**4** 착지할 때 발목, 무릎, 고관절을 부드럽게 굽혀 충격을 흡수시켜서 제자리에 앉고, 다시 몸을 뒤로 굴려 동작을 한다. 개인의 체력에 따라 10~12회 반복한다.

# STEP. 5  코어 파워 운동

## 케틀벨 스윙
**KETTLEBELL SWING**

전신운동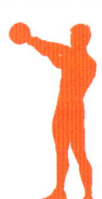

난이도 ▮▮▮▯▯ | 15~25회 / 1 set + 30초 휴식 + 15~25회 / 2 set + 30초 휴식 + 15~25회 / 3 set

> **TIP**
> 스윙 동작에서 팔의 힘만으로 동작하지 않는다. 케틀벨이 내려올 때 엉덩이로 체중과 무게를 받아주고 고관절을 펴는 힘으로 중량을 들어 올린다.

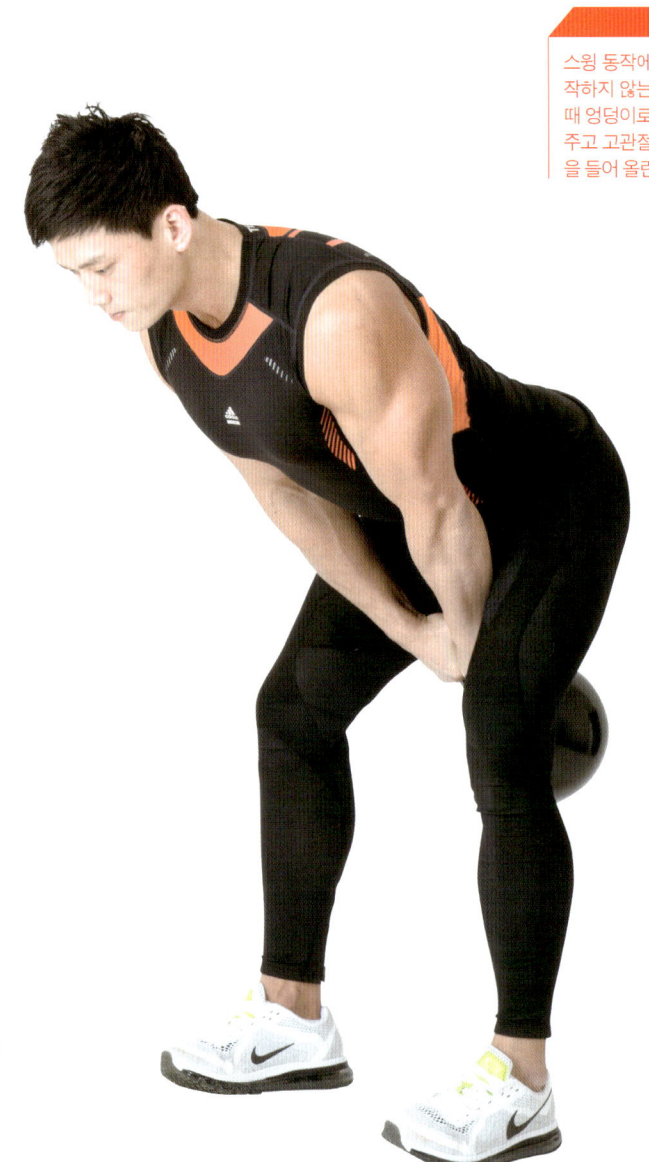

**1**
다리는 어깨너비보다 조금 넓게 벌리고 케틀벨과 한 발 간격으로 선다. 엉덩이 중심은 뒤로 향하게 하고 양손으로 케틀벨의 핸들을 잡는다. 몸 중심은 발뒤꿈치에 두고 케틀벨을 다리 사이로 가져온다. 이때 케틀벨은 최대한 몸과 가깝게 붙인다.

CORE POWER EXERCISES

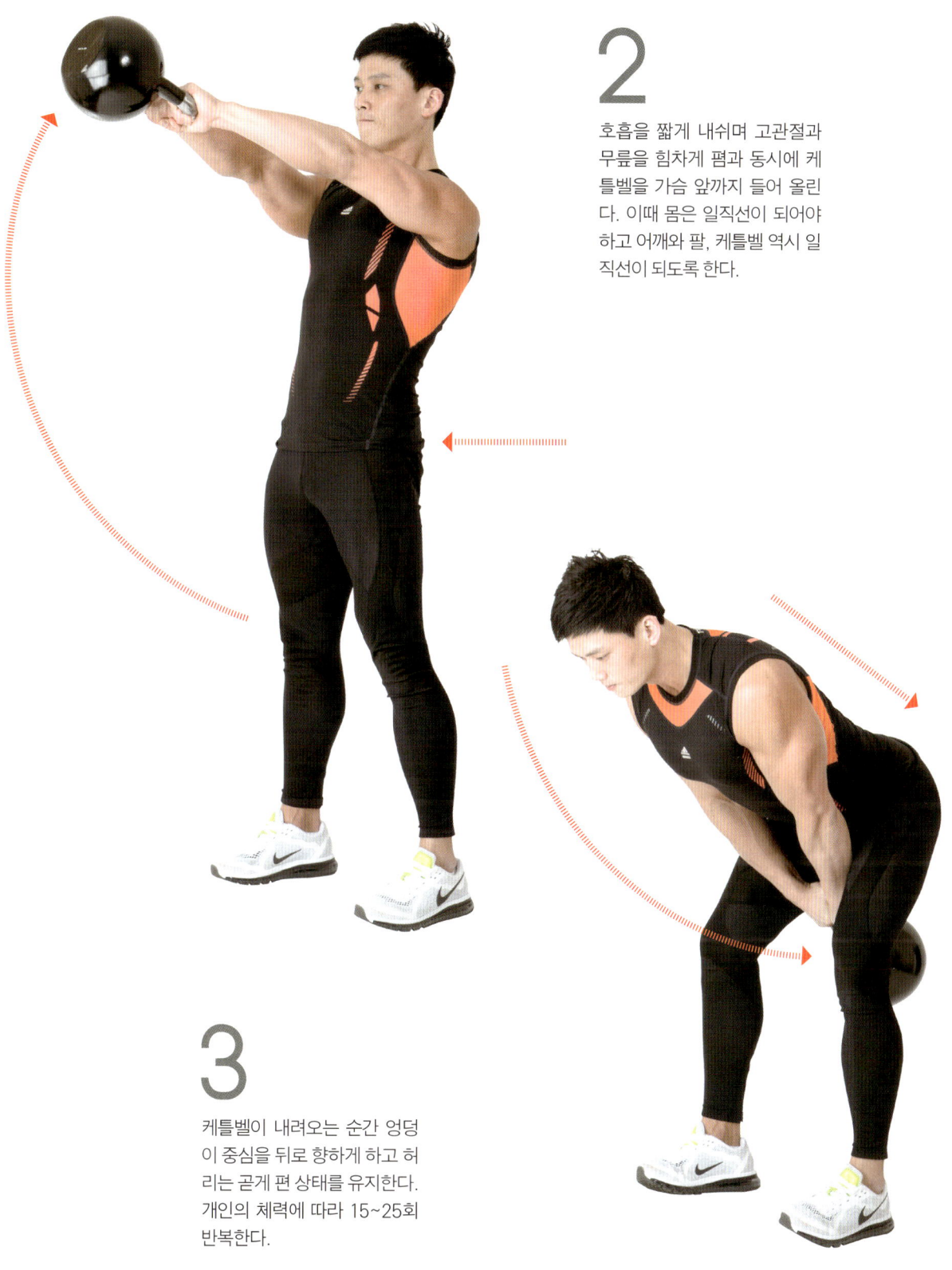

**2**

호흡을 짧게 내쉬며 고관절과 무릎을 힘차게 폄과 동시에 케틀벨을 가슴 앞까지 들어 올린다. 이때 몸은 일직선이 되어야 하고 어깨와 팔, 케틀벨 역시 일직선이 되도록 한다.

**3**

케틀벨이 내려오는 순간 엉덩이 중심을 뒤로 향하게 하고 허리는 곧게 편 상태를 유지한다. 개인의 체력에 따라 15~25회 반복한다.

# STEP. 5 코어 파워 운동

## 케틀벨 클린
**KETTLEBELL CLEAN**

전신운동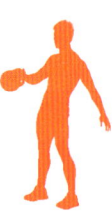

난이도 ▮▮▮▮▯  좌우15~20회 / 1 set  +  30초 휴식  +  좌우15~20회 / 2 set  +  30초 휴식  +  좌우15~20회 / 3 set

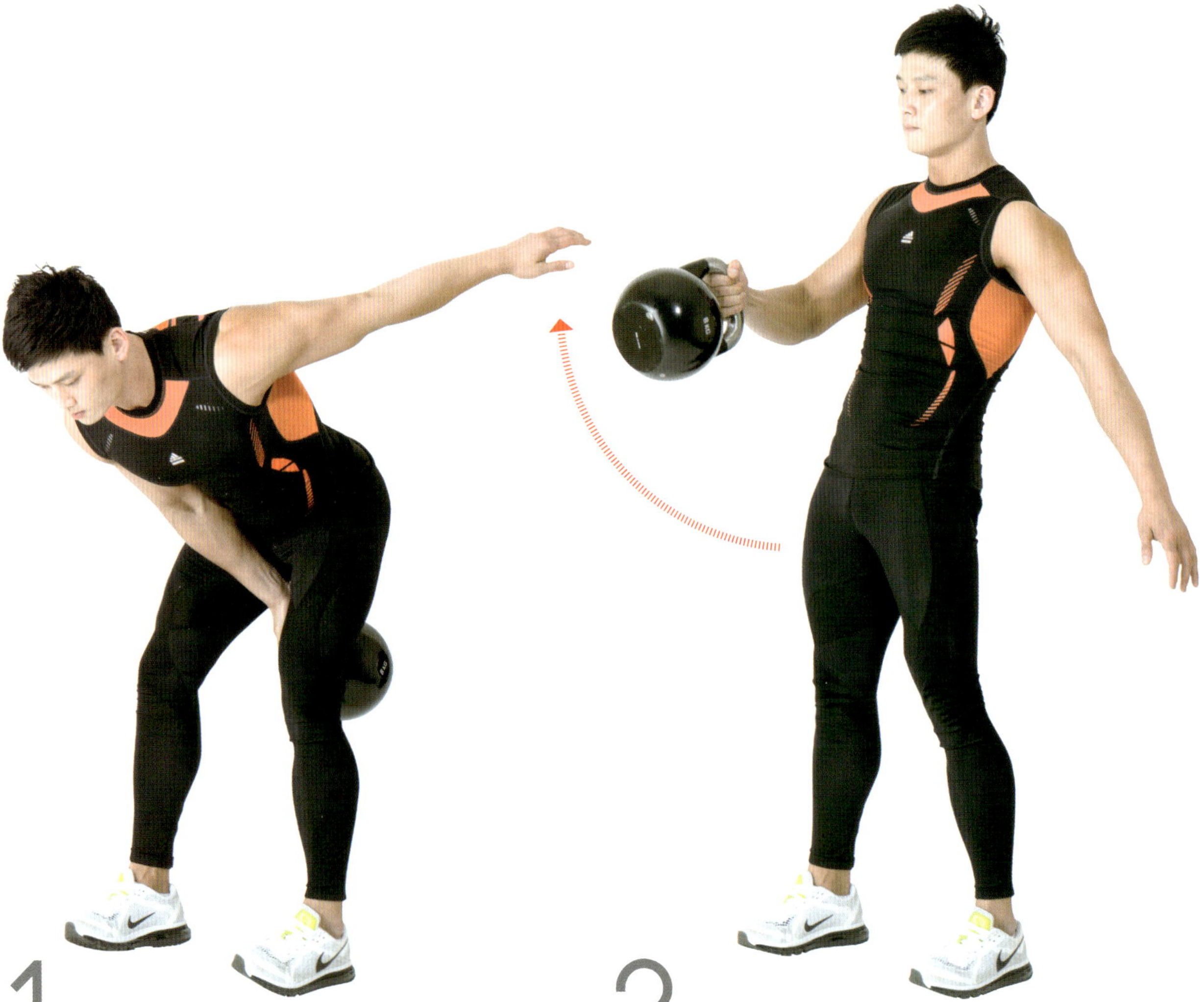

**1**
다리는 어깨너비로 벌리고 지면에 있는 케틀벨과 한 발 간격을 두고 선다. 엉덩이 중심을 뒤로 향하게 하고 지면에 있는 케틀벨을 잡아서 다리 사이에 가깝게 오도록 한다.

**2**
호흡을 짧게 내쉬며 고관절과 무릎을 힘차게 폄과 동시에 케틀벨을 들어 가슴과 전면 삼각근, 전완에 올려둔다.

# CORE POWER EXERCISES

**TIP**
클린 동작 시 스윙과 마찬가지로 고관절을 펴는 힘으로 중량을 들어 올리고 케틀벨이 몸에서 멀리 떨어지지 않도록 주의한다.

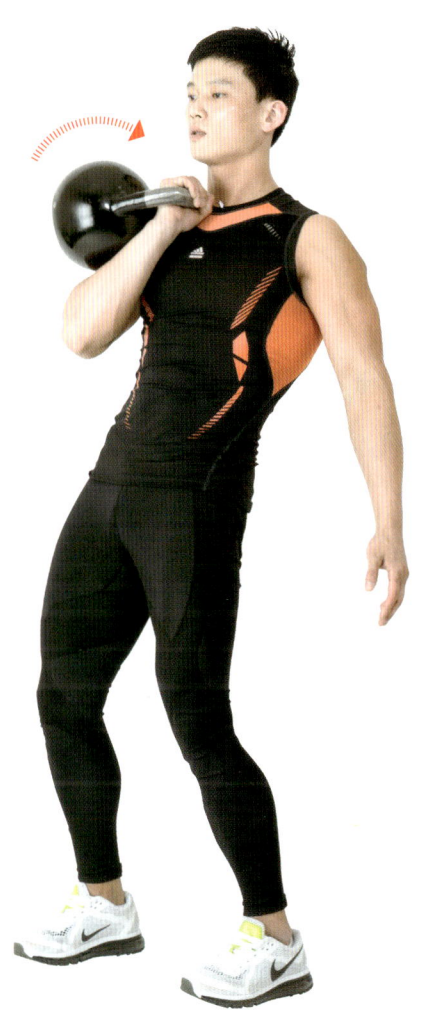
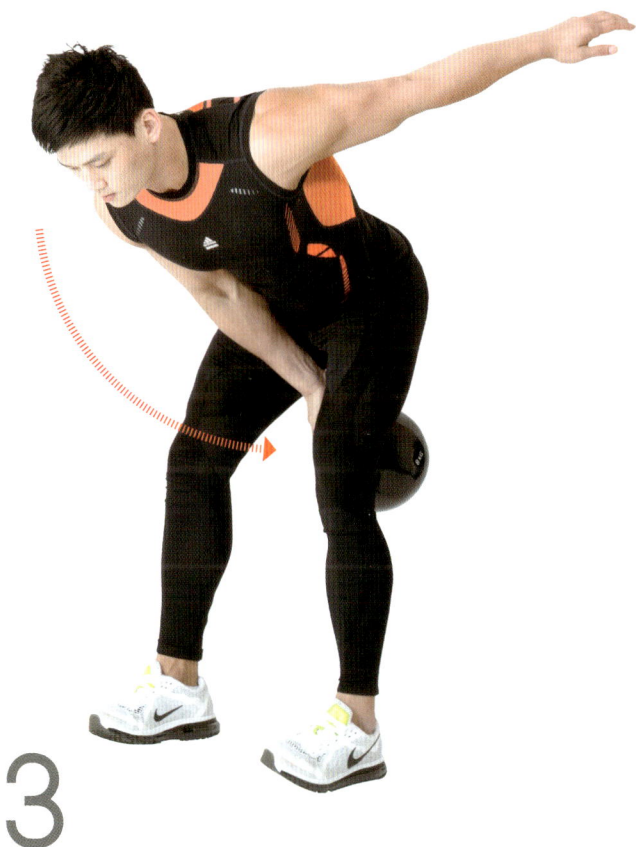

## 3
케틀벨을 몸과 가깝게 붙여 시작 자세로 돌아와 15~20회 반복하고 반대쪽도 같은 방법으로 한다.

# STEP. 5 　코어 파워 운동

## 케틀벨 스내치
**KETTLEBELL SNATCH**

전신운동

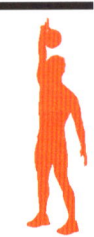

| 난이도 ▪▪▪▫▫ | 좌우15~20회 / 1 set | + 30초 휴식 + | 좌우15~20회 / 2 set | + 30초 휴식 + | 좌우15~20회 / 3 set |

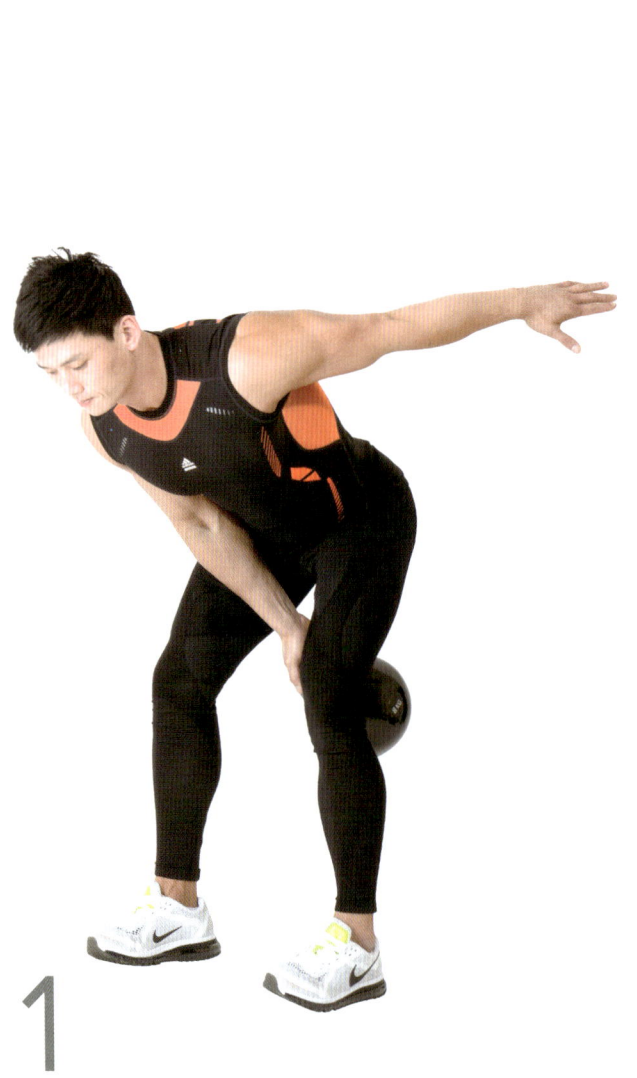

**1**
다리는 어깨너비로 벌리고 지면에 있는 케틀벨과 한 발 간격을 두고 선다. 엉덩이 중심을 뒤로 향하게 하고 지면에 있는 케틀벨을 잡아서 다리 사이에 가깝게 오도록 한다.

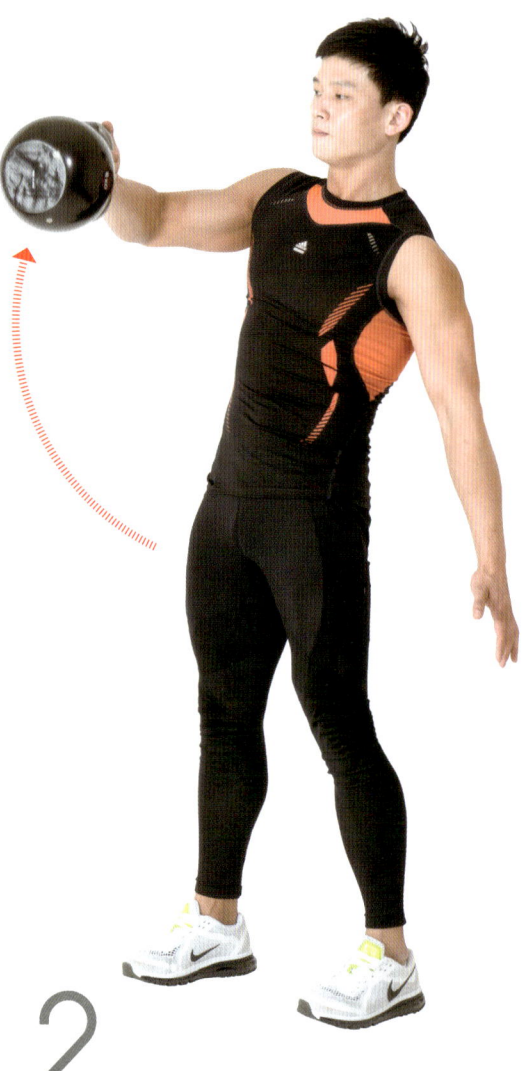

**2**
호흡을 짧게 내쉬며 고관절과 무릎을 힘차게 폄과 동시에 케틀벨을 머리 위까지 들어 올린다.

## CORE POWER EXERCISES

**TIP**
고관절을 펴는 힘으로 케틀벨을 머리 위로 올린다. 케틀벨을 받는 동작에서 손목과 팔꿈치, 어깨가 일직선이 되게 한다.

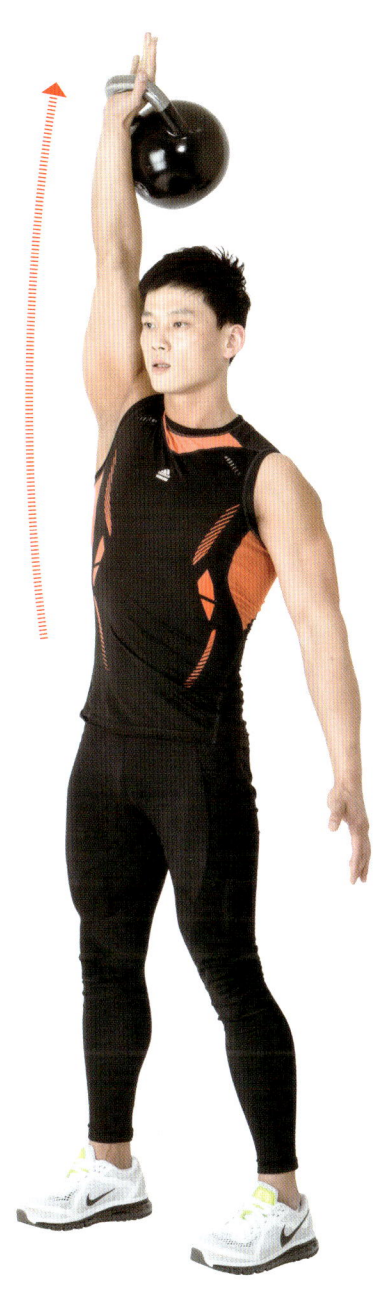

## 3
케틀벨을 머리 위로 들었을 때 팔과 견관절 주위 근육을 활성화하고 손바닥이 하늘을 향하게 한다.

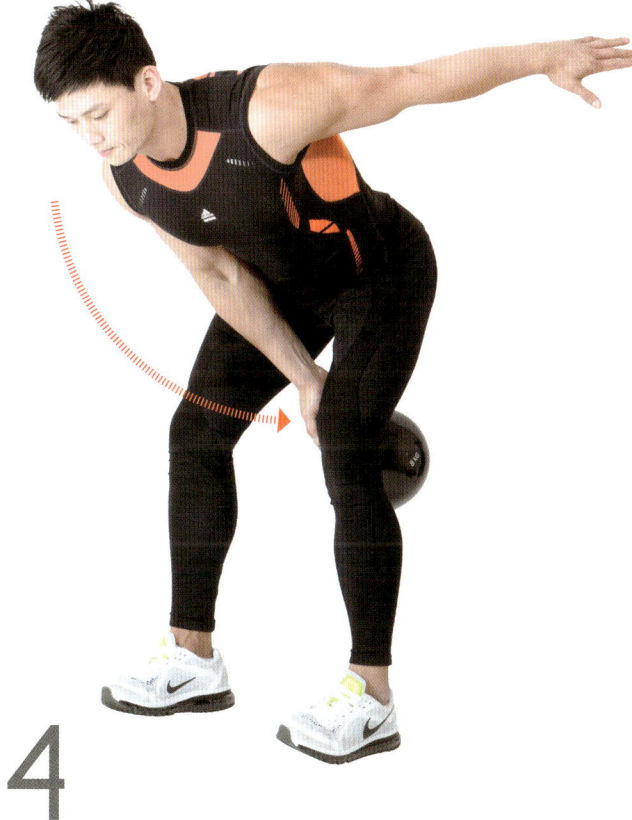

## 4
케틀벨을 몸과 가깝게 붙여 시작 자세로 돌아와 15~20회 반복하고 반대쪽도 같은 방법으로 한다.

# STEP. 5 　 코어 파워 운동

## 덤벨 스내치
### DUMBBELL SNATCH

전신운동

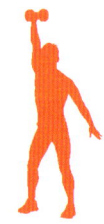

| 난이도 ▪▪▪▫▫ | 좌우 12~15회 / 1 set | + | 30초 휴식 | + | 좌우 12~15회 / 2 set | + | 30초 휴식 | + | 좌우 12~15회 / 3 set |

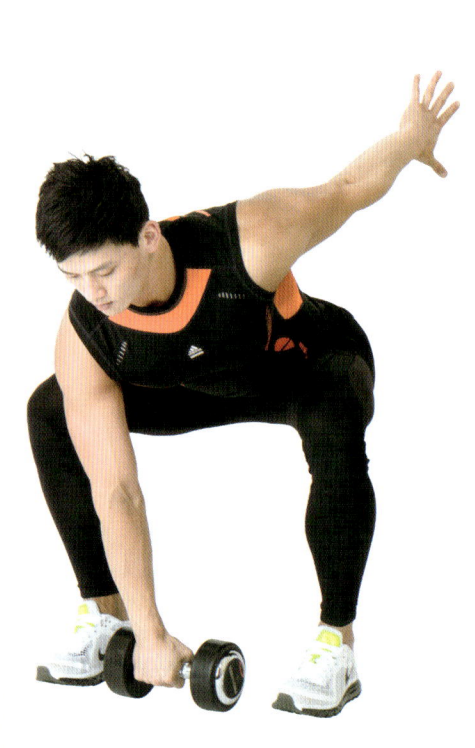

**1**

다리는 어깨너비로 벌리고 오른손으로 지면에 있는 덤벨을 잡고 깊게 앉는다. 이때 등과 허리가 굽지 않게 엉덩이 중심은 뒤로 향하게 하고 가슴을 편다.

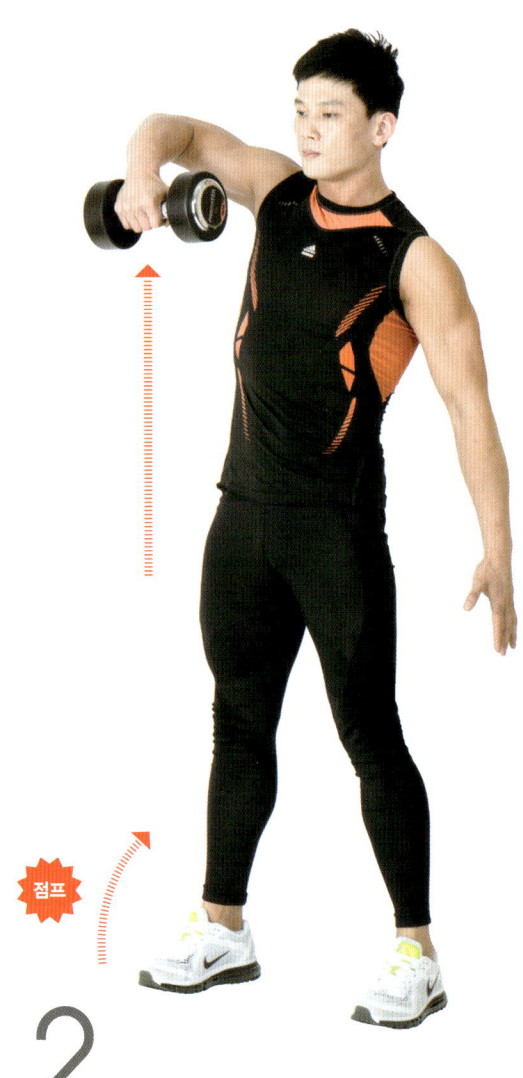

점프

**2**

왼손은 몸 뒤로 펴고 호흡을 내쉬며 고관절과 무릎, 발목을 힘차게 폄과 동시에 빠르게 점프를 하면서 덤벨을 머리 위로 들어 올린다.

## CORE POWER EXERCISES

**TIP**
처음부터 팔을 사용해 덤벨을 들어 올리지 않도록 주의하고 덤벨이 머리 위로 올라가는 순간 양발도 같이 살짝 점프해서 벌리도록 한다.

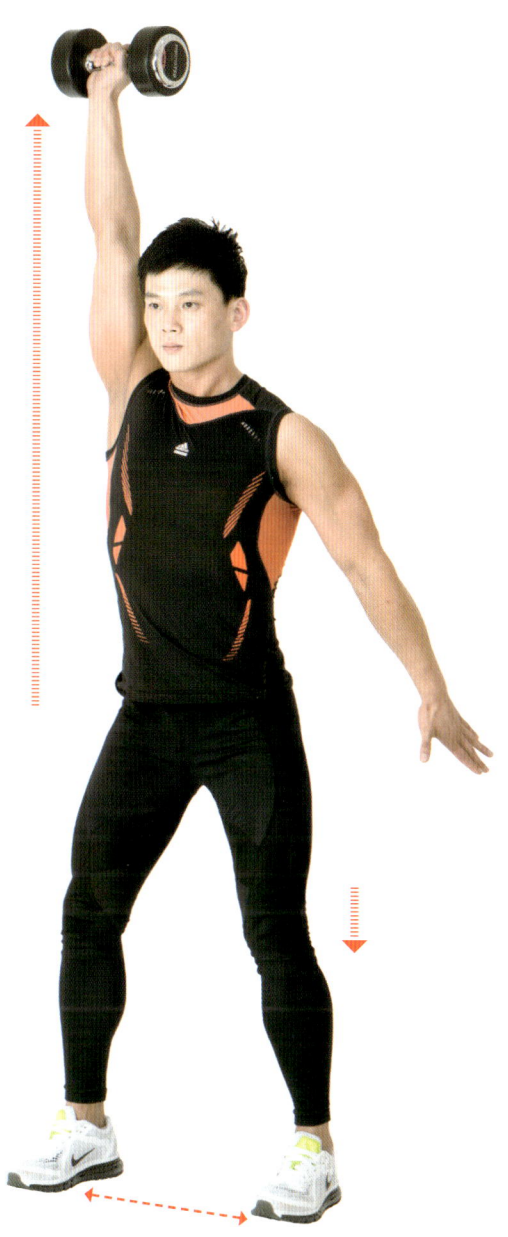

이때 어깨와 귀가 가까워지도록 견갑골을 올려 주위 근육을 동원하고, 살짝 점프해서 착지할 때 다리는 어깨너비보다 조금 더 넓게 벌린다.

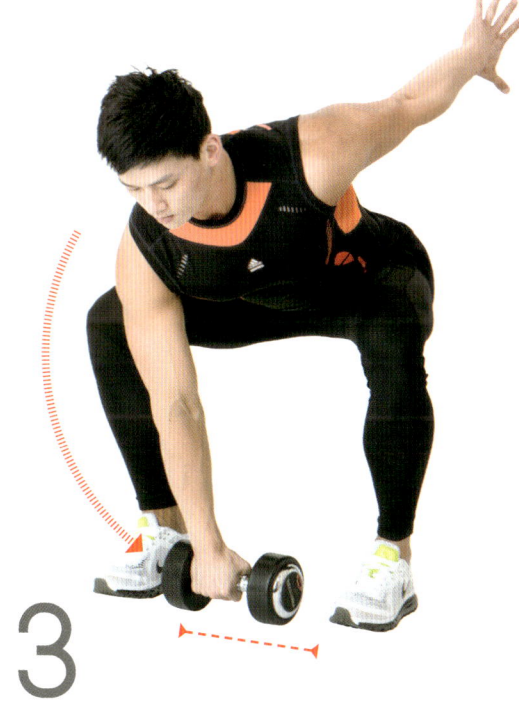

**3**
시작 자세로 돌아온다. 개인의 체력에 따라 12~15회 반복하고 반대쪽도 같은 방법으로 한다.

# STEP. 5  코어 파워 운동

## 덤벨 래터럴 바운드 투 래터럴 레이즈
### DUMBBELL LATERAL BOUND TO LATERAL RAISE

전신운동

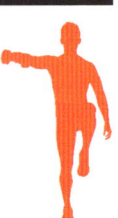

난이도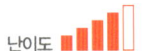

| 좌우12~15회 / 1 set | + | 30초 휴식 | + | 좌우12~15회 / 2 set | + | 30초 휴식 | + | 좌우12~15회 / 3 set |

**TIP**
동작할 때 엉덩이에 체중을 두고 중심을 잡도록 항상 주의한다.

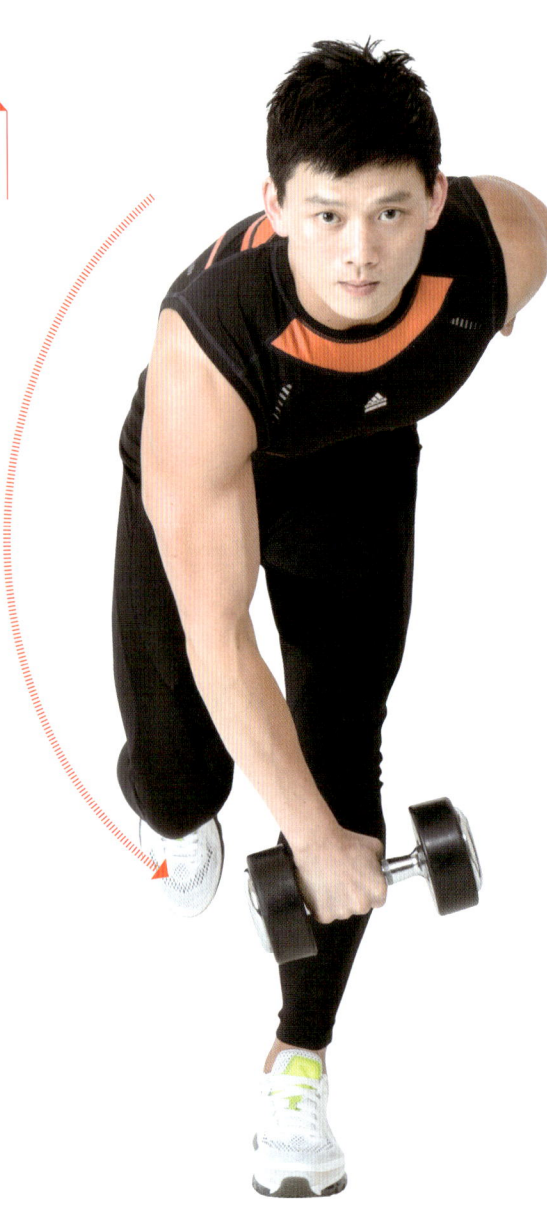

**1**
오른손에 덤벨을 잡고 팔꿈치를 가볍게 굽힌다. 양발은 모아 무릎과 고관절을 굽혀 상체를 45도 굽히고 체중을 낮춘다. 오른쪽 다리는 지면에서 들어준다.

CORE POWER EXERCISES

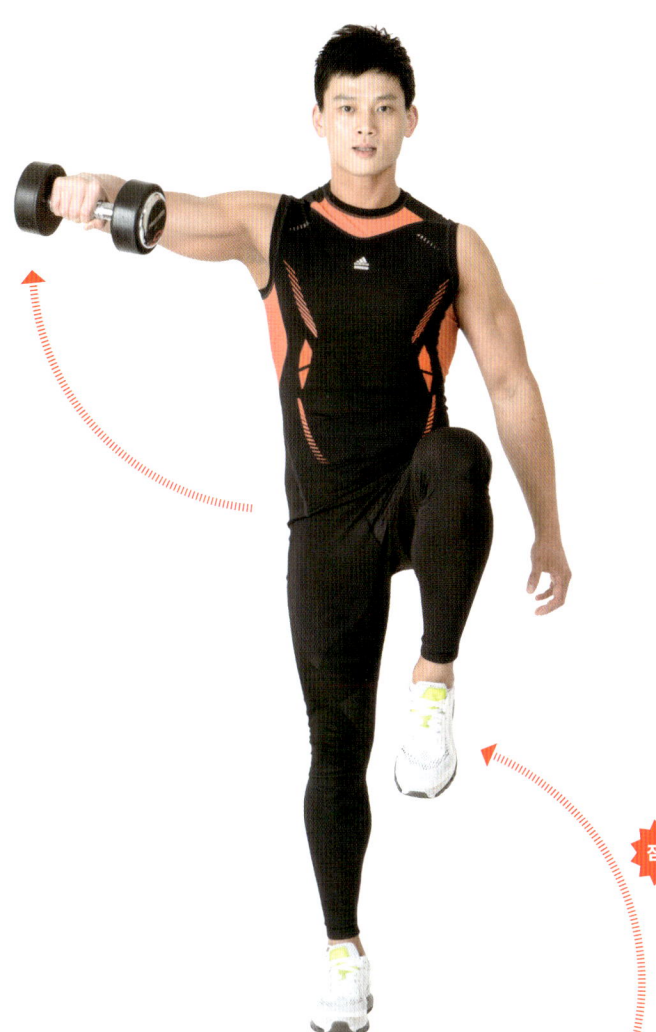

## 2

왼쪽 엉덩이에 체중을 실어둔 상태에서 몸을 폄과 동시에 오른쪽으로 한 발 점프하고 덤벨을 잡은 손은 측면으로 들어 올린다. 이때 왼쪽 다리는 대퇴부와 몸이 90도가 되게 들어준다.

점프

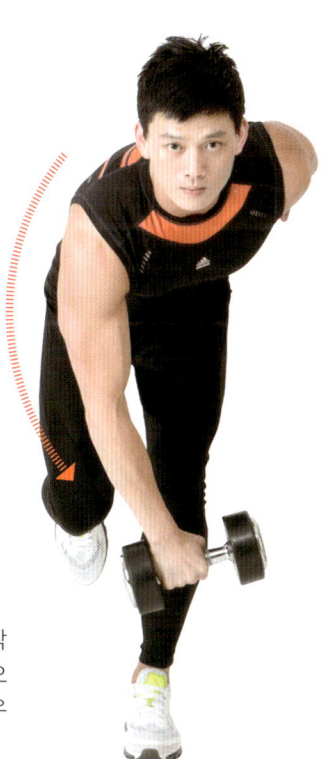

## 3

천천히 시작 자세로 돌아가 동작을 반복하고 왼손도 같은 방법으로 한다. 개인의 체력에 따라 좌우 12~15회 반복한다.

# STEP. 5 코어 파워 운동

## 밴드 싱글 암 로터리 체스트 프레스
### BAND SINGLE ARM ROTARY CHEST PRESS

전신운동

난이도 ■■■■□ | 좌우 10~15회 / 1 set + 30초 휴식 + 좌우 10~15회 / 2 set + 30초 휴식 + 좌우 10~15회 / 3 set

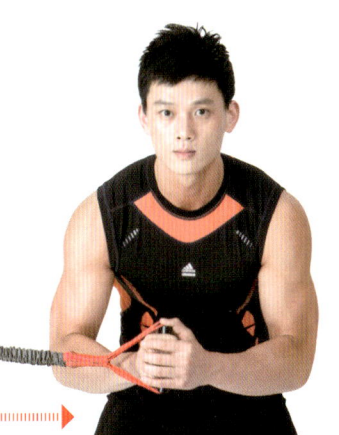

**1** 오른쪽 측면 허리 높이에 밴드를 고정하고 오른손으로 밴드를 잡아 양손을 가슴 앞에 모은다.

**TIP** 동작 시 자연스럽게 체중을 이동시키고 엉덩이 근육의 신장성 이완에 집중한다.

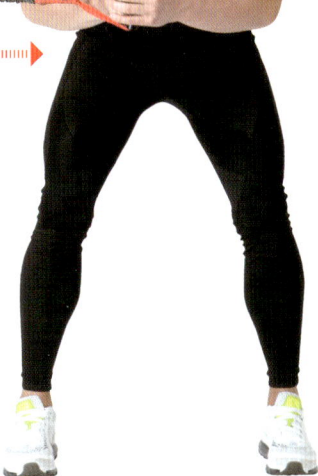

**2** 무릎과 고관절을 가볍게 굽히고 체중을 오른쪽 엉덩이에 둔 상태에서 몸을 힘차게 폄과 동시에 왼쪽으로 비튼다. 이때 밴드를 잡은 오른손을 얼굴 높이까지 힘차게 뻗는다. 천천히 시작 자세로 돌아가 동작을 반복하고 왼손도 같은 방법으로 한다. 개인의 체력에 따라 10~15회 동작을 반복한다.

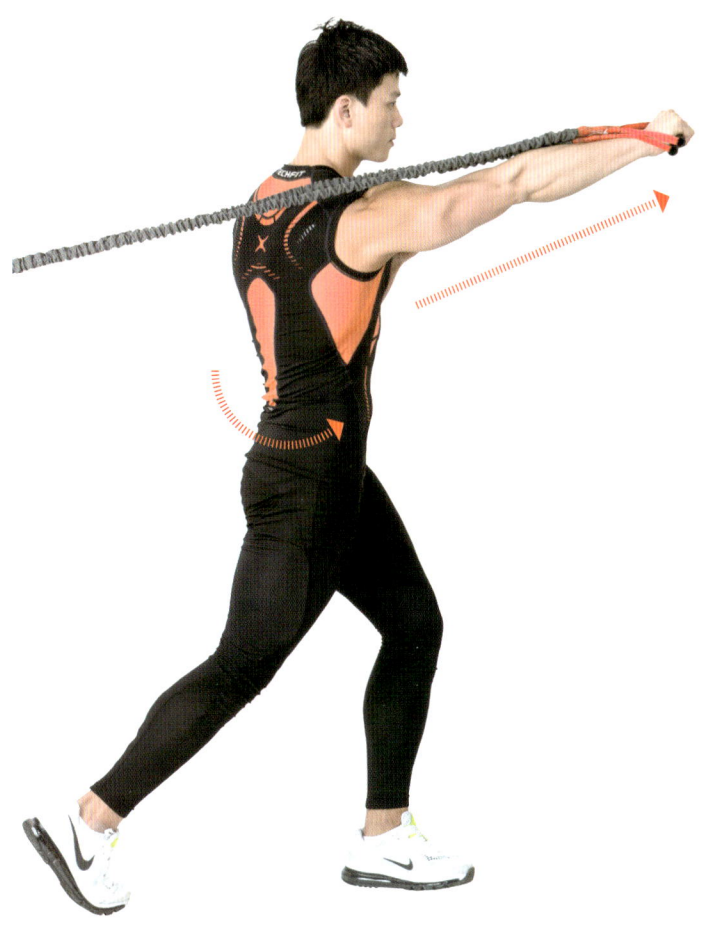

# 밴드 스탠딩 트렁크 로테이션
## BEND STANDING TRUNK ROTATION

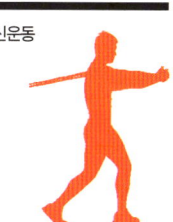

전신운동

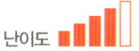 난이도 | 좌우 10~15회 / 1 set + 30초 휴식 + 좌우 10~15회 / 2 set + 30초 휴식 + 좌우 10~15회 / 3 set

**1**
오른쪽 측면 허리 높이에 밴드를 고정하고 양손으로 밴드를 잡는다. 팔은 가볍게 굽히고 고관절과 무릎도 가볍게 굽혀 엉덩이에 체중을 둔다.

**TIP**
힘차고 리듬감 있게 몸을 회전하며 동작을 한다.

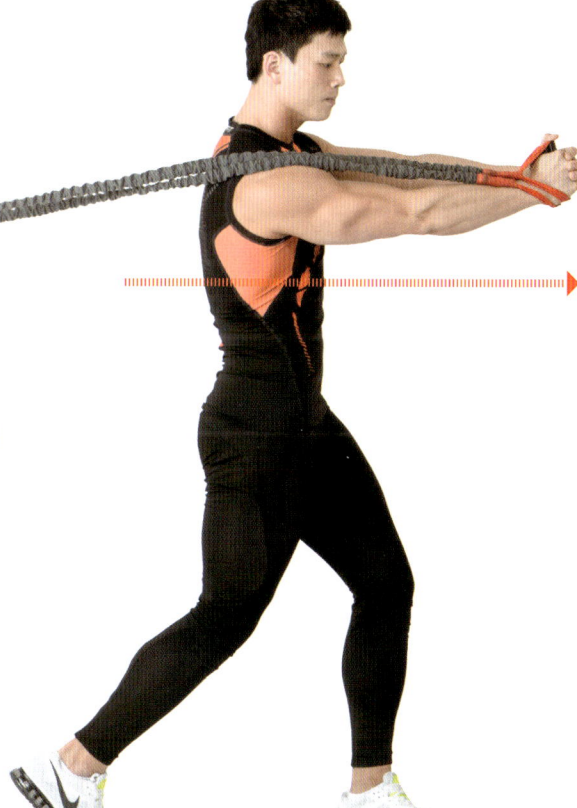

**2**
몸을 왼쪽으로 빠르게 비틀며 체중을 왼쪽 엉덩이로 이동한다. 팔은 가볍게 굽힌 상태를 유지하고 몸을 비틀었을 때 양손은 가슴 앞으로 이동한다. 다시 시작 자세로 돌아가 동작을 빠르게 이어서 실시하고 개인의 체력에 따라 좌우 10~15회 반복한다.

# STEP. 5 　코어 파워 운동

## 밴드 플라이오메트릭 체스트 프레스
### BAND PLYOMETRIC CHEST PRESS

전신운동

난이도 ▪▪▪▫▫ | 15~20회 / 1 set + 30초 휴식 + 15~20회 / 2 set + 30초 휴식 + 15~20회 / 3 set

**1**
허리 높이에 밴드를 고정하고 밴드의 손잡이를 잡은 다음 고정된 밴드를 등지고 선다.

**TIP**
동작 시 항상 코어에 힘을 주고 몸의 중심이 앞뒤로 흔들리지 않도록 주의한다.

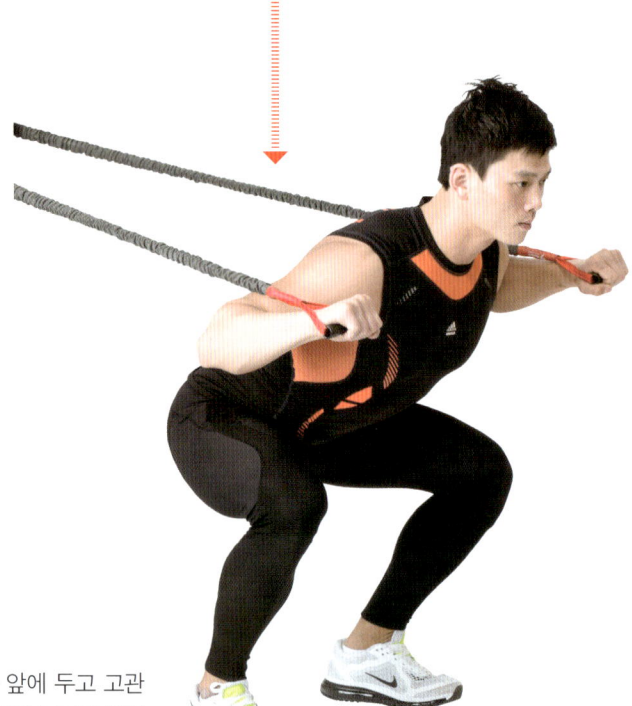

**2**
양손은 가슴 앞에 두고 고관절, 무릎, 발목을 굽히며 체중이 엉덩이에 실리도록 한다.

CORE POWER EXERCISES

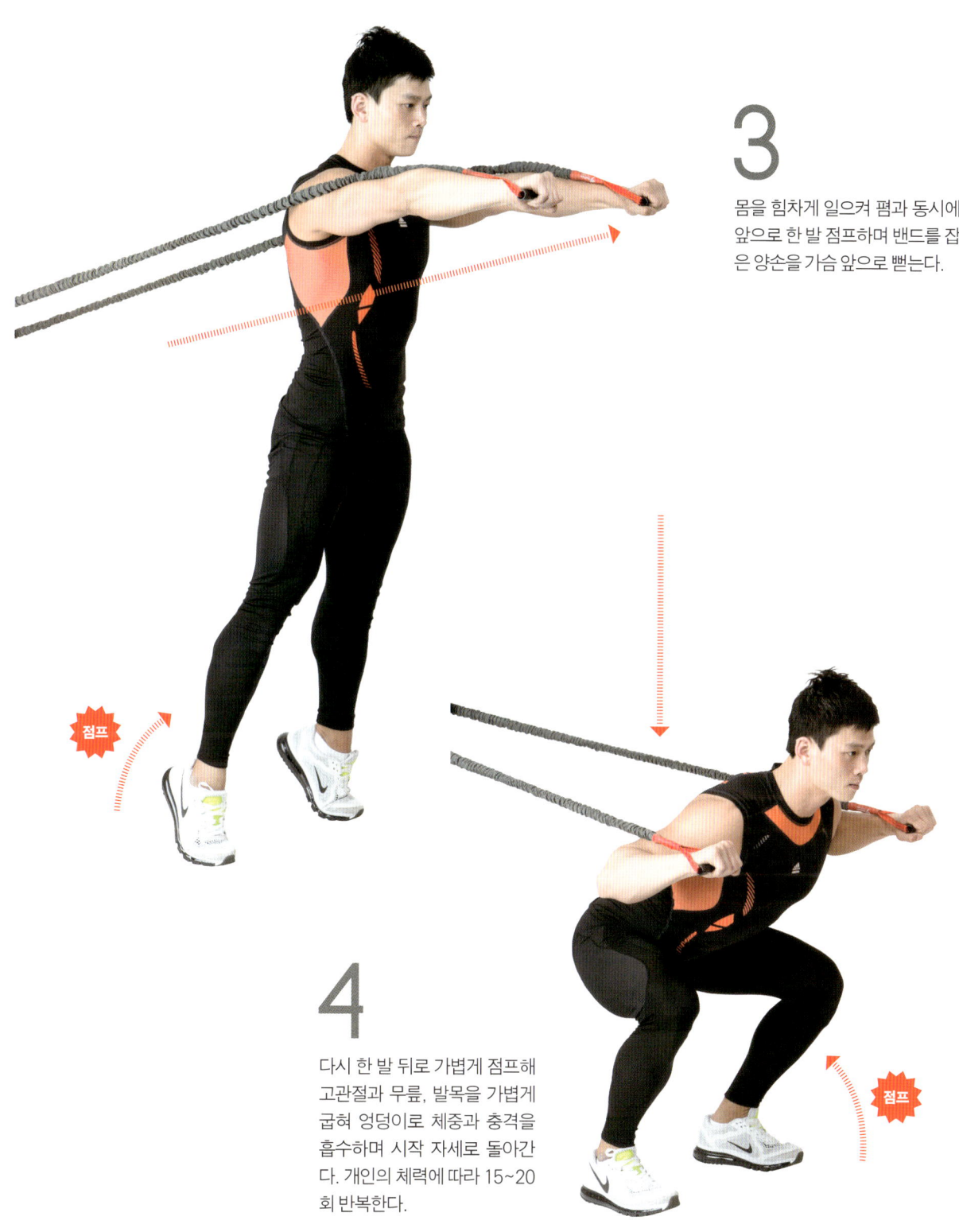

**3**
몸을 힘차게 일으켜 폄과 동시에 앞으로 한 발 점프하며 밴드를 잡은 양손을 가슴 앞으로 뻗는다.

점프

**4**
다시 한 발 뒤로 가볍게 점프해 고관절과 무릎, 발목을 가볍게 굽혀 엉덩이로 체중과 충격을 흡수하며 시작 자세로 돌아간다. 개인의 체력에 따라 15~20회 반복한다.

점프

## STEP. 5 코어 파워 운동

# 밴드 플라이오메트릭 로우
**BAND PLYOMETRIC ROW**

전신운동

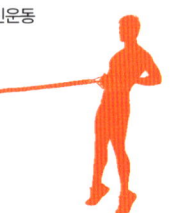

난이도 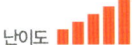　　15~20회 / 1 set　+　30초 휴식　+　15~20회 / 2 set　+　30초 휴식　+　15~20회 / 3 set

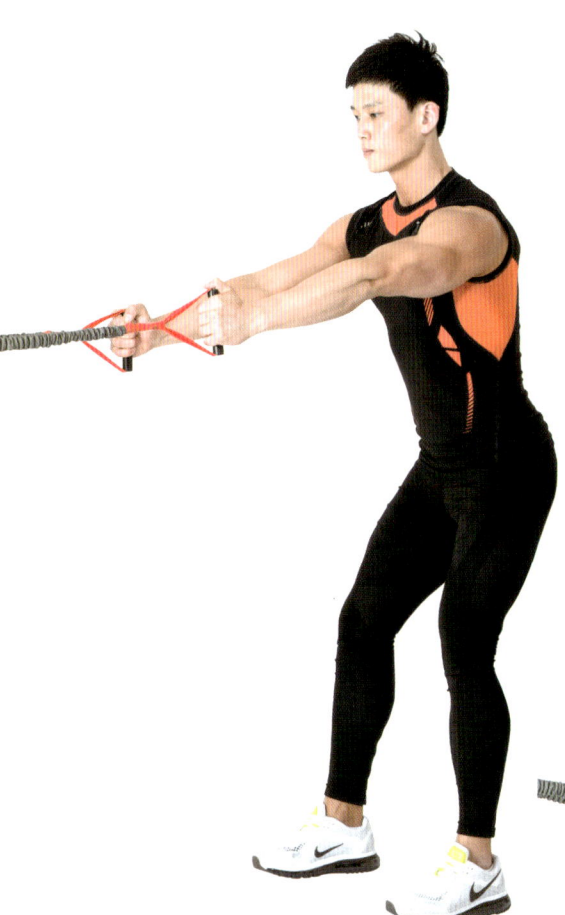

**1**
밴드를 허리 높이에 고정하고 손잡이를 잡은 다음 정면을 보고 선다.

**TIP**
동작 시 항상 코어에 힘을 주고 몸의 중심이 앞뒤로 흔들리지 않도록 주의한다.

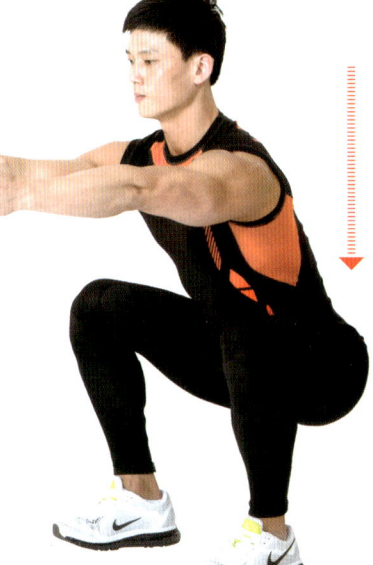

**2**
팔은 가슴 앞으로 뻗고 고관절, 무릎, 발목을 굽혀 체중이 엉덩이에 실리도록 앉는다.

CORE POWER EXERCISES

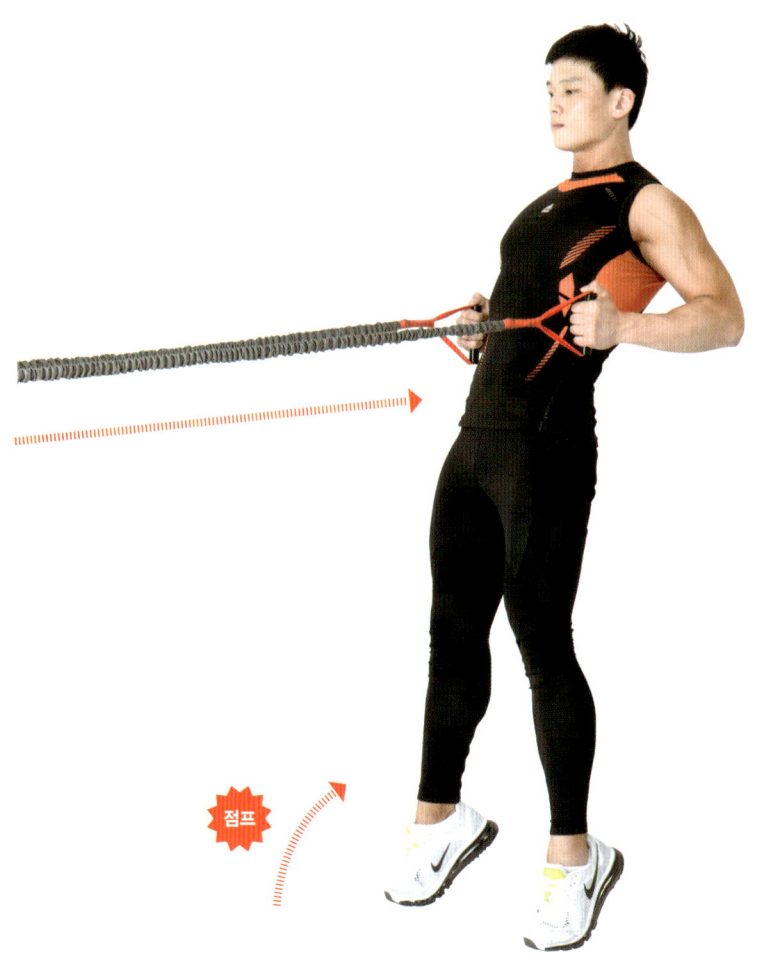

**3**

몸을 힘차게 일으켜 폄과 동시에 한 발 뒤로 점프하며 밴드를 잡은 양손은 옆구리 쪽으로 당긴다. 이때 가슴은 활짝 펴 등을 수축하고 팔꿈치는 몸 쪽으로 당긴다.

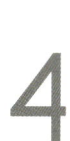

**4**

다시 한 발 앞으로 가볍게 점프하여 고관절, 무릎, 발목을 가볍게 굽혀 엉덩이로 체중과 충격을 흡수하며 시작 자세로 돌아간다. 개인의 체력에 따라 15~20회 동작을 반복한다.

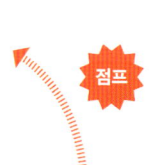

243

# STEP. 5　코어 파워 운동

## 메디신 볼 슬램
### MEDICINE BALL SLAM

전신운동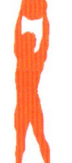

난이도 ▮▮▮▯▯　　12~15회 / 1 set　+　30초 휴식　+　12~15회 / 2 set　+　30초 휴식　+　12~15회 / 3 set

**TIP**
복부에 긴장이 풀리지 않게 항상 힘을 주고 집중해 동작한다.

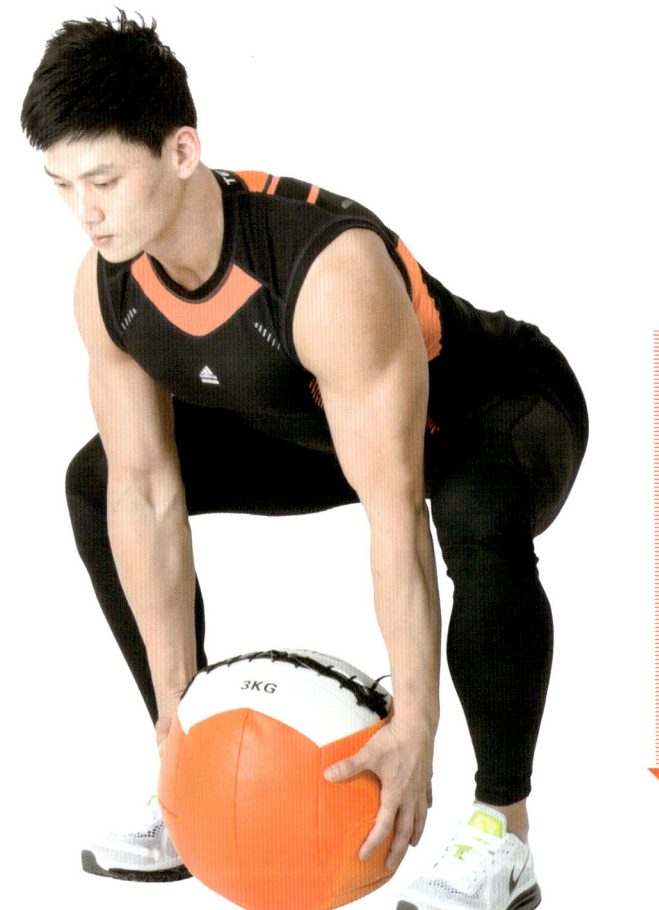

**1**
고관절과 무릎을 굽혀 지면에 있는 볼을 잡는다. 이때 등과 허리는 곧게 펴고 체중은 발뒤꿈치와 엉덩이에 둔다.

CORE POWER EXERCISES

## 2

몸을 힘차게 일으켜 폄과 동시에 양손으로 잡고 있던 볼을 머리 위로 들어 올렸다가 지면으로 내리치며 고관절과 무릎을 굽힌다.

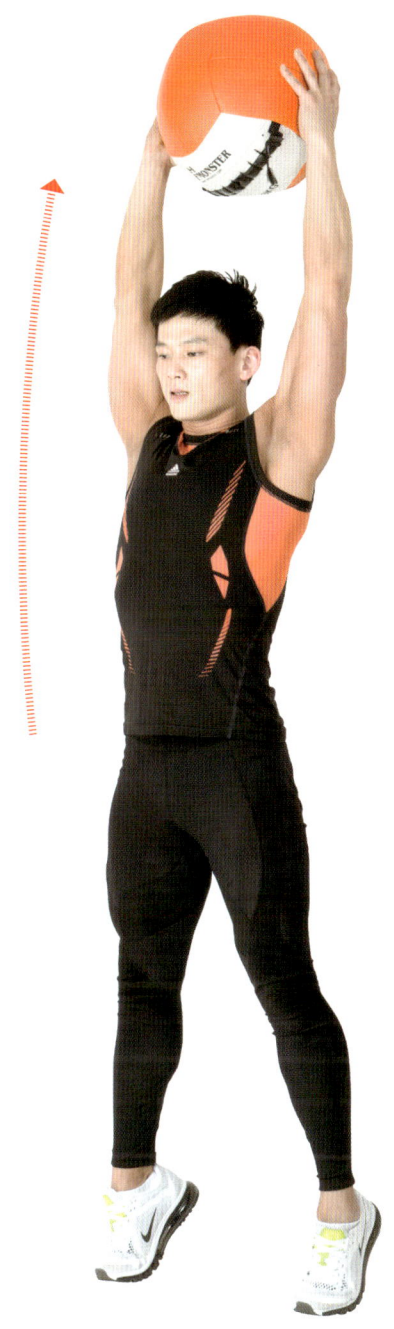

## 3

지면에서 튕겨져 나오는 볼을 양손으로 잡아 같은 방법으로 동작을 실시한다. 개인의 체력에 따라 12~15회 반복한다.

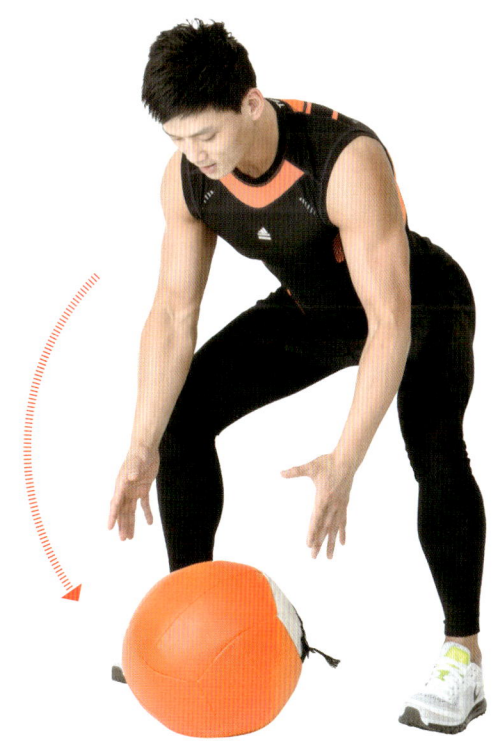

# STEP. 5    코어 파워 운동

## 메디신 볼 클린
### MEDICINE BALL CLEAN

전신운동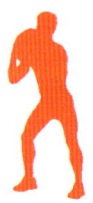

난이도 ▰▰▰▰▱    12~15회 / 1 set + 30초 휴식 + 12~15회 / 2 set + 30초 휴식 + 12~15회 / 3 set

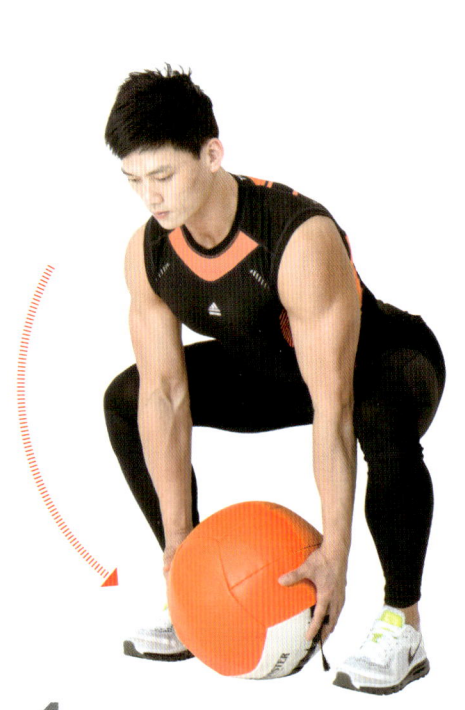

**1**
다리는 어깨너비로 벌리고 양발 사이에 볼을 둔다. 등과 허리를 펴고 체중을 낮춰 양손으로 볼의 측면을 잡는다.

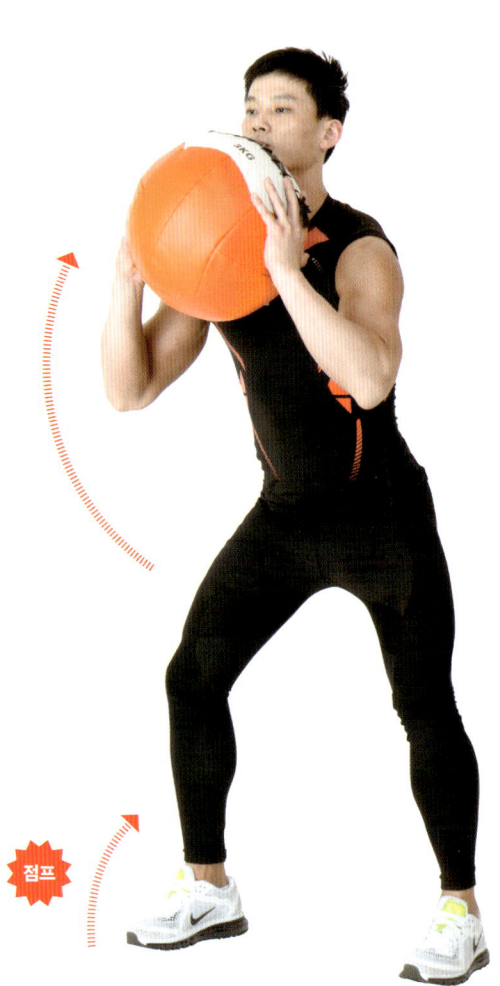

점프

**2**
등과 허리가 굽지 않게 부드럽게 무릎까지 들고 무릎 위부터 몸을 힘차게 일으켜 폄과 동시에 제자리에서 가볍게 점프해 볼을 가슴 앞까지 들어 올린다. 볼이 가슴앞에 위치하는 순간에 점프한 발소리도 함께 나야 한다.

# CORE POWER EXERCISES

**TIP**
볼을 가슴 앞으로 들 때 팔꿈치를 빠르게 감아주고, 팔꿈치가 감기는 순간 발소리가 같이 나도록 한다.

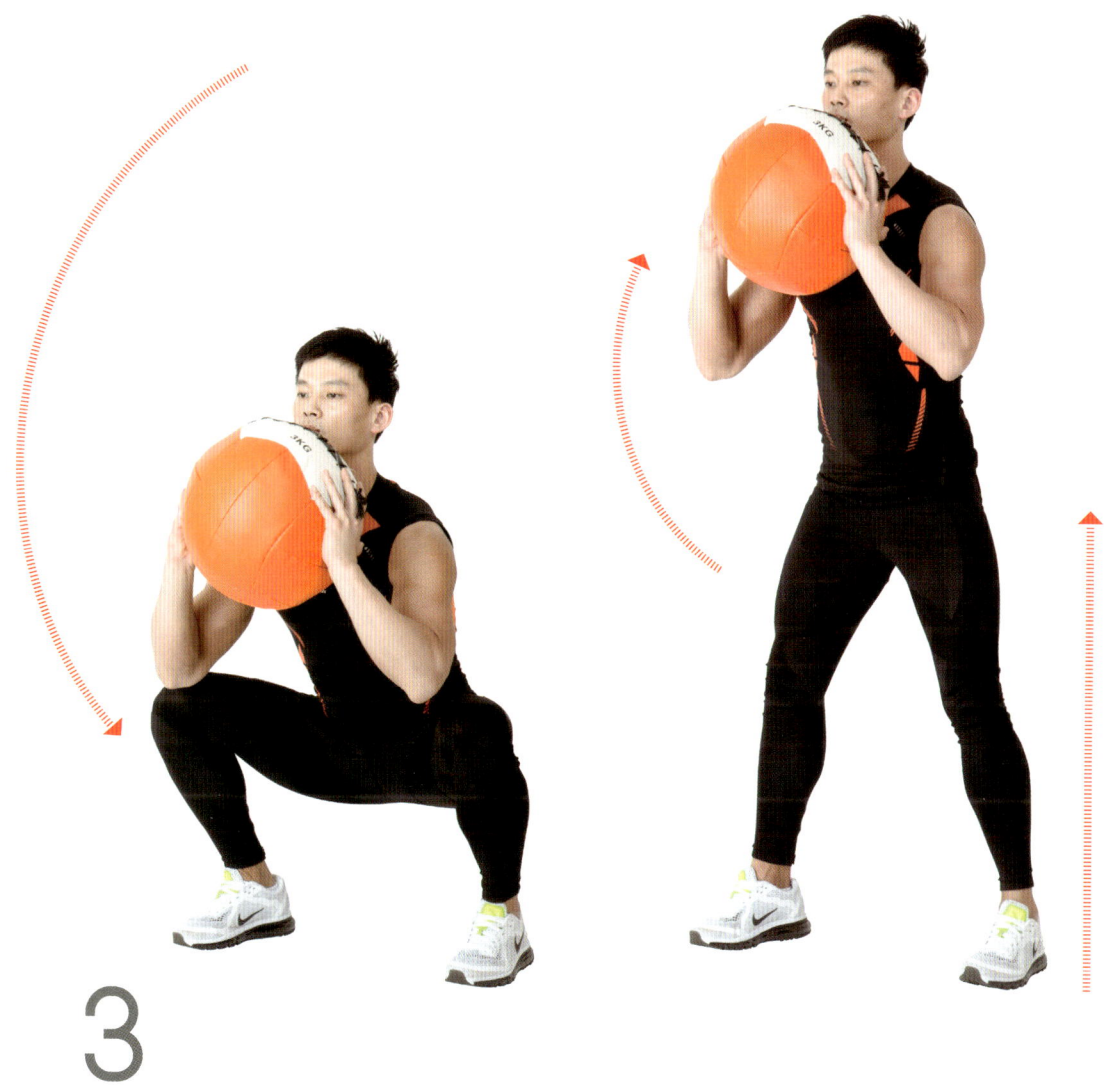

## 3
볼을 안정적으로 받치고 제자리에서 앉았다 일어난 후 볼을 바닥에 둔다. 개인의 체력에 따라 12~15회 반복한다.

# STEP. 5　코어 파워 운동

# 메디신 볼 스러스터
## MEDICINE BALL THRUSTER

전신운동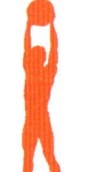

난이도 ▮▮▮▯▯　　12~15회 / 1 set　+　30초 휴식　+　12~15회 / 2 set　+　30초 휴식　+　12~15회 / 3 set

**TIP**
앉았다 일어나면서 볼을 들어 올릴 때는 힘차게 일어나고, 다시 시작 자세로 돌아갈 때는 관절에 부담이 가지 않도록 주의해서 운동한다.

볼을 가슴 앞에 두고 다리는 어깨너비로 벌린다.

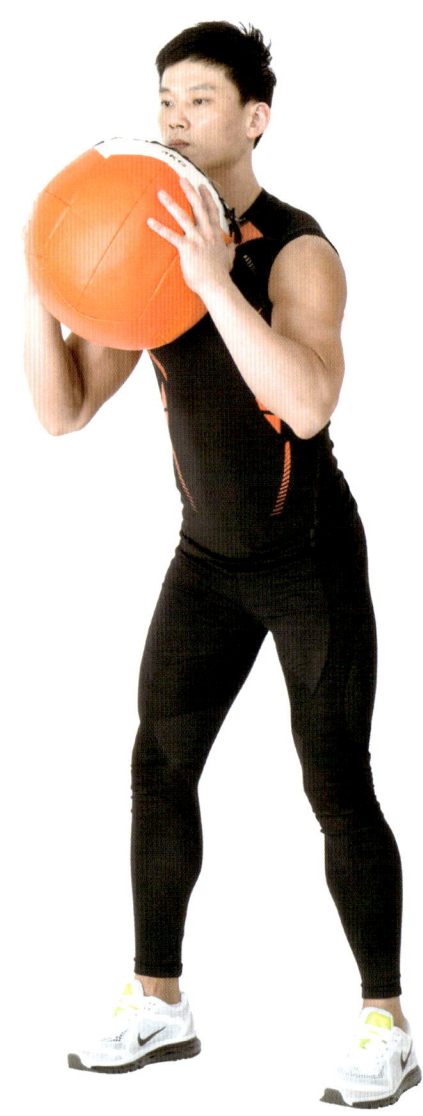

## CORE POWER EXERCISES

## 2

천천히 체중을 낮춰 깊게 앉았다가 몸을 힘차게 일으켜 폄과 동시에 볼을 잡은 양손을 머리 위로 들어 올린다. 볼을 들 때 팔만 사용하는 것이 아니라 어깨가 귀와 가까워지도록 들어서 견관절 주위 근육을 동원한다. 고관절과 무릎을 가볍게 굽히며 관절에 부담이 가지 않도록 볼을 가슴 앞으로 내린다. 개인의 체력에 따라 12~15회 반복한다.

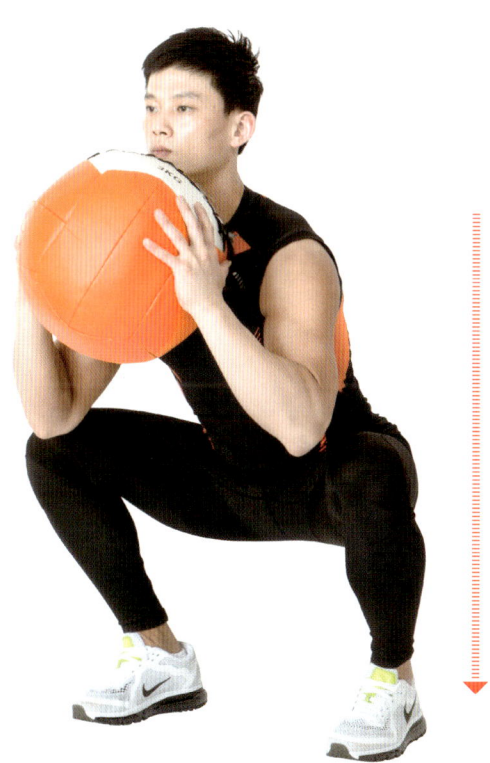
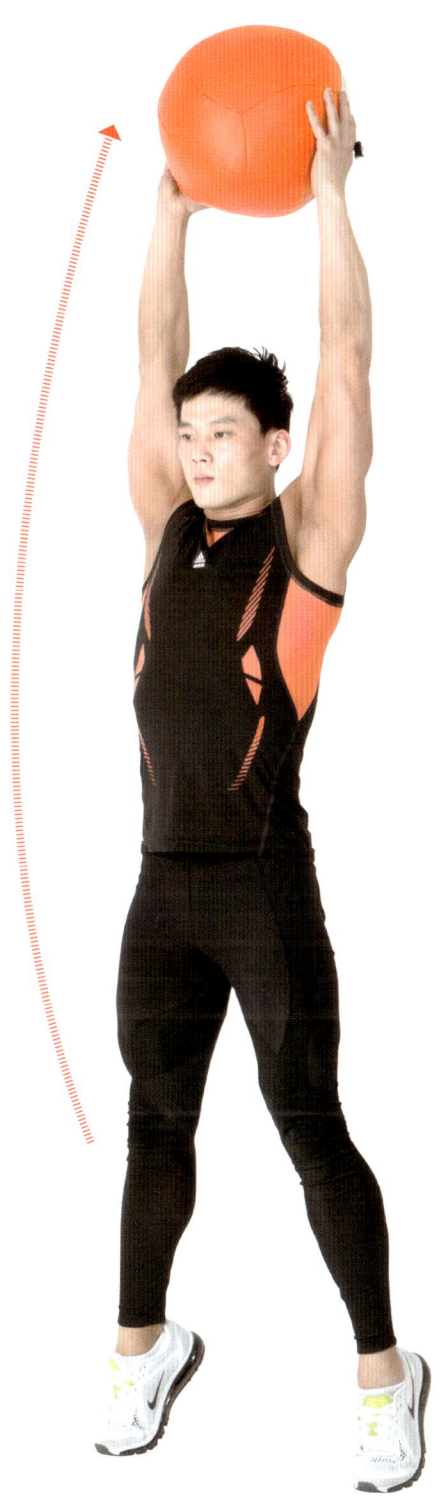

# FINISH EX

## 회복 스트레칭

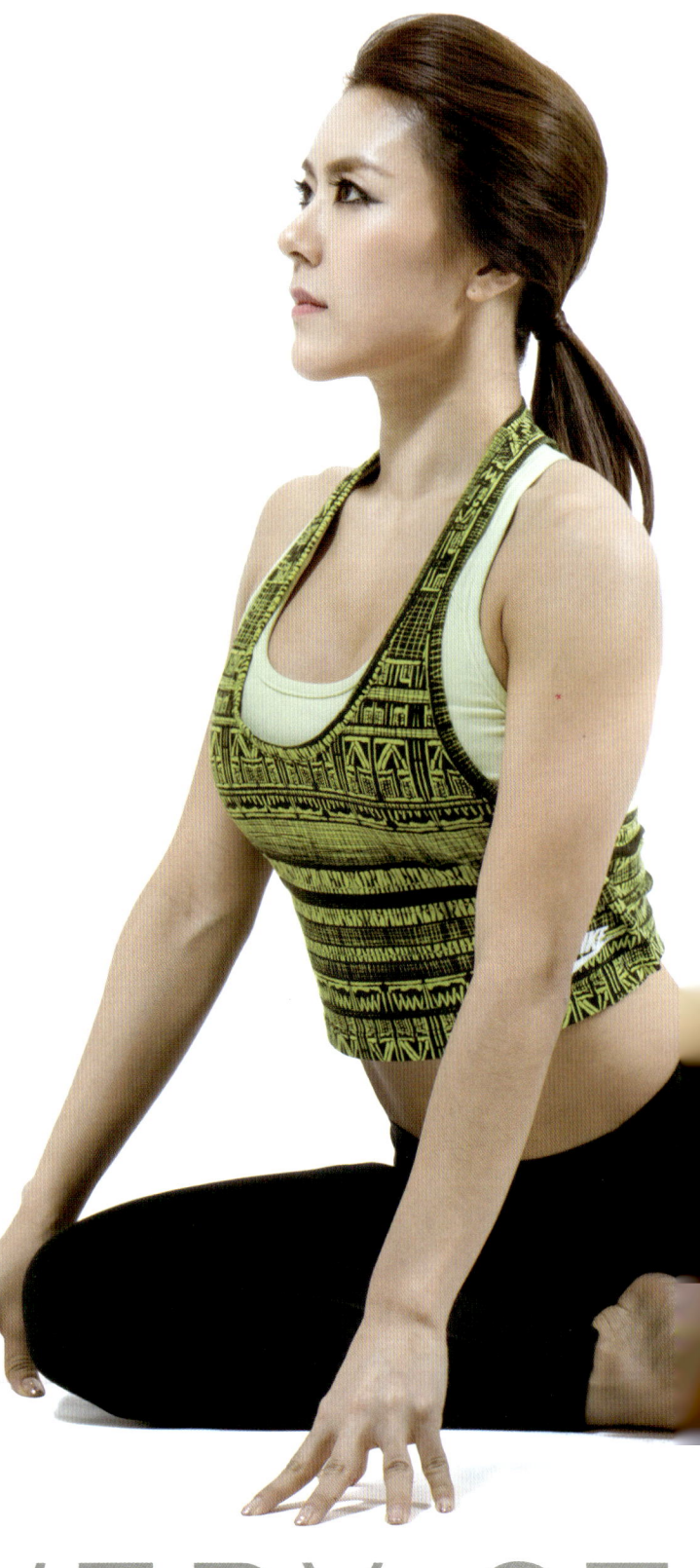

RECOVERY ST

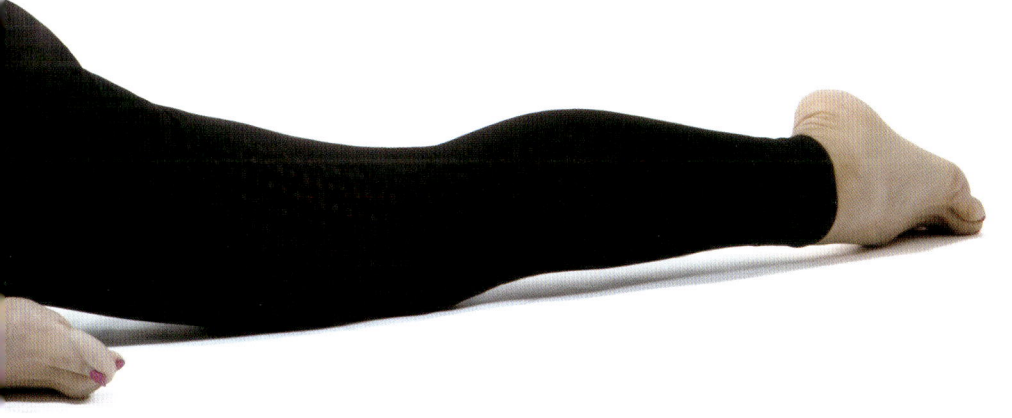

ATIC STRETCH

**마무리 운동**

# 회복 스트레칭

## RECOVERY STATIC STRETCH

운동이 끝나면 반드시 회복 스트레칭을 하기를 권한다. 관절 주변의 근육을 풀어주면서 가동성과 유동성이 향상된다.

모든 운동이 끝나면 체온이 상승하고 근육이 부드러워질 것이다. 이때 근육과 관절의 회복을 돕고 관절 가동범위의 증가를 위해 정적인 스트레칭을 실시한다.

앞서 말했던 것처럼 신체의 관절은 안정성 관절과 가동성 관절로 나눌 수 있다. 이 중 가동성 관절에 해당되는 발목, 고관절, 어깨, 목, 손목관절과 주위 근육을 이완해 근육과 관절의 가동성을 향상시키고 신체의 움직임과 유동성을 향상시킨다.

운동이 끝나면 항상 회복 스트레칭으로 마무리하도록 하자.

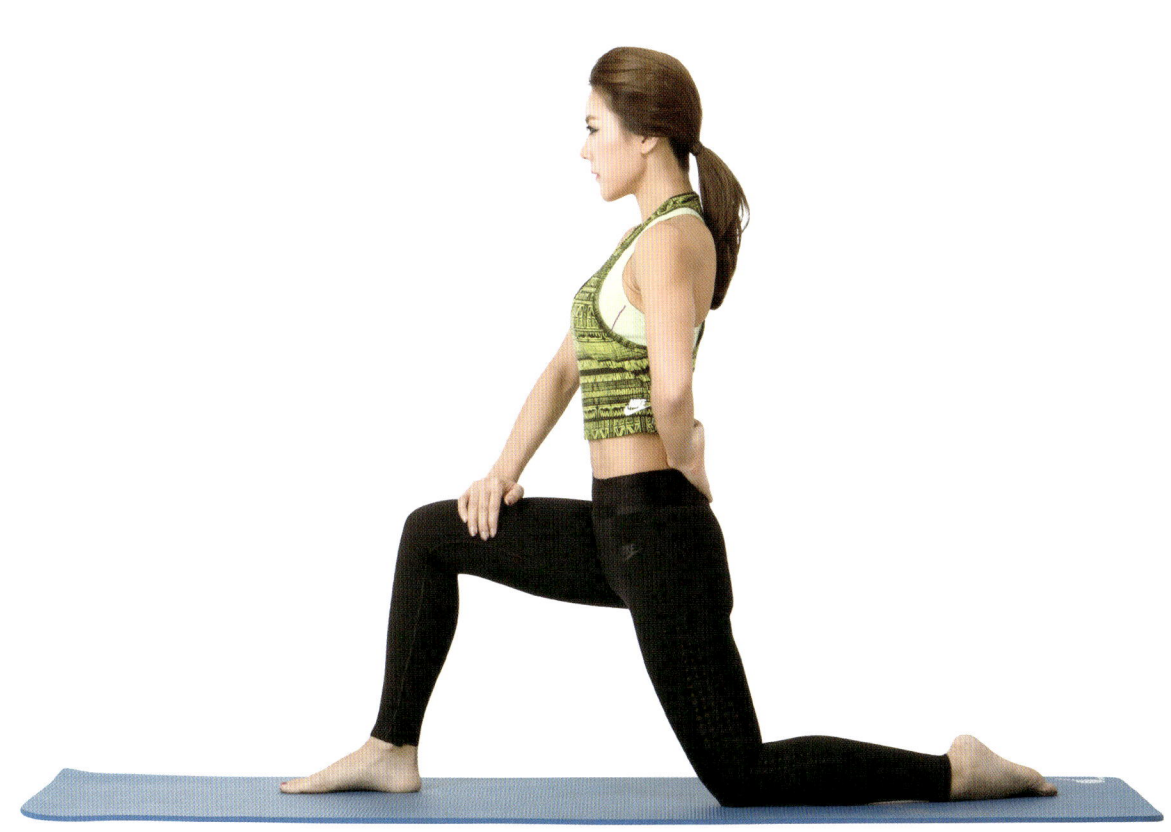

**FINISH EX** 회복 스트레칭

# 발목 굴곡근 / 신전근
ANKLE FLEXOR / EXTENSOR STRETCH

이완 부위

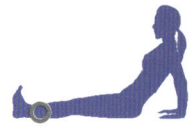

난이도 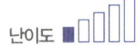　횟수 8회

**1**

무릎을 펴고 지면에 앉아 양손은 엉덩이 뒤에 둔다. 발목과 발가락을 몸 쪽으로 당겨 족저굴곡근을 이완하고 15초간 멈춘다.

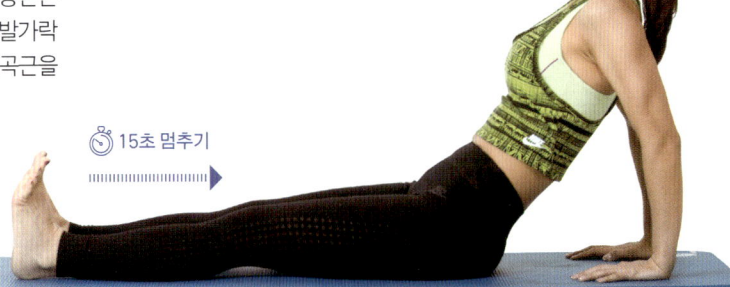

15초 멈추기

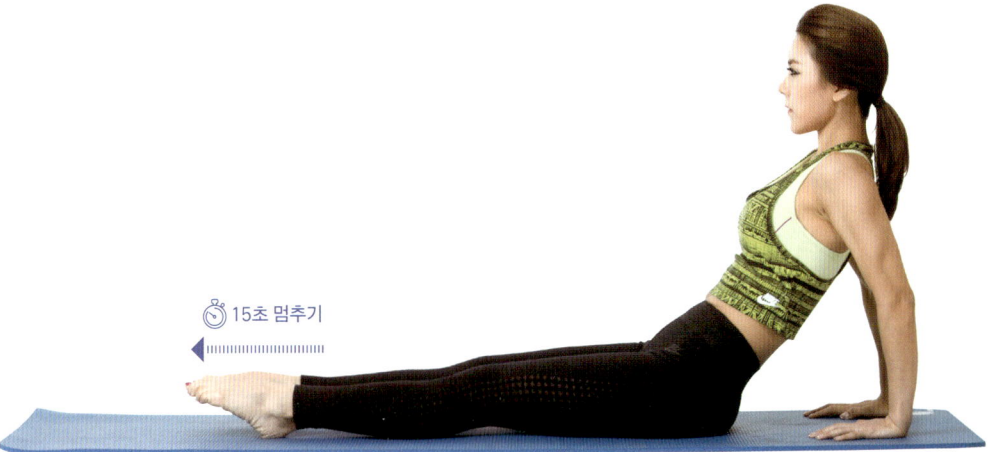

15초 멈추기

**2**

발목을 당긴 상태에서 발목과 발가락을 앞으로 뻗어서 발바닥이 지면과 가깝게 만든다. 족배굴곡근을 이완한 채 15초간 멈춘다.

# RECOVERY STRETCH

## 3

8회 반복한 후 천천히 좌우 8번씩 회전한다.

**TIP**
발바닥과 발등, 하퇴부 전후면 근육의 이완을 느끼며 동작한다.

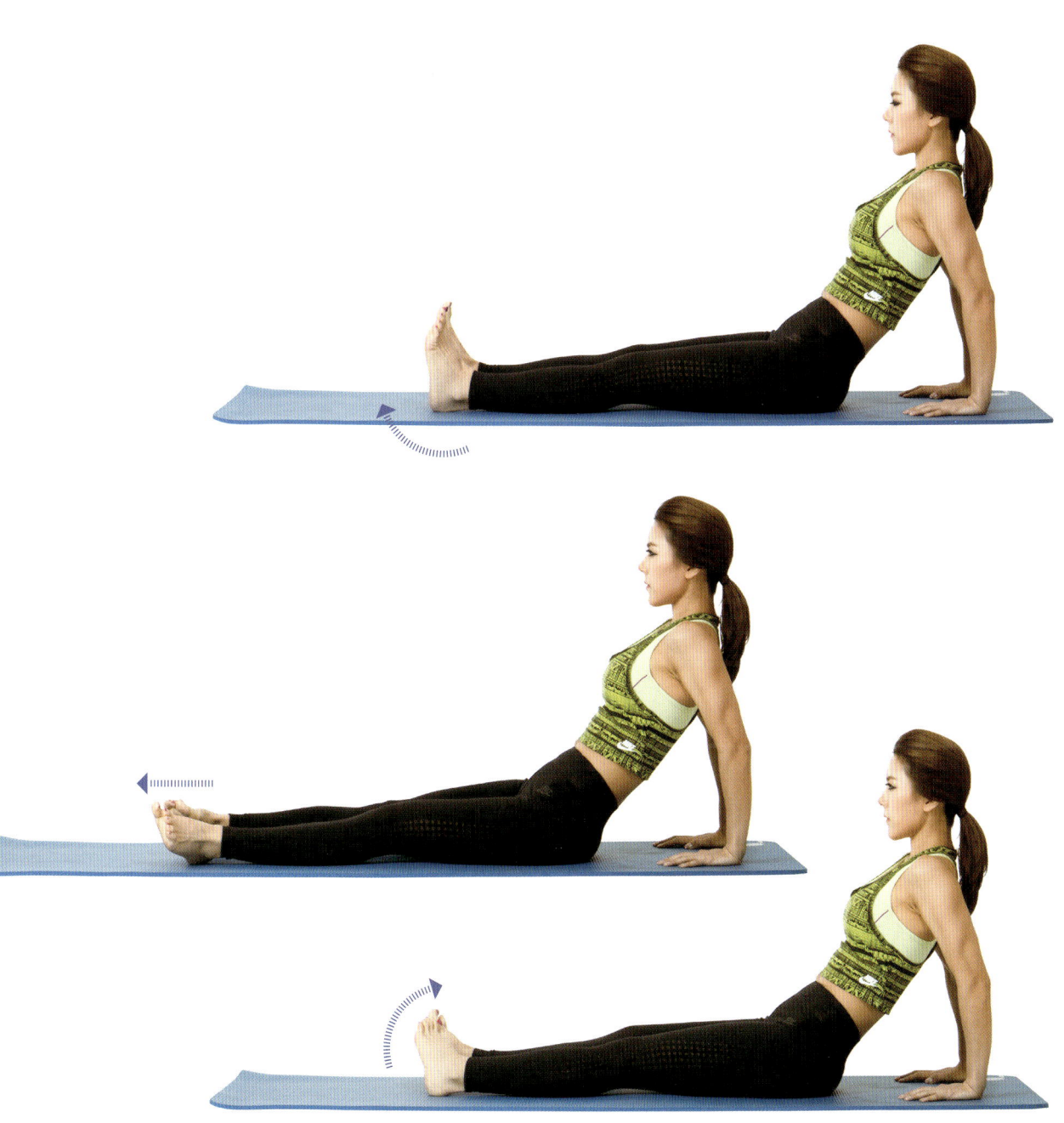

# FINISH EX 회복 스트레칭

## 고관절 굴곡근
### HIP FLEXOR STRETCH

난이도 ■□□□□  횟수 좌우 10~15초

이완 부위

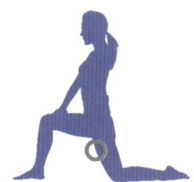

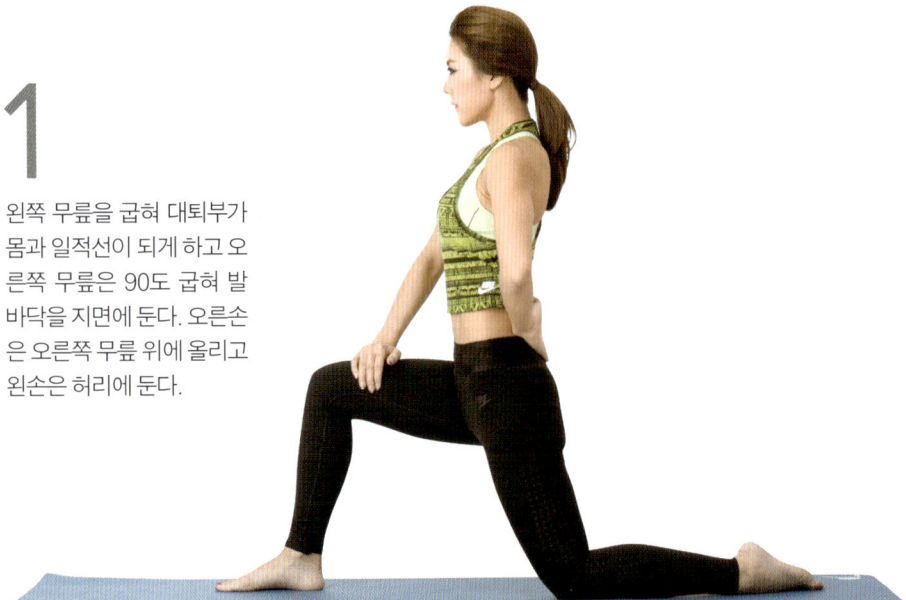

**1** 왼쪽 무릎을 굽혀 대퇴부가 몸과 일직선이 되게 하고 오른쪽 무릎은 90도 굽혀 발바닥을 지면에 둔다. 오른손은 오른쪽 무릎 위에 올리고 왼손은 허리에 둔다.

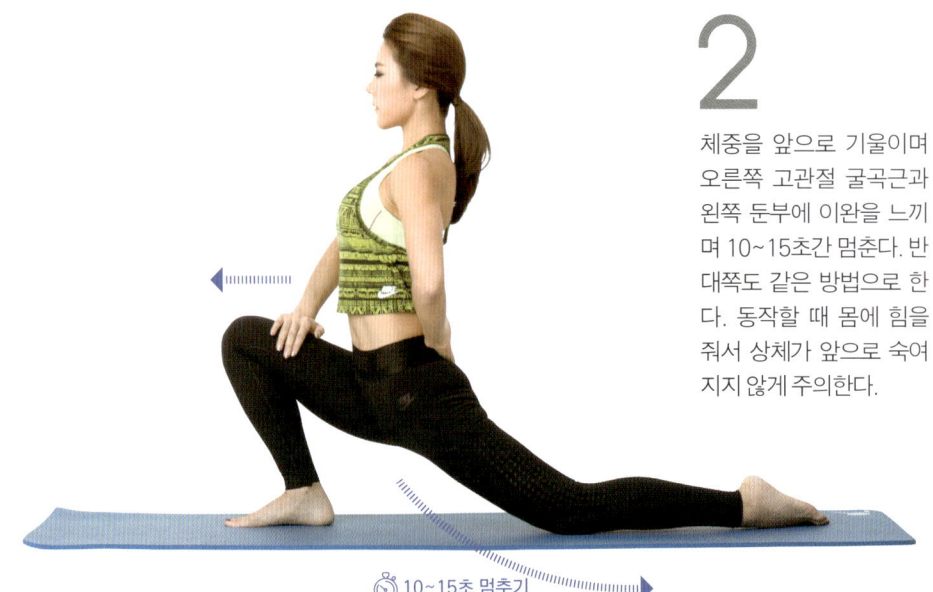

**2** 체중을 앞으로 기울이며 오른쪽 고관절 굴곡근과 왼쪽 둔부에 이완을 느끼며 10~15초간 멈춘다. 반대쪽도 같은 방법으로 한다. 동작할 때 몸에 힘을 줘서 상체가 앞으로 숙여지지 않게 주의한다.

⏱ 10~15초 멈추기

# RECOVERY STRETCH

응용동작

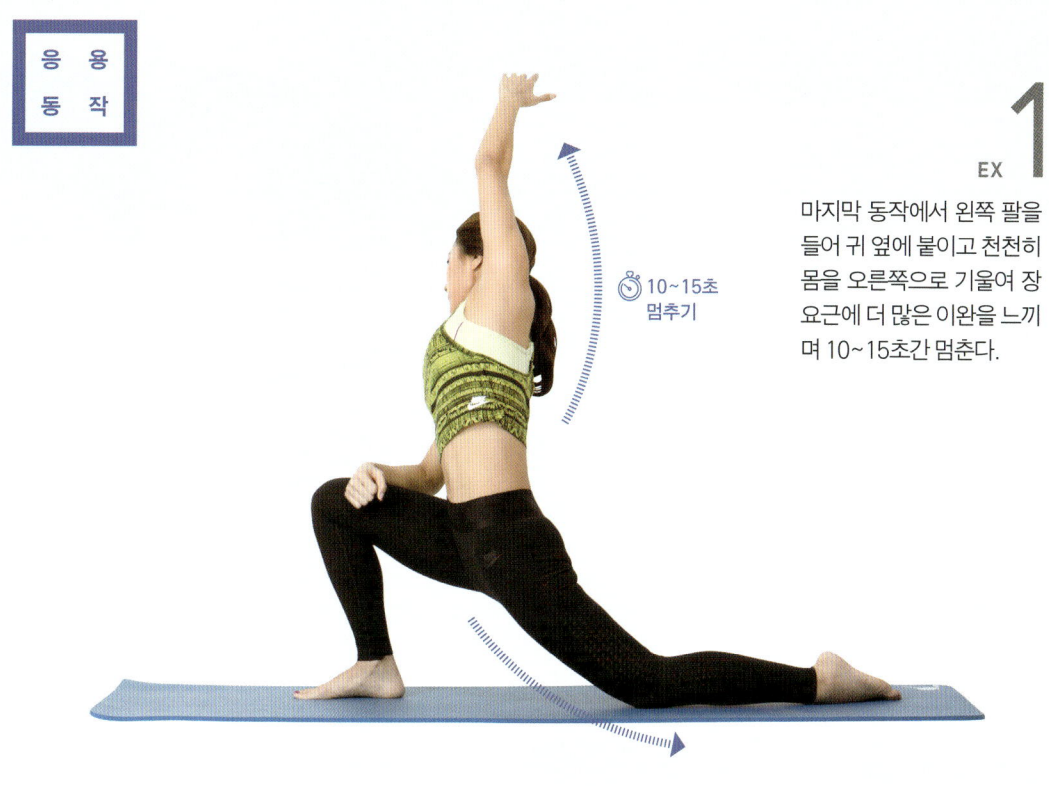

**EX 1**

마지막 동작에서 왼쪽 팔을 들어 귀 옆에 붙이고 천천히 몸을 오른쪽으로 기울여 장요근에 더 많은 이완을 느끼며 10~15초간 멈춘다.

⏱ 10~15초 멈추기

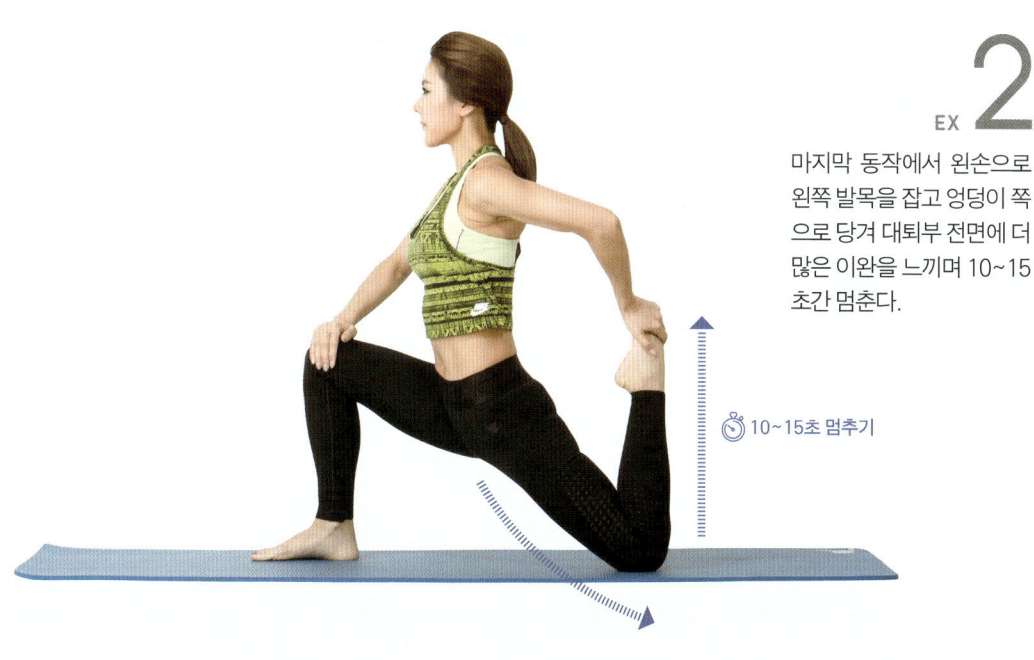

**EX 2**

마지막 동작에서 왼손으로 왼쪽 발목을 잡고 엉덩이 쪽으로 당겨 대퇴부 전면에 더 많은 이완을 느끼며 10~15초간 멈춘다.

⏱ 10~15초 멈추기

# FINISH EX  회복 스트레칭

## 고관절 신전근
HIP EXTENSOR STRETCH

난이도 ■□□□  횟수 좌우 10~15초

이완 부위

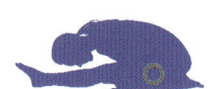

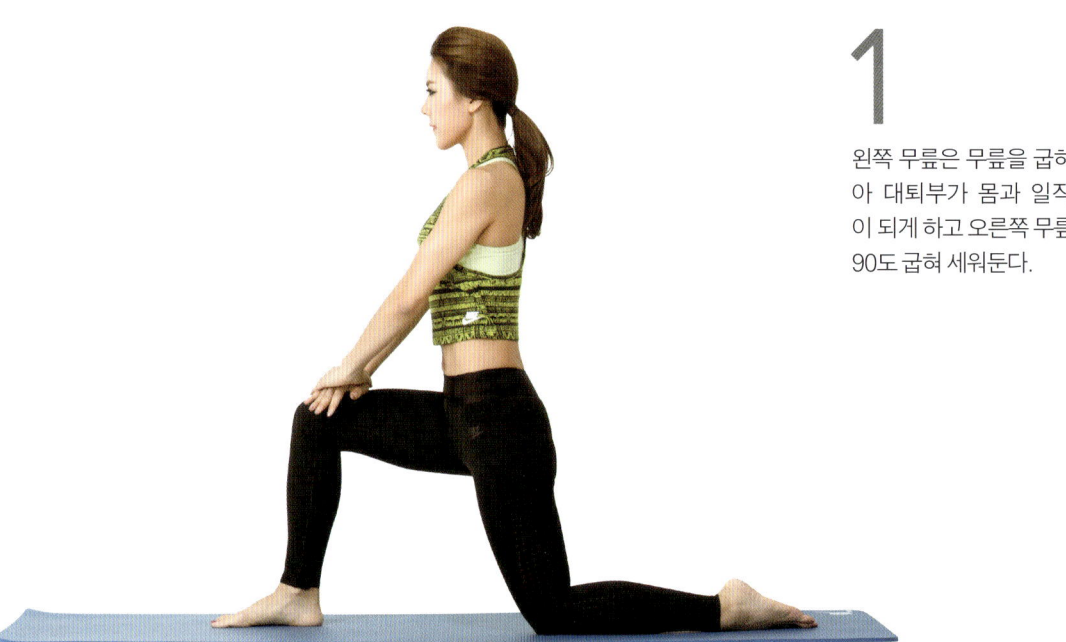

**1**
왼쪽 무릎은 무릎을 굽혀앉아 대퇴부가 몸과 일직선이 되게 하고 오른쪽 무릎은 90도 굽혀 세워둔다.

**2**
천천히 중심을 엉덩이 뒤쪽으로 이동하면서 상체를 숙인다. 이때 오른쪽 다리는 완전히 펴고 엉덩이는 지면과 가깝게 낮춘다. 엉덩이가 왼쪽 발뒤꿈치에 닿으면 고관절 신전근의 이완을 느끼며 10~15초간 멈춘다. 반대쪽도 같은 방법으로 한다.

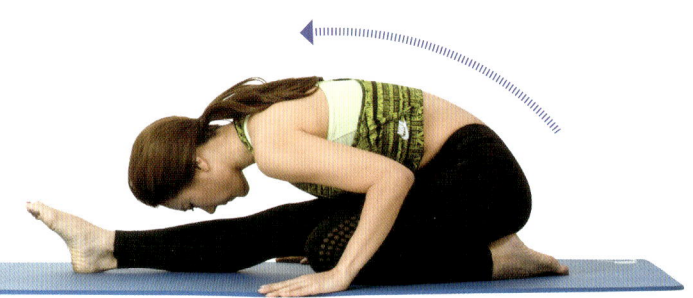

⏱ 10~15초 멈추기

# RECOVERY STRETCH

## 고관절 외회전근
### HIP EXTERNAL ROTATOR

난이도 ■□□□  횟수 좌우 15초

이완 부위

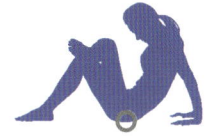

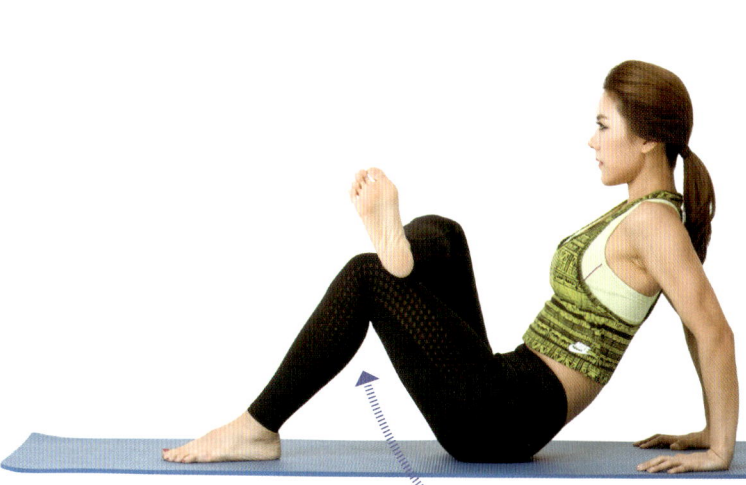

**1**
지면에 앉아 양무릎을 90도 굽히고 양손은 엉덩이 뒤를 짚는다. 오른발은 왼쪽 무릎 위에 올리고 무릎을 바깥쪽으로 벌려 둔근과 이상근 등 고관절 외회전근의 이완을 느낀다.

**2**
상체를 숙이는 것보다 다리를 몸쪽으로 더 가깝게 당기면 고관절 외회전근에 더 많은 이완을 느낄 수 있다. 이때 위로 올린 다리를 꼬지 않고 무릎이 벌어지도록 한다. 좌우 15초씩 동작한다.

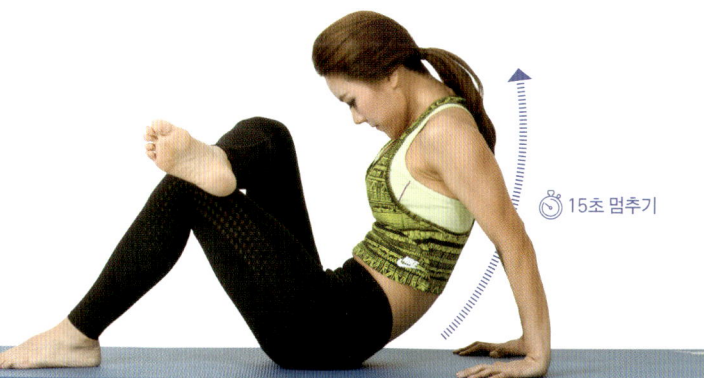

⏱ 15초 멈추기

| FINISH EX | 회복 스트레칭 |

# 고관절 내전근
## HIP ADDUCTOR STRETCH

이완 부위

난이도 ■□□□□  횟수 10~15초

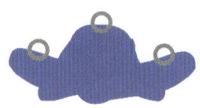

## 1

지면에 앉아 무릎을 구부리고 양 발바닥은 마주보고 서로 닿게 한다.

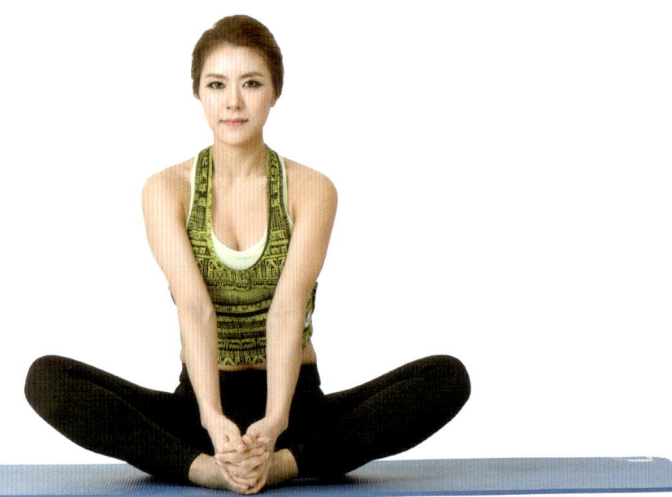

## 2

양손으로 발을 잡고 무릎을 아래쪽으로 내리며 천천히 앞으로 상체를 숙인다. 다리 내전근과 박근, 척추 기립근의 이완을 느끼며 10~15초간 멈춘다.

10~15초 멈추기

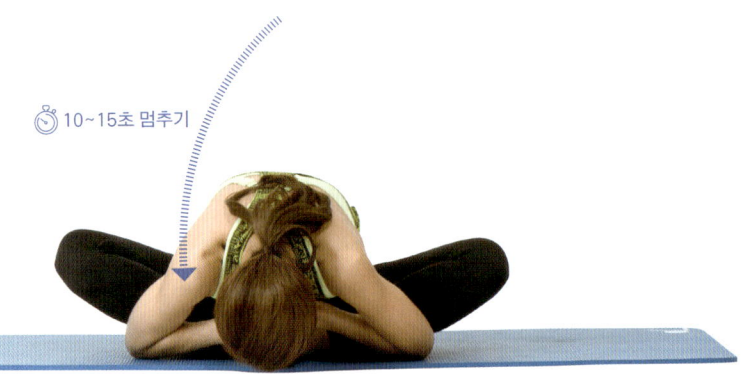

# RECOVERY STRETCH

## 어깨 굴곡근
### SHOULDER FLEXOR STRETCH

난이도 ■□□□  횟수 좌우 10~15초

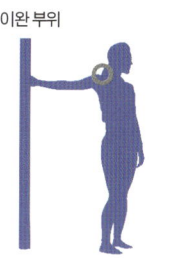
이완 부위

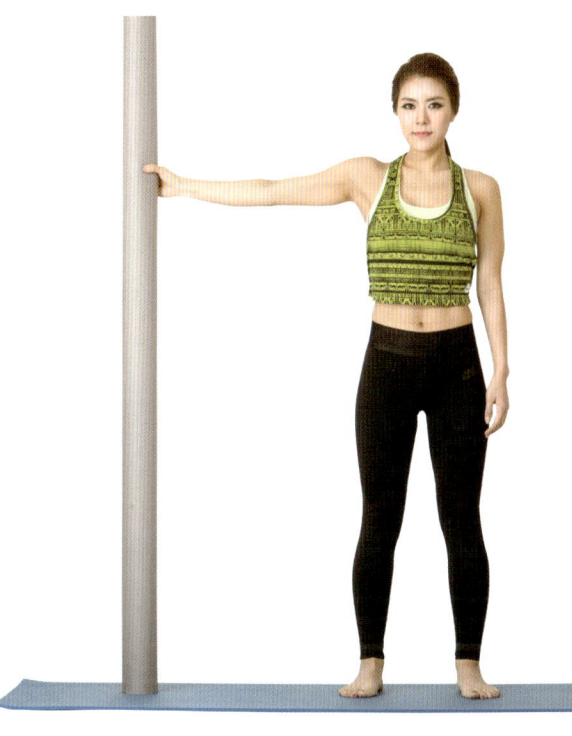

**1** 고정된 물체 또는 문 중앙에 서서 오른쪽 팔을 어깨 높이로 펴서 잡는다.

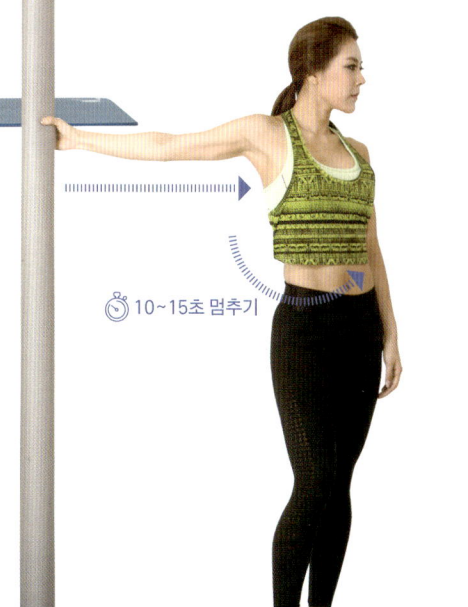

10~15초 멈추기

**2** 오른쪽 다리를 한 발 앞에 두고 상체를 앞으로 기울여 대흉근과 전면 삼각근, 상완이두근의 이완을 느끼며 10~15초간 멈춘다. 반대쪽도 같은 방법으로 한다.

# FINISH EX 회복 스트레칭

응용 동작

EX

손의 위치를 머리 높이까지 올려 같은 동작을 하면 대흉근 하부의 이완을 더 느낄 수 있다.

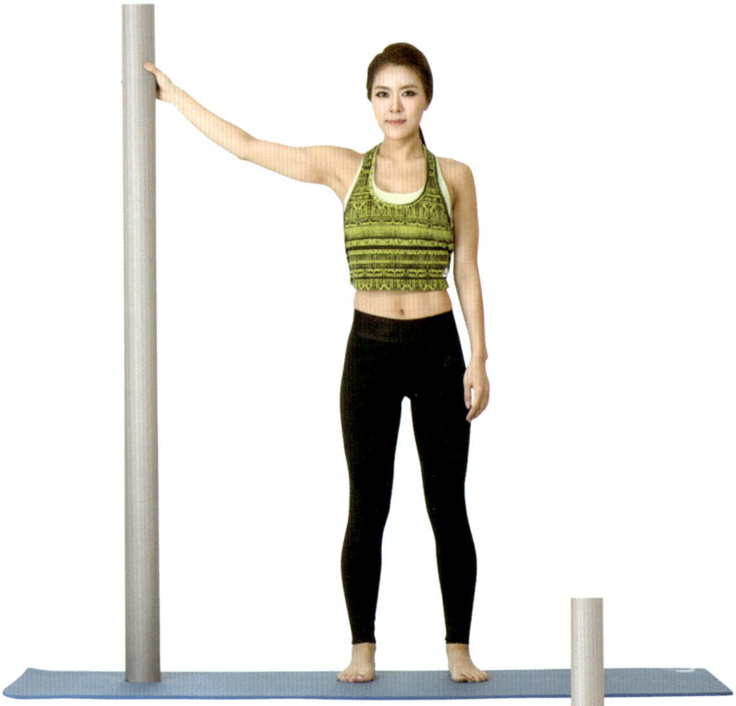

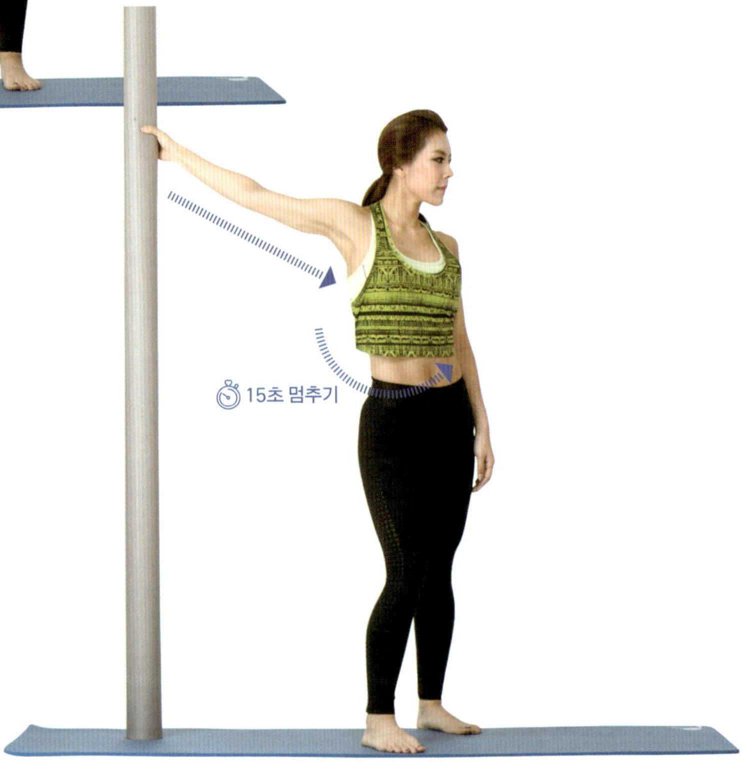

⏱ 15초 멈추기

# RECOVERY STRETCH

## 어깨 신전근
**SHOULDER EXTENSOR STRETCH**

난이도 ■□□□  횟수 좌우 10~15초

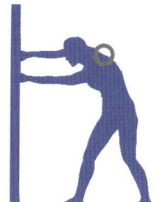
이완 부위

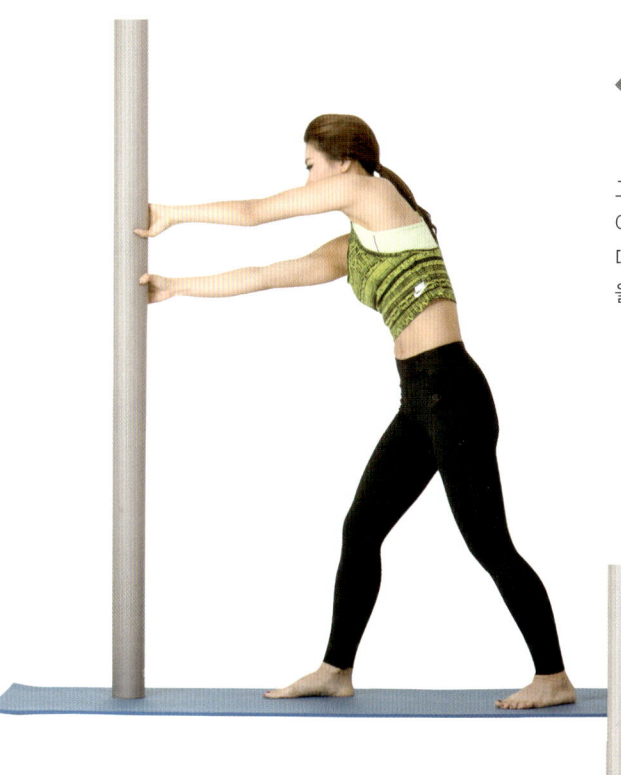

**1** 고정된 물체 앞에 서서 양팔을 어깨 높이로 펴서 잡는다. 이때 오른손 엄지손가락이 지면을 향하도록 잡는다.

**2** 팔은 고정하고 몸을 뒤쪽으로 기울이며 왼쪽으로 회전해 광배근과 후면 삼각근, 대/소원근, 능형근을 이완시키며 10~15초간 멈춘다. 반대쪽도 같은 방법으로 동작을 한다.

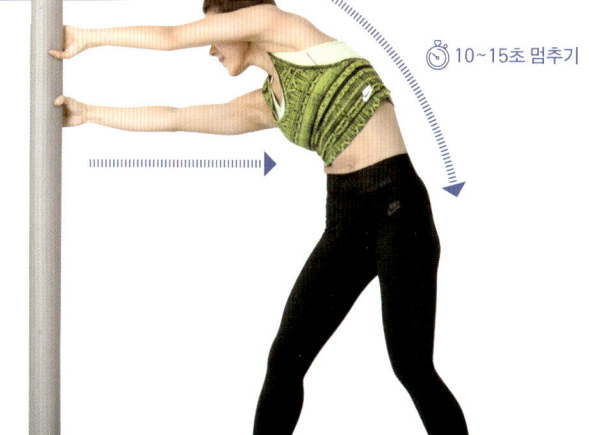
10~15초 멈추기

# FINISH EX　회복 스트레칭

응용 동작

EX **1**

손의 위치가 높아지면 광배근과 대/소원근, 전거근에 더 많은 이완을 느낄 수 있다.

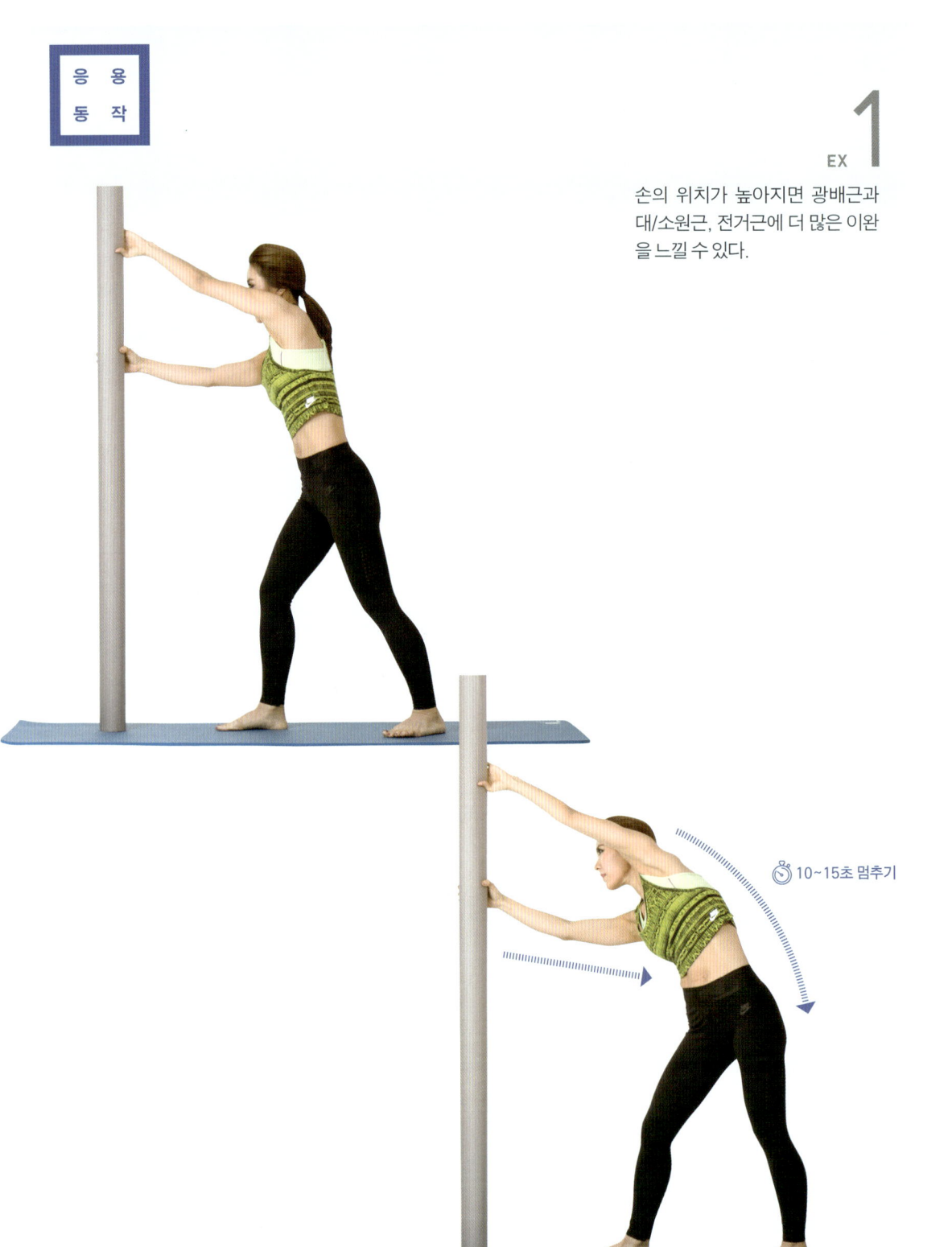

10~15초 멈추기

# RECOVERY STRETCH

# 목 굴곡근
## NECK FLEXOR STRETCH

난이도 ■□□□  횟수 이완 부위별 10~15초

이완 부위

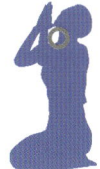

⏱ 10~15초 멈추기

## 1
지면에 앉아 등과 허리를 곧게 펴고 엄지손가락으로 턱을 받친다. 천천히 위쪽으로 밀어 목 전면 근육의 이완을 느끼며 10~15초간 멈춘다.

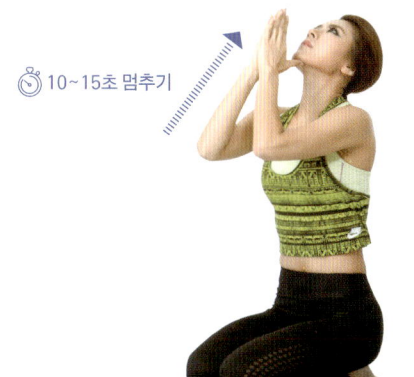

⏱ 10~15초 멈추기

## 2
목을 뒤로 젖혀둔 상태에서 오른쪽으로 머리를 기울여 왼쪽 사각근군의 이완을 느끼며 10~15초간 멈춘다.

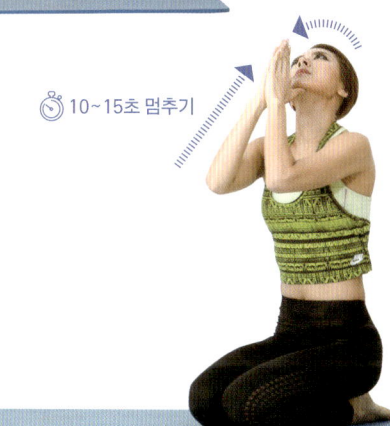

⏱ 10~15초 멈추기

## 3
반대쪽 사각근군과 흉쇄유돌근도 같은 방법으로 한다.

**FINISH EX** 회복 스트레칭

# 목 신전근 / 회전근
### NECK EXTENSOR STRETCH

이완 부위

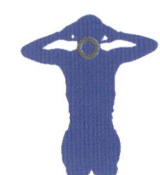

난이도 ■□□□□  횟수 이완 부위별 10~15초

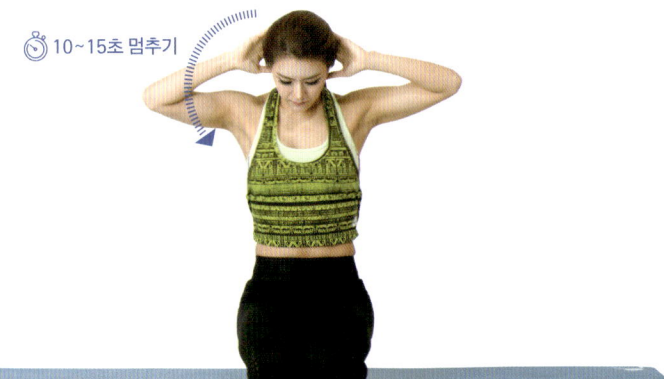

**1**
지면에 앉아 등과 허리를 곧게 펴고 양손으로 머리 뒤를 잡아 천천히 머리를 앞으로 당긴다. 목 후면 근육의 이완을 느끼며 10~15초간 멈춘다.

**2**
목을 앞으로 굽힌 상태에서 오른손으로 왼쪽 머리 후면을 잡고 천천히 우측 아래로 당겨 흉쇄유돌근과 두판상근, 경판상근의 이완을 느끼며 10~15초간 멈춘다.

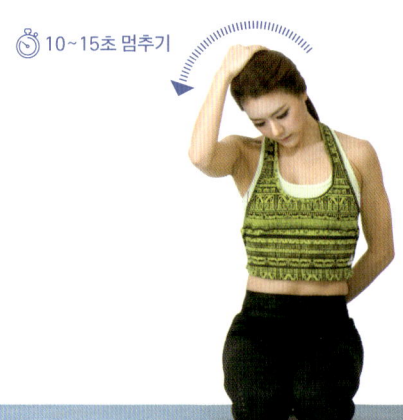

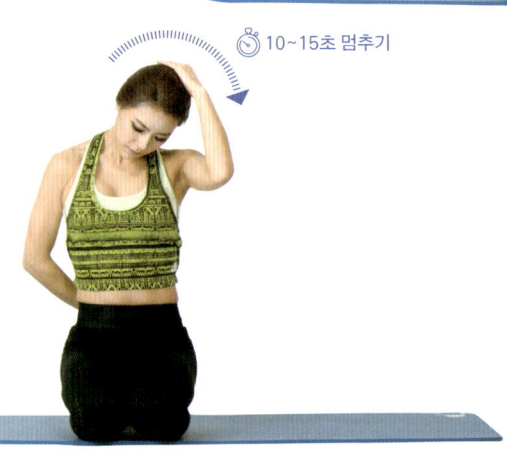

**3**
앞 동작에서 왼손을 엉덩이 쪽으로 뻗어 견갑대가 들리지 않게 내려두고 동작한다. 반대쪽도 같은 방법으로 한다.

# RECOVERY STRETCH

# 손목 굴곡근 / 신전근
## WRIST FLEXOR / EXTENSOR STRETCH

이완 부위

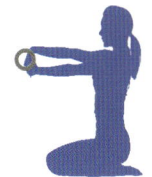

난이도 ■□□□□  횟수 이완 부위별 10~15초

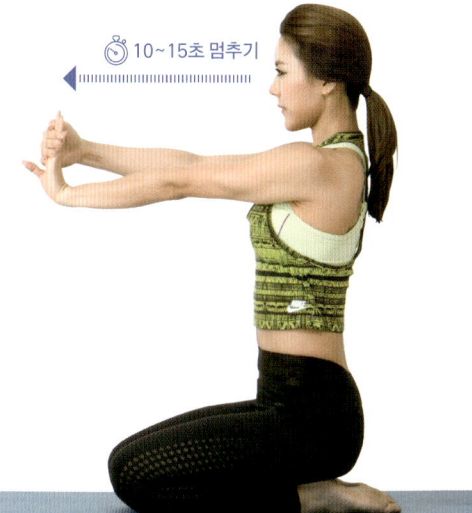

10~15초 멈추기

**1**

지면에 앉아 등과 허리를 곧게 펴고 왼쪽 손바닥이 정면을 보게 어깨 높이까지 든다. 오른손으로 왼쪽 손가락을 잡고 몸 쪽으로 당겨 수근 굴곡근의 이완을 느끼며 10~15초간 멈추고 반대쪽도 같은 방법으로 한다.

**2**

같은 자세에서 왼쪽 손등이 정면을 보게 하고 오른손으로 왼쪽 손가락을 잡아 손목을 굽혀 몸 쪽으로 수근신근군의 이완을 느끼며 10~15초간 멈추고 반대쪽도 같은 방법으로 한다.

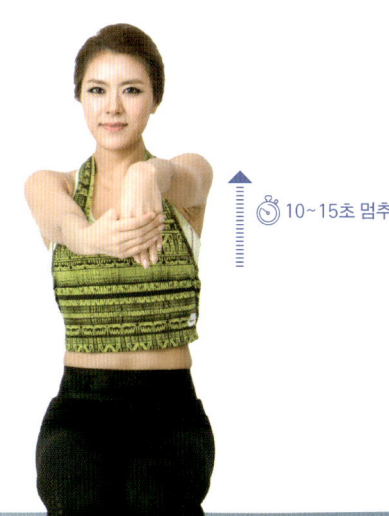

10~15초 멈추기

촬영　바즈라 스튜디오(Vajra studio)
　　　www.vajrastudio.com

모델　이혜윤
　　　ZUMBA & PT STUDIO 대표
　　　KFTA ZUMBA MASTER TRAINER
　　　TWIST SPORT CONDITIONING MASTER TRAINER

# 트레이너 강
# 코어 운동 가이드

1판　1쇄 | 2015년 10월 12일
1판　5쇄 | 2021년 10월 25일
지 은 이 | 강 창 근
발 행 인 | 김 인 태
발 행 처 | 삼호미디어
등　　록 | 1993년 10월 12일 제21-494호
주　　소 | 서울특별시 서초구 강남대로 545-21 거림빌딩 4층
　　　　　www.samhomedia.com
전　　화 | (02)544-9456
팩　　스 | (02)512-3593

ISBN 978-89-7849-532-5　13510

Copyright 2015 by SAMHO MEDIA PUBLISHING CO.

이 도서의 국립중앙도서관 출판예정도서목록(CIP)은
서지정보유통지원시스템 홈페이지(http://seoji.nl.go.kr)와
국가자료공동목록시스템(http://www.nl.go.kr/kolisnet)에서
이용하실 수 있습니다.
CIP제어번호: CIP 2015024369

출판사의 허락 없이 무단 복제와 무단 전재를 금합니다.

잘못된 책은 구입처에서 교환해 드립니다.

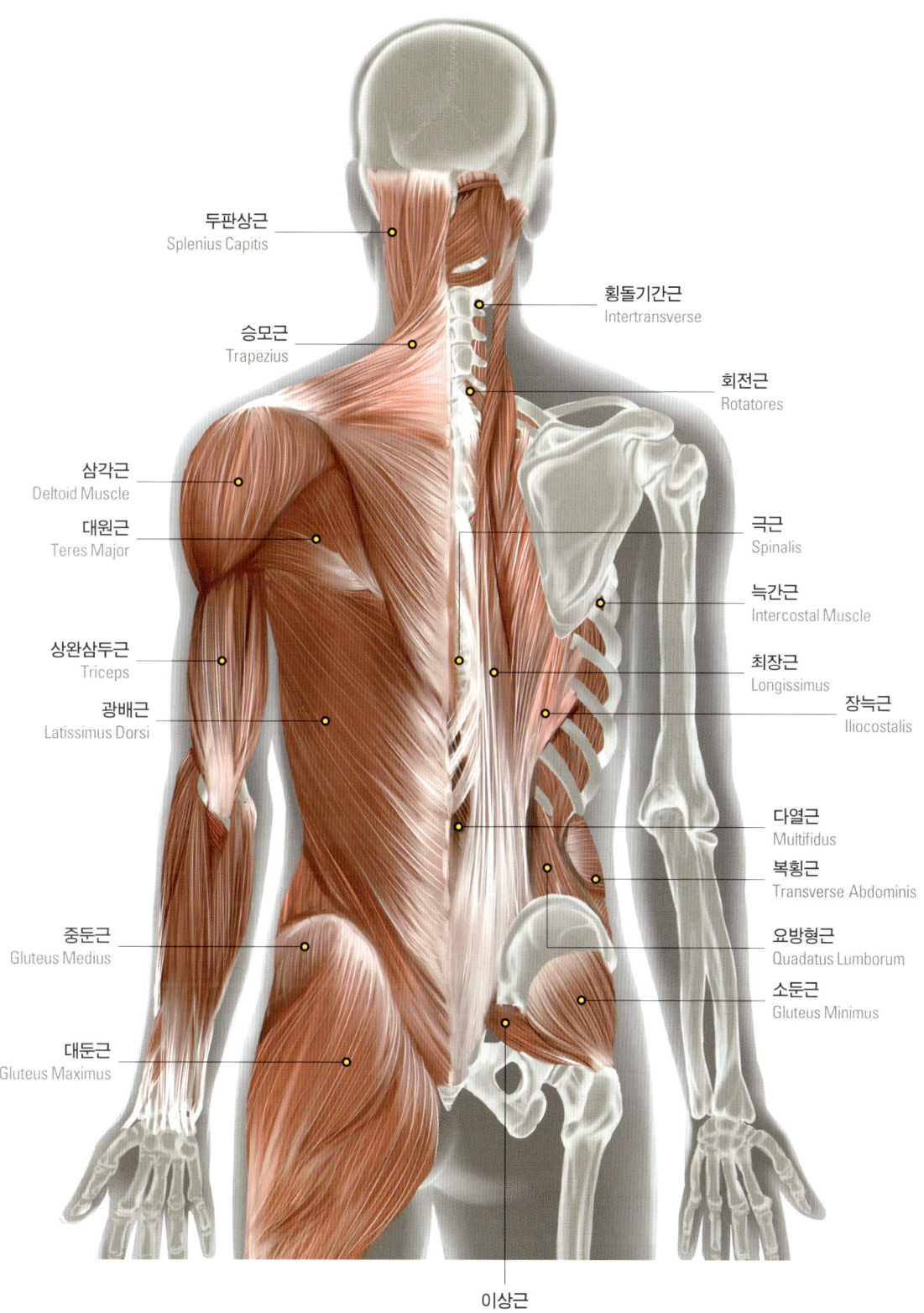